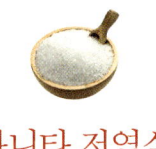

타니타 저염식
다이어트 레시피

ZOKU TAISHIBOUKEI TANITA NO SHAINSHOKUDO
ⓒ TANITA Corporation 2010
Originally published in Japan in 2010 by DAIWA SHOBO PUBLISHING CO., LTD., TOKYO,
Korean translation rights arranged with DAIWA SHOBO PUBLISHING CO., LTD., TOKYO,
through TOHAN CORPORATION, TOKYO, and Botong Agency, SEOUL.

이 책의 한국어판 저작권은 보통에이전시를 통한 저작권자와의
독점 계약으로 어바웃어북이 소유합니다. 신 저작권법에 의하여 한국 내에서
보호를 받는 저작물이므로 무단전재와 무단복제를 금합니다.

續 體脂肪計タニタの社員食堂

타니타 저염식
소금 1g 감량으로 체중 10kg 감량하는
다이어트 레시피

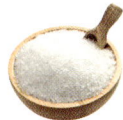

타니타 지음
―
지희정 옮김

어바웃어북

차림표

첫 번째 테이블.
배불리 먹어도 살이 빠지는 타니타 저염식 다이어트의 비밀

- 당신이 섭취하는 소금의 무게가 살의 무게다! 14
- 1년에 21킬로그램 감량! 타니타 다이어트 원리 23
- 타니타 저염식 다이어트 레시피 시식 코너 30
- 이 책을 보는 방법 34

두 번째 테이블.
매일매일 몸이 가벼워지는 정식 요리

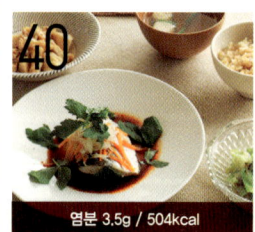

40
염분 3.5g / 504kcal
콜레스테롤과 혈압을 낮추는
두반장 소스를
뿌린 삼치 찜 정식

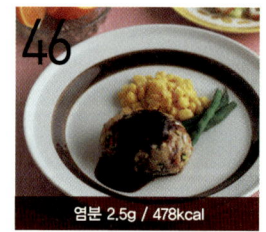

46
염분 2.5g / 478kcal
사랑의 묘약이 듬뿍 담긴
함박 스테이크
정식

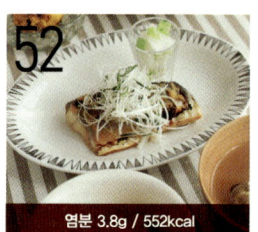

52
염분 3.8g / 552kcal
감기로 훌쩍거릴 때는
파를 얹은
고등어 미소된장
구이 정식

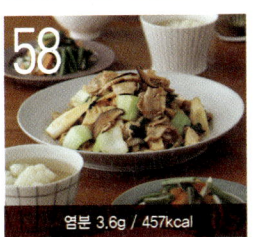
염분 3.6g / 457kcal

찌뿌둥한 몸을
개운하게 만드는
**돼지고기와 두부
볶음 정식**

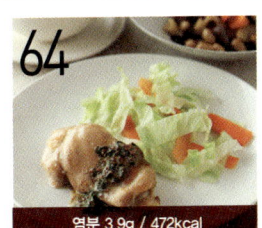
염분 3.9g / 472kcal

내장지방을 활활 태우는
**바질 소스를 얹은
닭고기 구이 정식**

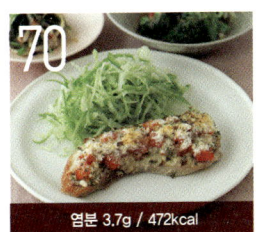
염분 3.7g / 472kcal

앉았다가 일어날 때
'핑' 돈다면
**바삭바삭한
돼지고기 구이 정식**

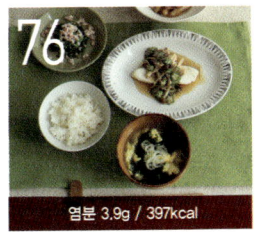
염분 3.9g / 397kcal

바나의 기온과
칼슘을 듬뿍 담은
**버섯 소스를 얹은
대구 구이 정식**

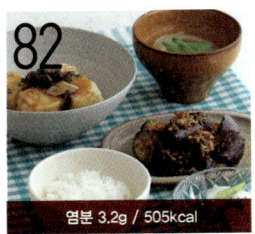
염분 3.2g / 505kcal

발암 물질 생성을 막아주는
두부 튀김 정식

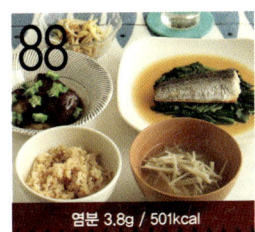
염분 3.8g / 501kcal

기미와 주근깨 걱정을 없애는
**삼치 구이와
시금치 무침 정식**

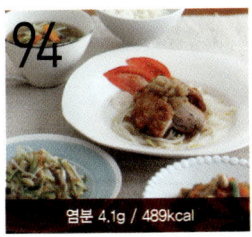
염분 4.1g / 489kcal

소리 없는
'칼슘 도둑'을 잡는
**양파 소스를
얹은
닭튀김 정식**

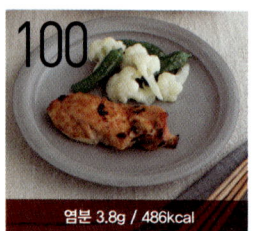
염분 3.8g / 486kcal

몸속의 독소를 정화시키는
닭고기 미소된장 구이 정식

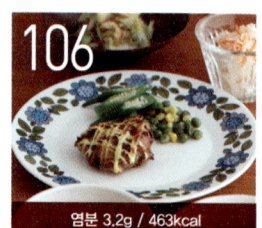
염분 3.2g / 463kcal

눈 밑 '그늘'
다크서클을 없애는
닭고기 머스터드 구이 정식

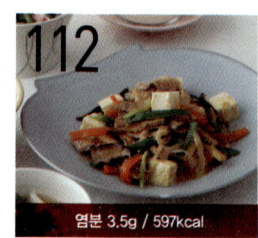
염분 3.5g / 597kcal

두뇌 발달에 좋은
마파두부 정식

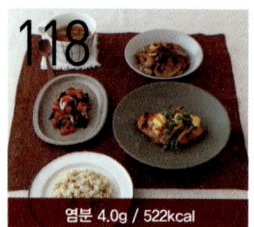
염분 4.0g / 522kcal

암세포 파수꾼이 가득한
닭고기 달걀 야채 구이 정식

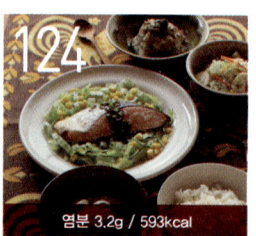
염분 3.2g / 593kcal

불끈불끈 기운이 솟아나는
연어 구이 정식

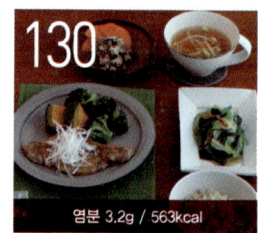
염분 3.2g / 563kcal

세포 속부터 건강해지는
간장 소스를 곁들인 돼지고기 정식

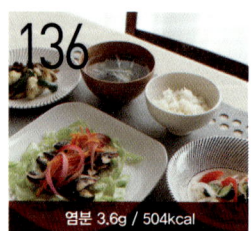
염분 3.6g / 504kcal

알레르기 질환을 예방하는
와인 소스를 얹은 꽁치 구이 정식

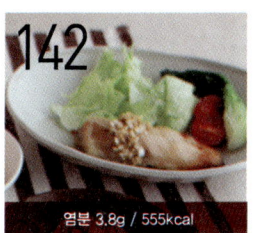
염분 3.8g / 555kcal

몸과 마음의 힐링이
필요할 땐
**폰즈 소스를 얹은
닭고기 구이 정식**

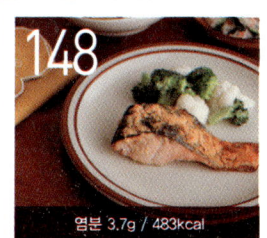
염분 3.7g / 483kcal

간의 피로를 풀어주는
**명란 소스
연어 구이 정식**

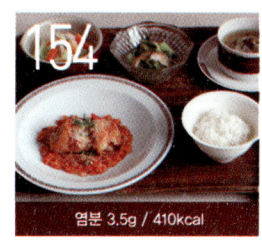
염분 3.5g / 410kcal

'나이 시계'를 거꾸로 돌리는
**토마토와 닭고기
조림 정식**

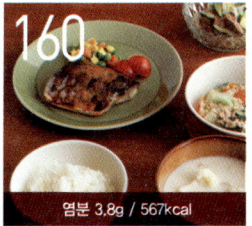
염분 3.8g / 567kcal

더부룩한 속을 '뻥' 뚫어주는
**미소된장
소스를 얹은
삼치 구이 정식**

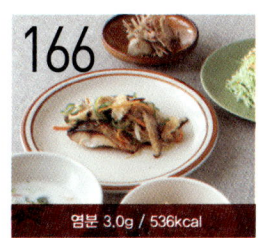
염분 3.0g / 536kcal

'변비 해결사' 납시오!
**무 소스를 얹은
고등어 구이 정식**

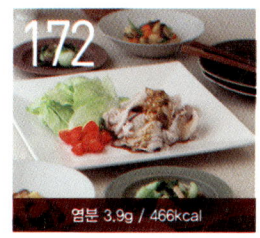
염분 3.9g / 466kcal

담배 연기에 타들어가는
폐를 살리는
**겨자 소스를 얹은
돼지고기 수육 정식**

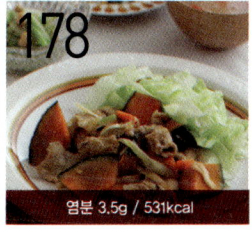
염분 3.5g / 531kcal

조용히 빠져나가는
당을 지키는
**단호박과
돼지고기
볶음 정식**

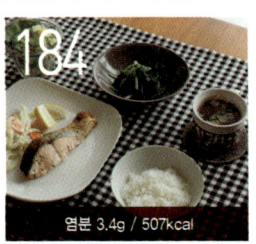

184
염분 3.4g / 507kcal

약해진 위를
포근히 감싸주는
**요구르트 소스를
얹은 연어 구이 정식**

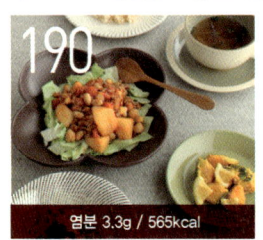

190
염분 3.3g / 565kcal

탱탱하고 촉촉한
꿀피부를 위한
**칠리 옥수수
돼지고기 볶음 정식**

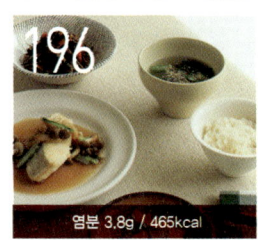

196
염분 3.8g / 465kcal

눈 건강을 위한
**순무 소스를 얹은
대구 튀김 정식**

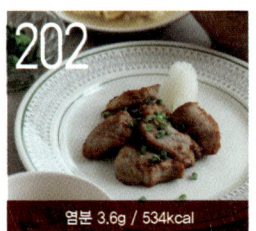

202
염분 3.6g / 534kcal

비싼 건강 보조식품이
필요 없는
**돼지고기
찹스테이크 정식**

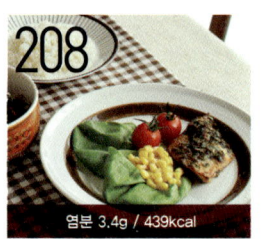

208
염분 3.4g / 439kcal

피부 트러블을 진정시키는
청새치 구이 정식

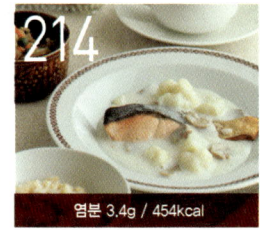

214
염분 3.4g / 454kcal

꼭꼭 씹을수록 살이 빠지는
**크림 소스
연어 스테이크 정식**

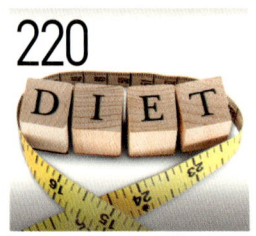

220

Special.

성별에 따라
다이어트 방법도
달라야 한다!

세 번째 테이블.
후다닥 만드는 한 접시 요리

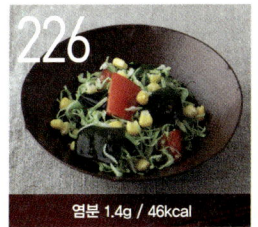

226
염분 1.4g / 46kcal

나른한 오후, 졸음을 쫓아줄
양배추와
매실 드레싱
샐러드

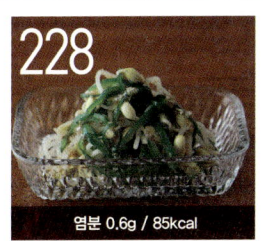

228
염분 0.6g / 85kcal

남은 재료를 모아 뚝딱 만드는
콩나물과
피망 무침

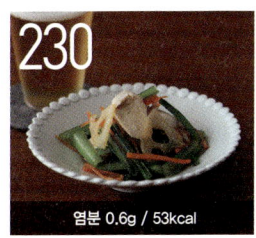

230
염분 0.6g / 53kcal

늦은 밤, 허기진 배를 달래는
닭가슴살과
소송채 무침

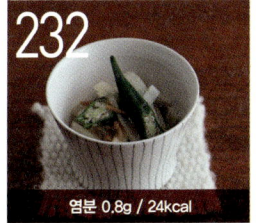

232
염분 0.8g / 24kcal

몸에 좋은 끈적끈적
오크라와
팽이버섯 무침

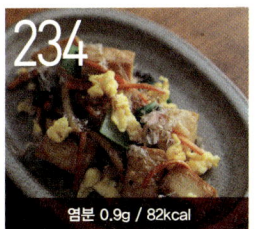

234
염분 0.9g / 82kcal

배부르게 먹어도
살 찔 걱정 없는
두부
가쓰오부시 볶음

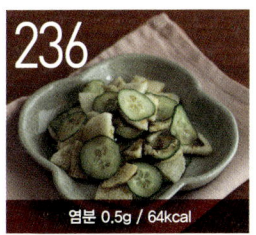

236
염분 0.5g / 64kcal

아삭아삭 씹는 맛이 즐거운
마와 오이 무침

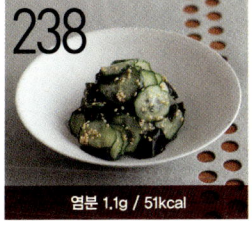

238
염분 1.1g / 51kcal

숙취 해소
음료보다 좋은
오이 참깨
무침

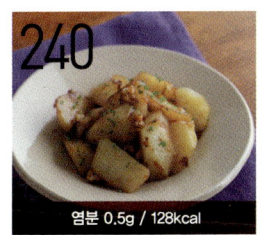

240
염분 0.5g / 128kcal

부드럽고 고소한
감자와
호두 볶음

차림표 • 9

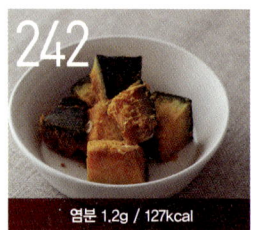
달달한 간식이 생각날 때
단호박 쓰유 조림

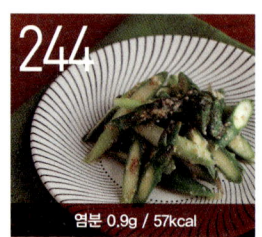
5분 만에 완성되는
초간단 술안주
**아스파라거스
미소된장 무침**

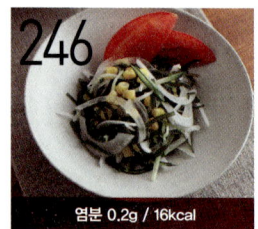
비타민이 가득한 애피타이저
**다시마
토마토 샐러드**

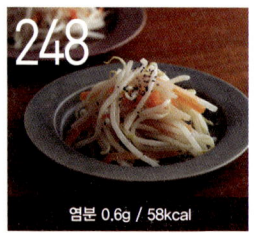
매콤하면서도 시원한
숙주 샐러드

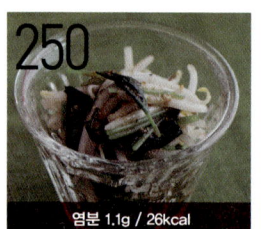
스트레스를 날려주는
**파드득나물
고추냉이 무침**

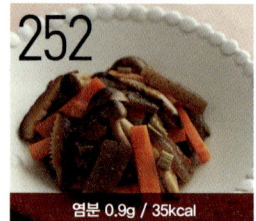
특별한 날, 색다른 요리
곤약 갓 볶음

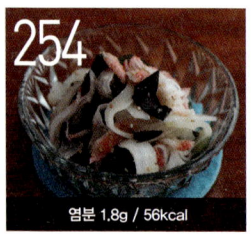
달콤 쌉쌀한
**셀러리와
게맛살
무침**

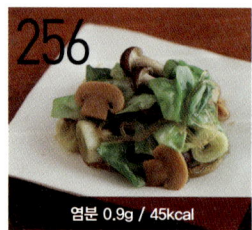
카레 향이
물씬 풍기는
야식
**당면과
양배추
카레 볶음**

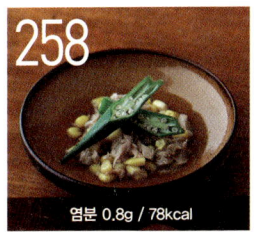
258
염분 0.8g / 78kcal

인기 만점 도시락 반찬
참치와
옥수수 조림

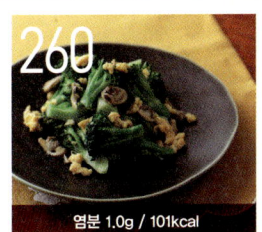
260
염분 1.0g / 101kcal

바다 내음이 솔솔 풍기는
바지락과
브로콜리 볶음

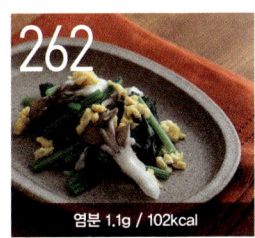
262
염분 1.1g / 102kcal

부드럽고 순한 맛이
입안 가득
시금치와
버섯 무침

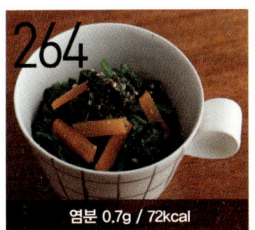
264
염분 0.7g / 72kcal

슈퍼 채소로 차린 한 접시
몰로키아
참깨 무침

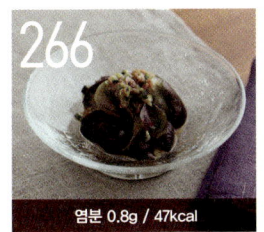
266
염분 0.8g / 47kcal

무더위를 날려버리는
가지 무침

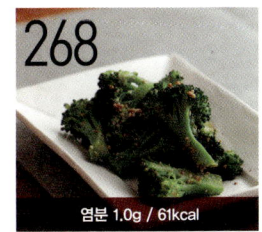
268
염분 1.0g / 61kcal

바쁜 아침,
세 가지 재료로 뚝딱 만드는
브로콜리
참깨 무침

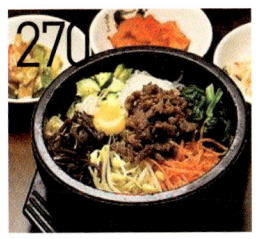
270

Special.

많이 먹는 외식 음식
나트륨 함량과
칼로리

첫 번째 테이블

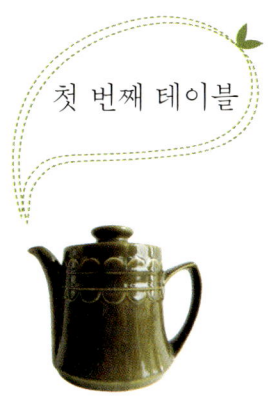

배불리 먹어도 살이 빠지는 타니타 저염식 다이어트의 비밀

당신이 섭취하는 소금의 무게가 살의 무게다!

왜 매번 다이어트에 실패할까?

오늘도 살과의 전쟁을 치르느라 고생 많으셨습니다. 다이어트 중이라면 밥그릇에서 밥을 반 정도 덜어내는 건 예삿일이고 기름진 음식과 달콤한 간식은 쳐다보지도 않았을 것입니다. 닭가슴살 한 쪽, 방울토마토 다섯 알, 삶은 고구마 반 쪽, 드레싱 빠진 샐러드 등 맛이나 포만감과는 거리가 먼 식사도 익숙합니다. 뱃속이 텅 빈 채로 한 시간 쯤 러닝머신 위를 달렸을지도 모르겠습니다.

결과는 어떤가요? 아마도 열에 아홉은 기대했던 만큼 체중 변화를 경험하지 못한 채 더 효과적인 다이어트 방법을 찾는 중일 것입니다. 왜 우리의 다이어트는 매번 실패로 돌아가는 걸까요? 섭취하는 칼로리를 줄이고 열심히 운동하는 것 외에 중요한 무언가를 놓치고 있는 걸까요?

탄수화물과 지방을 과다 섭취하면 살이 찐

다는 건 누구나 다 아는 상식입니다. 하지만 일 년 365일 다이어트 중인 사람들도 잘 모르는 비만의 주범이 하나 더 있습니다. 바로 '나트륨'입니다. '짠맛'으로 대변되는 나트륨은 고혈압과 심장질환 등 각종 성인병을 유발하면서, 우리가 미처 깨닫지 못한 비만의 원인이 됩니다.

배부른데도 자꾸 먹게 되는 건 나트륨 때문이다!

나트륨은 탄수화물과 지방, 단백질 같은 영양소처럼 우리 몸에 꼭 필요한 미네랄입니다. 나트륨은 체액이나 혈액의 양을 일정하게 유지시켜 우리 몸에 산소와 영양분을 공급합니다. 또 신경 자극 전달 과정에 관여하고 세포막을 통해 이동하면서 포도당과 아미노산 흡수에도 관여합니다. 산성화되기 쉬운 우리의 몸을 약알칼리성으로 유지할 수 있게 돕기도 합니다. 나트륨은 우리가 생명을 유지하기 위해 꼭 필요한 성분입니다.

인간이 생존을 위해 필요로 하는 소금은 하루 0.25그램 정도의 미량입니다. 하지만 우리는 그 50배에 달하는 하루 평균 12.5그램의 소금(나트륨 4868밀리그램)을 섭취합니다. 생존을 위해 쓰고 남은 나트륨은 어떻게 될까요? 나트륨은 그렐린(ghrelin)과 렙틴(leptin)이라는 식욕을 조절하는 호르몬 분비에 영향을 미칩니다. 일명 '식탐 호르몬'이라고 불리는 그렐린은 위장에서 분비되는 호르몬으로, 분비량이 늘어나면 식욕을 느낍니다. 반대로 지방 세포에서 만들어져 분비되는 호르몬인 렙틴은 식욕을 억제하는 역할을 합니다. 나트륨 섭취가 많아지면 그렐린(식욕 자극)의 분비는 활발해지고, 렙틴(식욕 억제)의 분비는 억제됩니다.

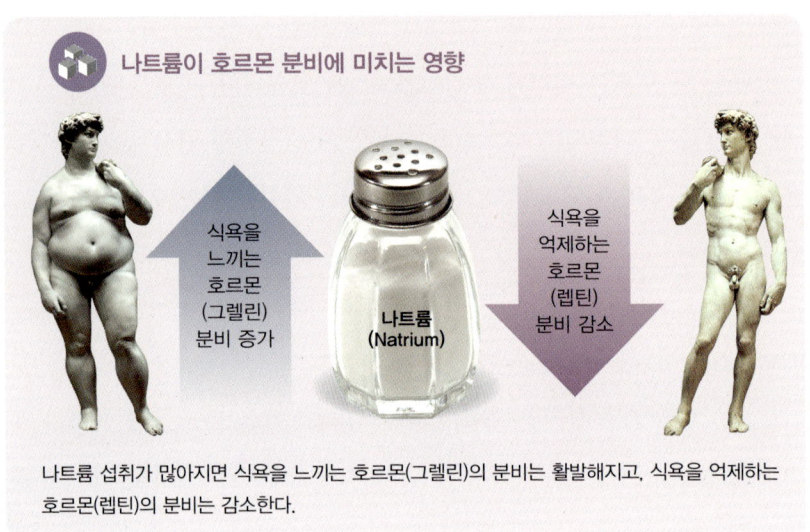

무심코 먹은 소금 1그램이 허리둘레 1인치를 늘린다!

다양한 연구 결과가 나트륨과 비만의 관계를 증명하고 있습니다. 보건복지부가 2007년부터 4년 간 국민건강영양조사 등의 자료를 토대로 나트륨 섭취와 비만의 상관 관계를 분석한 결과, 짜게 먹을수록 비만에 걸릴 위험이 80퍼센트 정도 높은 것으로 나타났습니다.

또 나트륨 섭취량이 증가할수록 허리둘레가 커진다는 통계도 있습니다. 성인의 표준 허리둘레(남자 90센티미터, 여자 85센티미터)를 기준으로, 허리둘레가 표준인 사람의 나트륨 섭취량은 4274밀리그램인 반면, 표준 이상인 사람의 나트륨 섭취량은 4808밀리그램으로 나타났습니다.

짠맛을 찾다 뚱뚱해지는 줄도 모르는 나트륨의 노예들

사람들은 왜 짜게 먹는 것을 좋아할까요? 사람이 '맛있다'고 느끼는 맛의 구성을 살펴보면, 80퍼센트는 짠맛이고 15퍼센트는 지방이기 때문입니다. 입맛도 일종의 '중독'입니다. 입안과 그 주위에는 2000~5000개의 미각세포가 있습니다. 미각세포는 자극을 감지하면 뇌에 신호를 보냅니다. 특정 맛이 뇌의 식욕조절중추를 자극하면 쾌락 호르몬인 도파민이 분비됩니다. 이때 활성화되는 뇌 부위는 마약을 투여하거나 니코틴에 중독되었을 때 반응하는 영역과 같습니다. 약물 중독자가 점점 더 강한 약을 탐하듯이 짠맛, 단맛, 매운맛에 길들여진 사람은 점점 더 강한 맛을 갈망합니다.

짠맛 중독은 금단 증상도 있습니다. 미국 아이오와대학 킴 존스 박사의 연구에 따르면, 쥐에게 소금이 많이 들어간 사료를 먹이다가 소금을 줄였더니 쥐의 활동량이 줄어들고 무기력한 모습을 보였습니다.

식사량을 조절하고 열심히 운동하는 데도 도무지 살이 빠지지 않는다면 평소 식습관을 돌이켜봐야 합니다. 적게 먹고 많이 움직이지만, 짜게 먹고 있는 건 아닌가 하고 말입니다.

밥상 위 여기저기에 자리한 '나트륨의 늪' 비켜 가기

우리는 소금을 통해 나트륨을 가장 많이 섭취합니다. 시중에 판매되는 소금은 크게 세 종류입니다. 염전에서 바닷물을 자연 증발시켜 만든 천일염, 바닷물이나 광염을 전기분해해서 미네랄을 제거하고 순도 높은 염화나트륨(NaCl)만 추출한 정제염, 정제염이나 천일염을 재가공한 재제염입니다.

가공식품에 많이 사용되는 맛소금은 정제염에 화학조미료를 더한 소금입니다. 염화나트륨은 정제염에는 99퍼센트, 천일염에는 85퍼센트, 재제염에는 80퍼센트 들어 있습니다.

장류와 국물 요리를 많이 먹는 한국인은 하루 평균 4831밀리그램의 나트륨을 섭취합니다. 다른 나라와 비교해도 월등히 높은 편입니다. 2010년 일본인의 하루 나트륨 섭취량은 4280밀리그램, 미국인은 3436밀리그램, 영국인은 3440밀리그램 수준입니다. 한국인이 나트륨을 많이 섭취하는 식품 1위는 소금입니다. 그 다음은 김치, 간장, 된장, 라면, 고추장입니다. 그렇다면 무조건 한국의 식문화를 바꿔야 할까요? 조금만 신경 쓰면 한국 식문화의 장점은 그대로 취하면서, 나트륨 섭취를 얼마든지 줄일 수 있습니다.

한국의 전통 발효 식품인 김치는 소금과 젓갈이 많이 들어가기 때문에 나트륨 함량이 다소 높습니다. 하지만 김치 양념을 만들 때 젓갈의 양을 줄

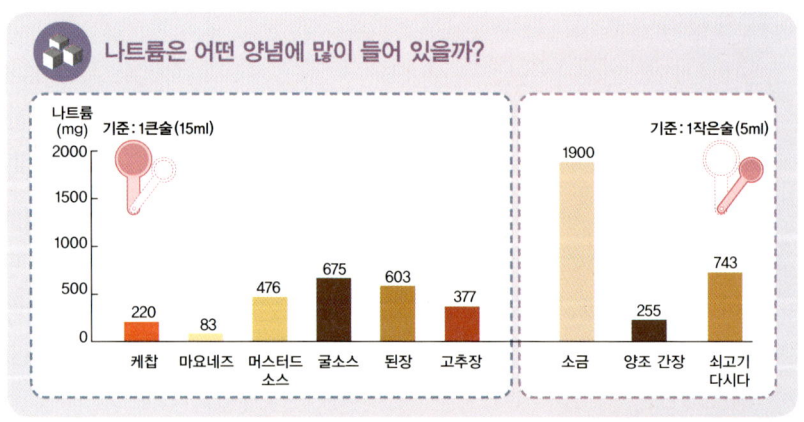

출처 : 식품영양소함량자료집(한국영양학회)

이고 무생채, 미나리, 갓 등 야채의 종류와 양을 늘리면 짜지 않으면서도 향긋하고 시원한 맛의 김치를 만들 수 있습니다.

김치를 담는 그릇의 크기 또한 중요합니다. 우메보시(매실 절임), 누카츠케(쌀겨된장에 절인 야채), 나라즈케(술지게미에 절인 장아찌) 등 절임 음식이 발달한 일본은 1960년대까지 하루 소금 섭취량이 15그램으로 한국보다 많았지만, 지금은 10그램 미만으로 떨어졌습니다. 일본의 절임 음식은 여전히 아주 짠데도 말이지요. 일본이 소금 섭취량을 줄일 수 있었던 비결은 짠 음식을 담아내는 그릇의 크기를 작게 줄였기 때문입니다. 김치를 포함해 반찬을 담는 그릇의 크기를 줄이면 소금 섭취량도 자연스럽게 줄어듭니다.

한국인이 즐겨먹는 국물 요리에도 나트륨이 많습니다. 찌개는 국이나 탕, 면류보다 나트륨 함량이 높습니다. 하지만 우리는 찌개보다 국, 탕, 면류를 통해 더 많은 나트륨을 섭취합니다. 이들 음식은 국물의 양이 많아서 1인분을 다 먹게 되면 찌개를 먹을 때보다 나트륨을 더 많이 섭취하게 됩니다. 매끼 국물 한 컵(200밀리리터)을 덜 먹으면 하루 나트륨 섭취량을 반으로 줄일 수 있습니다. 반찬과 마찬가지로 국그릇의 크기도 줄이고, 국물보다는 건더기 중심으로 먹는 게 좋습니다. 또 국물 요리는 다시마나 멸치, 새우, 가쓰오부시 등을 우려낸 육수를 사용하면 소금이나 간장, 된장 등 짠맛을 내는 조미료를 적게 넣어도 국물 맛이 좋아집니다.

이처럼 음식을 만들거나 식사할 때 조금만 신경 쓰면 섭취하는 나트륨의 양을 얼마든지 줄일 수 있습니다.

나트륨 섭취를 줄일 수 있는 골든 룰

1. 김치나 반찬을 담는 그릇의 크기를 줄인다.
2. 식사를 할 때는 숟가락 대신 젓가락을 주로 사용한다.
3. 국물 요리는 다시마나 멸치 등을 우려낸 육수를 사용한다.
4. 국이나 찌개에 들어가는 채소의 양을 두 배로 늘리고, 국그릇의 크기를 줄인다.
5. 음식이 뜨거울 때는 짠맛을 잘 느끼지 못하므로, 음식의 간은 요리 마지막 단계나 음식이 약간 식었을 때 한다.
6. 나트륨 배출을 돕는 칼륨이 풍부한 해조류, 야채, 과일 등의 식품을 자주 먹는다.
7. 마늘, 대파, 깻잎, 허브, 청양고추 등 다양한 향미채소와 향신료를 사용한다.
8. 생선구이를 할 때는 생선에 미리 소금을 뿌려두지 말고 굽기 직전에 뿌린다.
9. 외식 횟수와 가공식품, 패스트푸드 섭취를 줄인다.
10. 짠맛 대신 신맛, 매운맛, 단맛 등 다양한 맛으로 요리한다.

잘 사는 사람일수록 나트륨을 많이 섭취한다?

소득이 낮은 사람이 인스턴트식품이나 패스트푸드 같은 고칼로리 식품을 많이 섭취해 비만율이 더 높다는 사실은 이제 더 이상 새로울 것이 없는 이야기입니다. 그렇다면 나트륨 섭취량은 어떨까요? 놀랍게도 나트륨은 칼로리와 정반대의 결과를 보여줍니다. 소득이 높은 사람일수록 나트륨 섭취량이 높습니다. 그 원인은 잦은 외식에 있습니다.

외식업계에서는 요리할 때 대체로 자극적이고 짜게 간을 합니다. 앞서 이야기 했듯이 짤수록 맛있다고 느끼고 짠맛에 중독성이 있기 때문입니다. 식당 입장에서는 반찬이 짜면 반찬 소비량도 줄일 수 있습니다. 게다가 파는 음식은 가정식보다 화학조미료를 많이 사용합니다. 화학조미료는 나트륨 함량이 높습니다.

외식 횟수에 따른 나트륨 섭취량을 살펴보면, 월 1회 미만으로 외식을 하는 사람은 3946밀리그램, 주 1~6회는 4978밀리그램, 하루 2회 이상은 5955밀리그램의 나트륨을 섭취합니다. 외식을 거의 하지 않는 사람과 자주 하는 사람의 나트륨 섭취량은 무려 2000밀리그램 이상 차이가 납니다.

하루 한 끼 저염식에서 시작된 다이어트 혁명

하루 한 끼에서 두 끼를 외식으로 해결하는 직장인들은 나트륨이 많이 들어 있는 음식을 피하기 쉽지 않습니다. 그래서 하루 한 끼만이라도 저염식으로 요리해 먹으려는 노력이 필요합니다. 겨우 하루 한 끼로 어떻게 살을 빼고 입맛을 바꿀 수 있겠냐고 생각할지도 모르겠습니다. 하지만 한 끼를 바꿨을 때 찾아오는 변화는 기적과도 같습니다.

직원들에게 저염, 저칼로리, 저지방 음식을 제공하는 타니타 직원식당의 레시피는 맛과 건강뿐만 아니라 탁월한 다이어트 효과로도 유명합니다. 하루 한 끼 직원식당에서 밥을 먹은 것 외에 별다른 노력을 하지 않았는데 85킬로그램이던 직원이 1년 만에 64킬로그램이 되었습니다. 1년 만에 무려 21킬로그램 감량에 성공한 것입니다.

2008년부터 타니타 레시피를 직원식당에 도입한 한국 포스코 역시 짧은 기간에 기적 같은 변화를 일으켰습니다. 포스코는 "회사 밥이 맛없어졌다"고 불만을 쏟아내는 직원들을 뒤로하고 모든 음식에서 소금의 양을 30퍼센트 줄였습니다. 그 결과 3년 만에 고혈압 직원의 비율이 70퍼센트나 줄었습니다.

살을 빼고 싶다면 지금 당장 나트륨의 늪에서 벗어나야 합니다. 당신의 다이어트가 매번 실패로 돌아갔던 이유는 소리 없이 당신을 살찌운 '나트륨'에 있습니다.

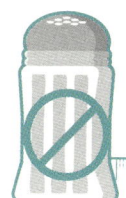

1년에 21킬로그램 감량!
타니타 다이어트 원리

더욱 강력한 레시피로 돌아온 타니타 직원식당

요즘은 직원식당에서도 맛과 영양을 고루 갖춘 건강 식단을 제공하는 경우가 많습니다. 하지만 불과 몇 년 전만해도 직원식당 음식은 '건강'과는 거리가 멀었습니다. 값싼 재료와 반조리 식품들을 화학조미료로 버무려낸, 그저 짠맛에 배를 채우는 음식에 불과했지요. 그런 직원식당에 혁명적인 변화를 몰고 온 곳이 '타니타'입니다.

타니타는 '건강을 측정한다'는 모토 아래 식사, 운동, 휴식, 질병 등 건강

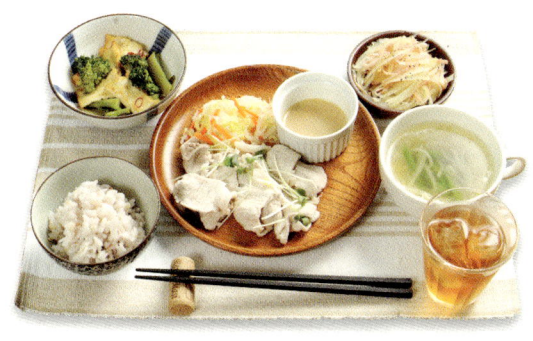

실제로 타니타에서 직원들에게 제공하는 '저염분', '저칼로리', '저지방' 정식

과 관련한 모든 것을 측정하는 헬스 케어 기업입니다. 특히 체지방계 분야에서는 독보적인 월드 챔피언입니다. 하지만 아이러니하게도 고객의 건강을 챙기느라 타니타 직원들의 건강은 점점 나빠졌습니다. 특히 비만과 고혈압 환자들이 많았습니다.

타니타는 직원식당을 변화의 거점으로 삼고, 직원식당 메뉴를 대대적으로 바꾸었습니다. '저염분', '저칼로리', '저지방'에 초점을 맞춘 다이어트 식단을 제공한지 1년, 85킬로그램이었던 직원이 64킬로그램이 되는 기적 같은 변화가 찾아왔습니다. 입소문을 탄 타니타 레시피는 2009년 NHK를 통해 세상에 공개되며 일본 전역에 '직원식당 다이어트 붐'을 일으켰습니다.

일일이 대응할 수 없을 만큼 레시피 문의와 직원식당 투어 요청이 빗발치자, 타니타는 직원식당 레시피를 묶어 『타니타 직원식당(體脂肪計タニタの社員食堂)』을 출간했습니다. 이 책은 485만 부 판매 기록(2012년 9월 기준)을 세우며, 2011년 일본 히트상품에 선정되기도 했습니다.

2012년 1월에는 "직원이 아닌 사람도 직원식당 밥을 먹을 수 있는 장소를 제공해주세요"라는 독자들의 성원에 힘입어 도쿄 마루노우치에 '마루노우치 타니타 직원식당'이라는 이름의 레스토랑을 열었습니다. 점심시간에 맞춰 11시에 문을 여는 레스토랑 앞에는 아침 8시부터 줄을 서는 진풍경이 벌어집니다.

"제가 좋아하는 크림 소스를 사용하는 레시피는 없을까요?" "하루 세 끼 전부 타니타 레시피로 요리할 수 있도록 좀 더 많은 레시피를 소개해주세요." "살 찔 염려 없는 술안주를 소개해주세요." 타니타의 두 번째 레시피 책은 첫 책 출간 이후 쏟아진 다양한 독자 의견을 반영했습니다. 특히 다이어트 효과를 극대화할 수 있도록 전편보다 염분과 칼로리는 더 낮추고 맛과 영양은 올린 레시피로 여러분 앞에 다시 섰습니다.

1년에 21킬로그램을 감량시킨 타니타 다이어트 원리

TANITA's Top Secret 1   하루에 200칼로리씩 줄여 저축한다!

밥, 국, 메인 요리, 반찬 두 가지로 푸짐하게 구성된 타니타 정식 한 끼는 500칼로리 내외입니다. 그런데 왜 500칼로리를 기본으로 할까요? 여기에는 즐겁고 맛있게 먹어도 자연스럽게 살이 빠지는 타니타만의 다이어트 원리가 숨어 있습니다.

성인의 하루 기초대사량은 약 1200칼로리(성인 여성 기준)입니다. 여기에 일상적인 활동을 더하면 하루에 소비하는 칼로리는 약 2000칼로리 정도가 됩니다. 이것을 기준으로 하루 섭취 칼로리를 계산해보면 한 끼에 약 700칼로리가 적당하다는 결론이 나옵니다. 그런데 하루 세 끼 중 한 끼를 500칼로리로 줄이면 하루에 섭취하는 칼로리가 200칼로리씩 줄어들게 됩니다. 줄어든 200칼로리가 쌓여 한 달 후에는 6200칼로리를 줄이게 되는 것이지요.

지방 1킬로그램을 줄이기 위해서는 약 7200칼로리를 소모해야 합니다. 7200칼로리는 운동으로 환산하면 조깅을 약 12시간 했을 때, 식사로 환산하면 밥 45그릇을 굶었을 때 줄일 수 있는 엄청난 칼로리입니다. 하지만 하루 한 끼 타니타 정식에 산책이나 엘리베이터 대신 계단 이용하기 등 가벼운 운동을 더하면 한 달 동안 쉽게 7200칼로리를 줄일 수 있습니다.

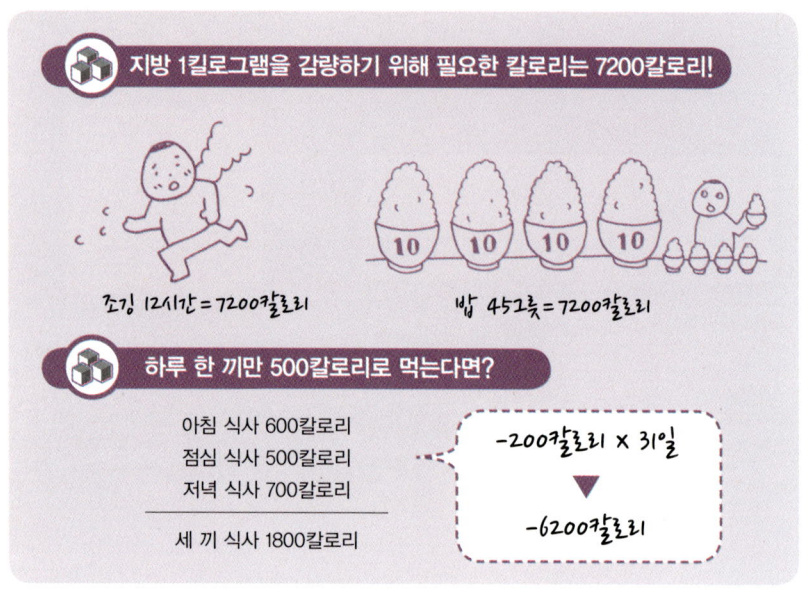

TANITA's Top Secret 2   몸과 싸우려하지 않는다!

"식사량을 더 많이 줄이면 좀 더 빨리 날씬해질 수 있지 않을까요?"
결론부터 말하자면, 그렇지 않습니다! 확실히 칼로리를 적게 섭취하면 몸에 불필요한 지방이 남지 않습니다. 그래서 살이 찌는 것을 일시적으로 막을 수 있습니다. 하지만 우리 몸은 필요한 영양소가 부족하면 오히려 지방이 연소되기 어려운 구조로 바뀝니다. 따라서 살을 더 많이 뺄 요량으로 무리하게 식사량을 줄이면 역효과가 납니다.
단순히 먹는 양만 줄이면 된다는 생각은 위험합니다. 식사를 거르거나 특정 음식을 먹지 않는 다이어트는 칼로리 소비에 필요한 근육을 만드는 단백질, 기초대사를 촉진하는 비타민과 미네랄의 부족을 초래합니다. 식사량이 급격히 줄어들면 몸이 이를 '위험' 신호로 받아들여 오히려 지방을 축적하려고 합니다.

필요한 영양소를 섭취하면서 기초대사를 높이고 불필요한 지방을 연소시키는 것! 이것이 타니타가 추구하는 건강한 다이어트입니다.

TANITA's Top Secret 3 　 체중이 아니라 체지방을 줄인다!

여러분은 지금까지 다이어트를 할 때 줄곧 '체중 ○○킬로그램 감량!'과 같이, 체중 감량을 목표로 삼으셨지요? 다이어트에서 체중 감량은 큰 의미가 없습니다. 체중보다는 체지방을 줄이는 것이 진정한 다이어트입니다.

여기 두 남자가 있습니다. 겉모습은 전혀 다르게 보이지만 두 사람의 체중은 똑같이 70킬로그램입니다. 체중은 똑같은데 왜 오른쪽 남자가 더 뚱뚱하게 보이는 걸까요? 답은 '지방의 무게'에 있습니다.

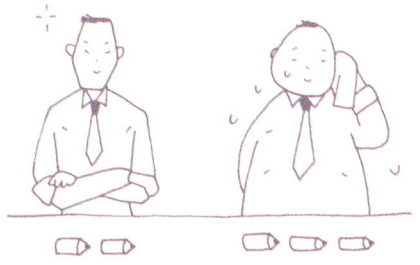

겉모습이 전혀 다르게 보이는 두 남자의 몸무게는 똑같이 70킬로그램이다.

혹시 지방은 무겁다는 이미지를 갖고 있지 않나요? 그러나 동일한 무게의 지방과 살코기를 비교한 사진(다음 페이지)에서 알 수 있듯이 같은 1킬로그램이라도 지방은 부피가 훨씬 큽니다. 말하자면 지방은 살코기(근육)보다 가볍습니다. 그래서 체중이 같아도 지방이 많은 사람은 몸집이 크고 뚱뚱해 보입니다. 반대로 지방이 적은 사람은 날씬해 보입니다. 단 1킬로그램이라도 지방을 연소시키면 사람의 외관은 확연히 다르게 보입니다. 날씬한

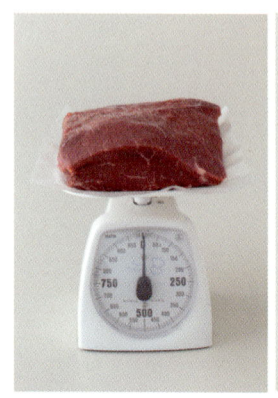
살코기(근육) 1킬로그램

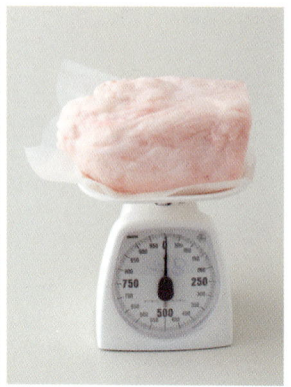
지방 1킬로그램

몸매와 건강을 위해서도 우리가 줄여야 할 것은 몸무게보다 체지방입니다.

타니타 레시피는 여타 다이어트 식단과 달리 돼지고기, 닭고기, 삼치, 연어, 꽁치 등 다양한 육류와 어류를 통해 단백질을 충분히 공급합니다. 단백질은 근육의 주성분으로 섭취량이 부족해지면 근육량이 줄어들어 기초대사량이 낮아지고, 결국 살찌기 쉬운 체질이 되기 때문입니다.

TANITA's Top Secret 4
고깃국을 먹을 때는 고기를 덜어낼 게 아니라 소금을 덜 넣는다!

앞서 살펴보았듯이, 나트륨은 그동안 우리가 몰랐던 비만의 주범입니다. 살을 빼고 싶다면 고깃국을 먹을 때 고기를 덜어낼 것이 아니라 소금 한 순가락을 덜 넣어야 합니다.

세계보건기구(WHO)가 발표한 하루 나트륨 섭취 권장량은 2000밀리그램입니다. 하지만 이것은 어디까지나 이상적인 기준입니다. 일상생활에서 하루 동안 나트륨을 2000밀리그램만 섭취한다는 것은 현실적으로 불가능에 가깝습니다. 이 기준을 충족하려면 우리 식탁에서 소금, 간장, 된장,

고추장 등의 조미료는 모조리 퇴출시켜야 합니다.

일본 후생노동성(한국의 보건복지부에 해당하는 기관)은 건강한 성인의 경우 하루 4000밀리그램(소금 13.5그램)의 나트륨 섭취를 권장하고 있습니다. 타니타 정식 한 끼의 소금 함유량은 평균 3.2그램입니다. 세 끼를 모두 먹는다고 해도 10그램이 채 되지 않습니다.

무조건 싱겁게 먹는 것이 아니라, 소금을 조금씩 줄여나가는 것! 이것이 타니타 저염식 다이어트의 비법입니다.

타니타 저염식 다이어트 레시피 시식 코너

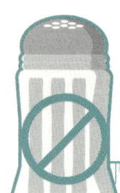

'Low-Salt, Low-Calorie, Low-Fat' 삼박자를 맞춘 푸짐한 정식

타니타 레시피의 정식 한 끼는 소금을 줄여도 싱겁지 않고, 배부르게 먹어도 500칼로리 내외입니다. 밥과 국, 메인 요리, 반찬 두 가지로 구성되어 우리가 보통 먹는 한 끼 식사와 비슷합니다.

반찬 1 | 메인 요리만 먹었을 때 부족할 수 있는 영양소를 보충할 수 있는 음식을 제공합니다. 야채를 많이 사용한 음식이기 때문에 푸짐하게 준비합니다.

메인 요리 | 고기나 생선, 두부 등의 재료를 사용해 굽기, 튀기기, 찌기 등 다양한 조리법으로 요리합니다. 한 끼 식사 전체가 500칼로리라는 것이 믿기지 않을 만큼 푸짐합니다.

반찬 2 | 두서너 가지 재료로 5분이면 충분히 만들 수 있는 맛있는 요리를 제공합니다.

밥 | 백미, 현미, 배아미를 돌아가며 사용합니다. 밥공기를 2/3 정도 채웠을 때의 양(100그램 정도)을 1인분으로 합니다. 칼로리는 160칼로리 정도입니다.

국 | 국은 든든한 포만감을 위해 타니타 레시피에서 빼놓을 수 없는 요리입니다. 주로 담백하고 깔끔한 맛의 미소시루나 스프 등을 제공합니다.

소금을 적게 넣어도 맛있는 국물의 비밀, 육수

천연재료로 육수를 만들어두고 요리할 때마다 사용하면 소금 섭취량을 줄일 수 있습니다. 타니타 레시피는 주로 멸치 다시마 육수와 가쓰오부시 육수를 사용합니다. 꼭 레시피에 제시된 육수만 사용해야 하는 건 아닙니다. 새우나 조개, 야채 육수 등 기호에 맞게 사용하세요.

• 멸치 다시마 육수

| **재료** | 물 1000cc, 다시마 10g, 멸치 10g

❶ 다시마는 젖은 행주로 이물질을 닦고, 멸치는 머리를 떼고 내장을 제거한다.
❷ 찬물에 다시마를 30분 정도 담가 놓는다.
❸ 가열된 팬에 기름을 두르지 말고 멸치를 볶는다.
❹ 냄비에 볶은 멸치를 넣고, 다시마와 다시마 우린 물을 함께 넣는다.
❺ 육수가 끓기 시작하면 다시마는 건져내고, 10~20분 정도 팔팔 끓이면서 위에 뜨는 하얀 거품을 걷어낸다.
❻ 멸치는 체로 걸러내고, 완성된 육수는 냉장 또는 냉동 보관한다.

• 가쓰오부시 육수

| **재료** | 물 1000cc, 가쓰오부시 10g, 다시마 10g

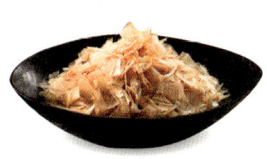

❶ 다시마는 젖은 행주로 이물질을 닦는다.
❷ 찬물에 다시마를 30분 정도 담가 놓는다.
❸ 냄비에 물과 다시마를 넣고 끓인다.
❹ 육수가 팔팔 끓어오르면 다시마는 건져내고, 가쓰오부시를 넣은 다음 바로 불을 끈다(가쓰오부시를 오래 끓이면 비린 맛이 난다).
❺ 가쓰오부시는 체로 걸러낸다.

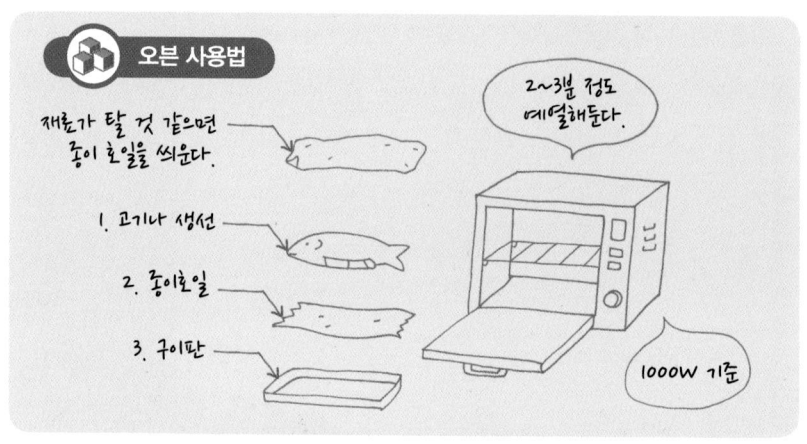

굽고, 튀기고, 볶아도 500칼로리 내외의 요리를 만드는 노하우

• 오븐을 활용해 기름기를 최대한 줄인다

프라이팬을 사용해 요리하다보면 자신도 모르는 사이에 기름을 많이 쓰게 됩니다. 타니타 레시피는 되도록 오븐을 사용합니다. 오븐 온도는 250도씨 정도가 좋습니다(오븐의 종류에 따라 기준이 달라질 수 있으므로 가지고 있는 제품에 따라 적당히 조절해서 사용합니다).

• 지방은 최대한 줄인다

닭고기와 돼지고기를 요리할 때는 먼저 껍질과 기름을 제거합니다. 생선은 지방 부위에도 영양소가 풍부합니다. 하지만 꽁치나 고등어 등 지방이 많은 생선은 칼로리가 높으니, 오븐이나 생선구이기 등을 활용해 불필요한 기름기를 줄이도록 합니다.

- 야채를 큼직하게 자른다

타니타 레시피는 씹는 횟수를 늘리기 위해 야채를 많이 사용합니다. 그리고 야채는 일반적인 크기보다 조금 큼직하게 썹니다. 먹기 불편한 크기로 자르는 이유는 씹는 횟수를 늘리기 위해서입니다.

- 향이 있는 채소를 듬뿍 활용한다

대파, 양파, 차조기, 깻잎 등의 채소를 넣으면 양념을 따로 하지 않아도 맛에 포인트가 생깁니다. 또 대부분의 채소에는 나트륨 배출을 돕는 칼륨이 풍부합니다. 향이 있는 채소는 칼로리를 좌우하는 식재료가 아니기 때문에 듬뿍 사용해도 좋습니다.

- 제철 식재료는 값도 싸고, 맛과 영양도 좋다

제철 채소나 생선은 저렴할 뿐만 아니라 미네랄과 비타민 등이 풍부합니다. 계절에 맞는 제철 식재료를 구입하도록 합니다.

- 요리 시간을 단축해 즐겁게 요리한다

타니타 레시피는 야채를 많이 사용하기 때문에 재료를 손질하는 데 시간이 조금 오래 걸릴 수 있습니다. 퇴근 후 배가 많이 고픈 상태에서 시간이 많이 걸리는 음식을 매일 요리한다는 건 쉬운 일이 아닙니다. 양파, 대파, 당근, 마늘, 생강 등 자주 쓰는 재료들은 한 번에 일주일 정도 사용할 양을 미리 손질해둡니다.

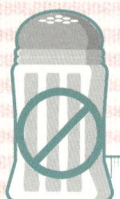

이 책을 보는 방법

30일 동안 날마다 다른 정식을 소개합니다. '메인 요리는 어떤 걸 만들고, 국은 무엇으로 끓이지?'라고 고민하지 않도록 밥, 국, 메인 요리, 반찬 두 가지의 총 네 가지 요리를 한꺼번에 소개합니다.

요리에 염분과 칼로리가 얼마나 들어 있는지 한 눈에 확인할 수 있도록 성인 하루 평균 섭취량(염분 20그램, 2500칼로리)을 기준으로 정식 요리의 염분과 칼로리를 표시했습니다.

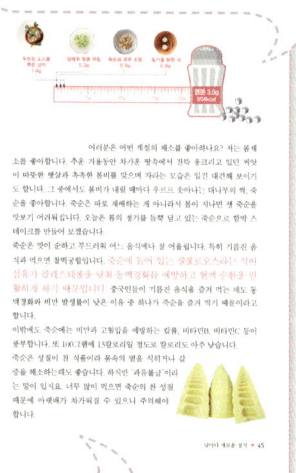

정식 요리에 사용된 식품의 역사와 영양 성분, 효능 등을 소개합니다. 양념으로 쓰이는 재료 하나라도 어디에 좋은지 알고 먹는다면 음식 맛도 두 배로 좋아지겠지요?

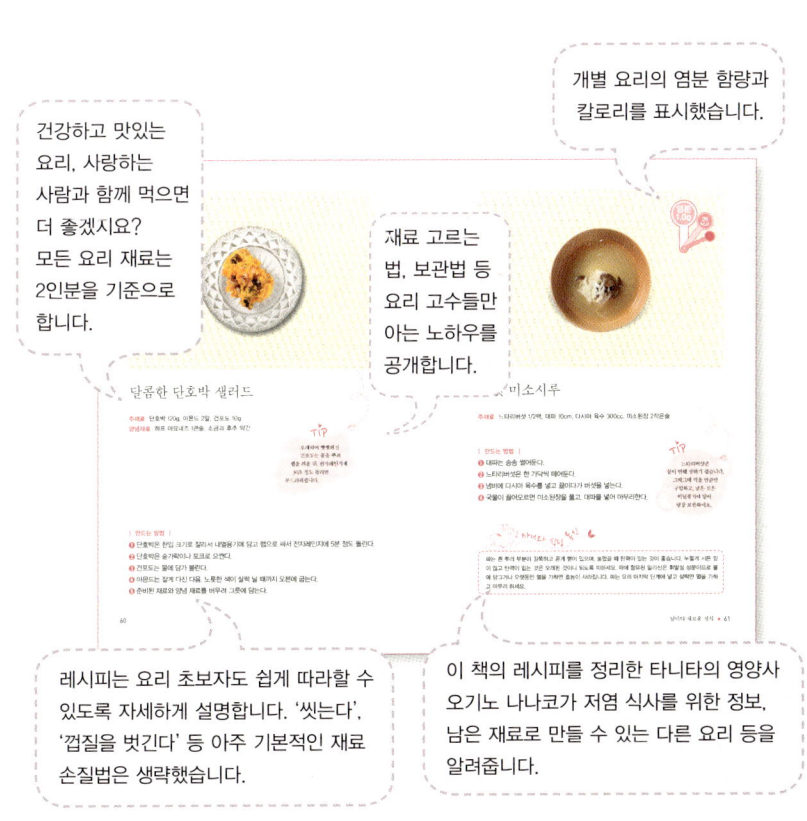

건강하고 맛있는 요리, 사랑하는 사람과 함께 먹으면 더 좋겠지요? 모든 요리 재료는 2인분을 기준으로 합니다.

재료 고르는 법, 보관법 등 요리 고수들만 아는 노하우를 공개합니다.

개별 요리의 염분 함량과 칼로리를 표시했습니다.

레시피는 요리 초보자도 쉽게 따라할 수 있도록 자세하게 설명합니다. '씻는다', '껍질을 벗긴다' 등 아주 기본적인 재료 손질법은 생략했습니다.

이 책의 레시피를 정리한 타니타의 영양사 오기노 나나코가 저염 식사를 위한 정보, 남은 재료로 만들 수 있는 다른 요리 등을 알려줍니다.

스트레스가 쌓이면 술이나 간식을 먹으며 푸는 사람들 많지요? 하지만 술과 함께 곁들이는 안주와 늦은밤 먹는 간식은 나트륨 함량과 칼로리가 아주 높습니다. 술안주로 곁들여도, 늦은밤 간식으로 먹어도, 정식에 반찬으로 추가해도 염분과 칼로리 부담이 없는 요리를 소개합니다. 재료도 두서너 가지면 충분하고 10분 내외로 완성할 수 있는 착한(?) 요리만 모았습니다.

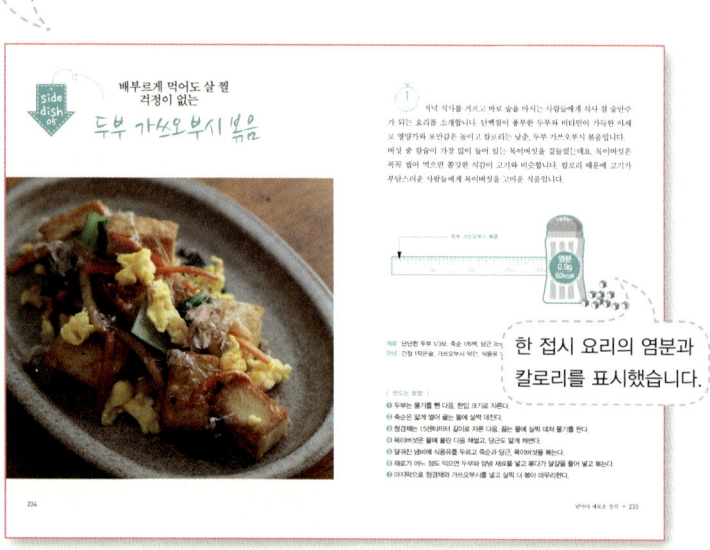

한 접시 요리의 염분과 칼로리를 표시했습니다.

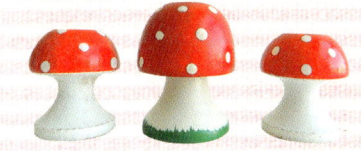

| 일 | 러 | 두 | 기 |

'당신이 섭취하는 소금의 무게가 살의 무게다!' 등의 내용은 타니타코리아의 전문 집필진이 한국 실정에 맞추어 증보한 내용임을 밝힙니다.
자료 출처는 다음과 같습니다.
- 「나트륨 섭취량 : 조사 방법 개선 및 건강 영향 조사」 / 식품의약품안전청(동국대학교, 이무용) / 2011년
- 「식품의약품안전청 통계연보」 / 식품의약품안전청 / 2012년
- 「나트륨 줄이기 자료집」 / 식품의약품안전청 / 2012년

두 번째 테이블

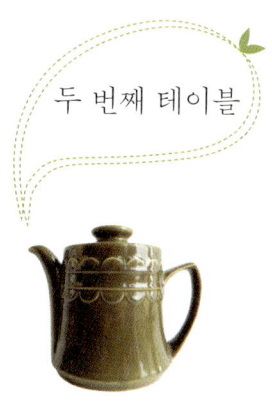

매일매일 몸이 가벼워지는 정식 요리

DAY 01

콜레스테롤과 혈압을 낮추는

두반장 소스를 뿌린 삼치 찜 정식

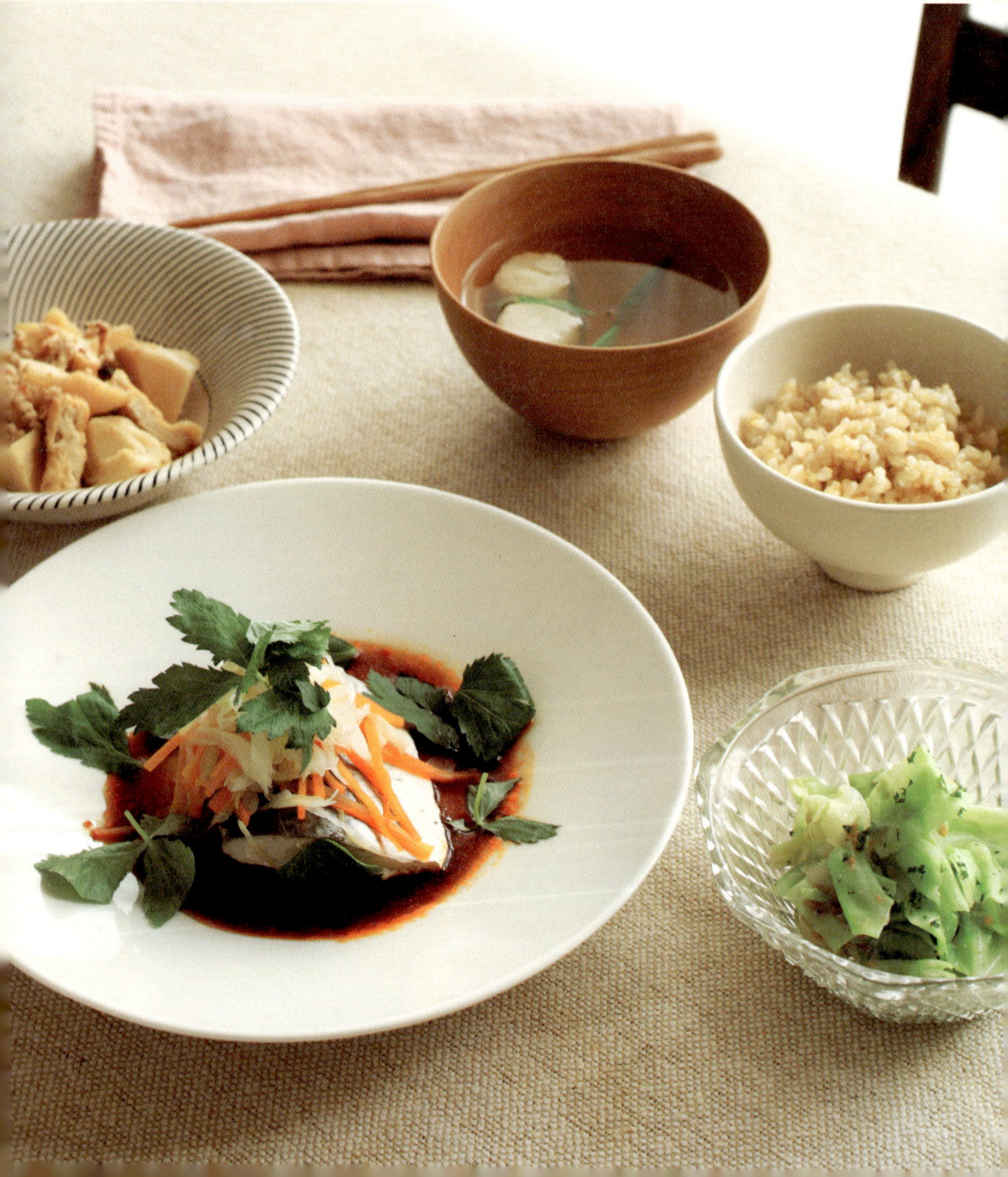

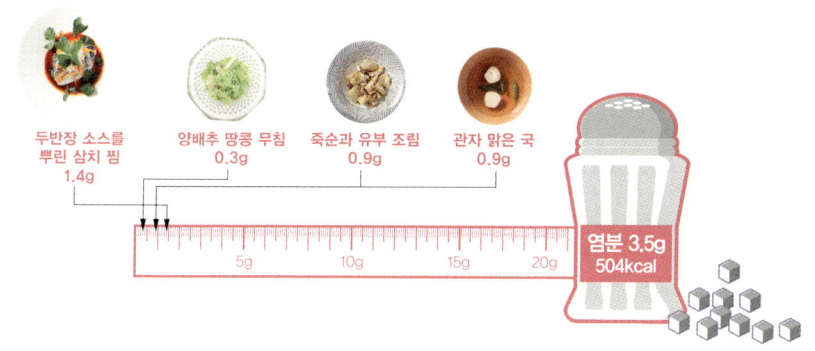

　　　　　　여러분은 어떤 계절의 채소를 좋아하시나요? 저는 봄 채소를 좋아합니다. 추운 겨울동안 차가운 땅속에서 잔뜩 웅크리고 있던 씨앗이 따뜻한 햇살과 촉촉한 봄비를 맞으며 자라는 모습은 일견 대견해 보이기도 합니다. 그 중에서도 봄비가 내릴 때마다 우르르 솟아나는 대나무의 싹, 죽순을 좋아합니다. 죽순은 따로 재배하는 채소가 아니라서 봄이 지나면 생죽순을 맛보기 어려워집니다. 오늘은 봄의 정기를 듬뿍 담고 있는 죽순으로 조림을 만들어 보겠습니다.

죽순은 맛이 순하고 부드러워 어느 음식에나 잘 어울립니다. 특히 기름진 음식과 먹으면 찰떡궁합입니다. 죽순에 들어 있는 셀룰로오스라는 식이섬유가 혈중 콜레스테롤을 낮춰 동맥경화를 예방하고 혈액 순환을 원활하게 하기 때문입니다. 중국인들은 기름진 음식을 즐겨 먹는 데도 동맥경화와 비만 발생률이 낮습니다. 그 이유 중 하나가 중국 음식에 빠지지 않는 죽순이라고 합니다.

죽순은 비만과 고혈압을 예방하는 칼륨, 비타민B, 비타민C 등이 풍부합니다. 또 100그램당 13칼로리일 정도로 칼로리도 아주 낮습니다.

죽순은 성질이 찬 식품이라 몸속의 열을 식히거나 갈증을 해소하는 데도 좋습니다.

하지만 '과유불급'이라는 말이 있지요. 너무 많이 먹으면 죽순의 찬 성질 때문에 아랫배가 차가워질 수 있으니 주의해야 합니다.

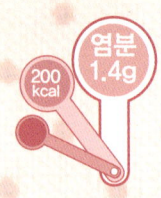
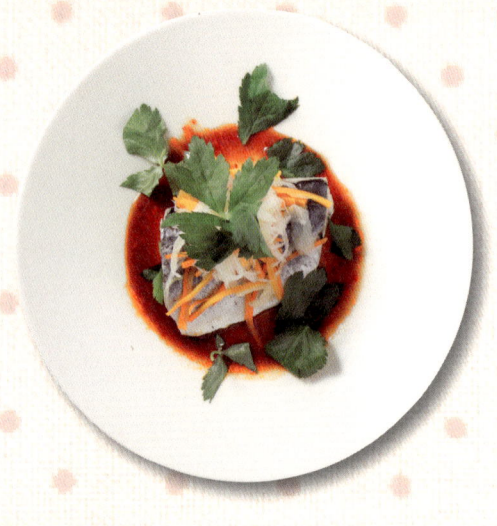

두반장 소스를 뿌린 삼치 찜

주재료 삼치 90g 2조각, 파드득나물 1줌, 당근 4cm, 대파 1/2뿌리, 생강 1/2조각, 청주 1작은술, 물 적당량
소스 재료 굴소스 2작은술, 두반장 1/3작은술, 간장 2/3작은술, 식초 1/2큰술, 참기름 3/4작은술

| 만드는 방법 |

❶ 삼치는 깊이가 있는 접시에 담은 다음, 청주를 뿌려 재워둔다.
❷ 당근과 생강은 얇게 채썰고, 파드득나물은 3센티미터 길이로 자른다.
❸ 대파는 길게 절반으로 자른 다음, 어슷어슷 얇게 채썬다.
❹ 소스 재료는 잘 섞어둔다.
❺ 프라이팬에 삼치가 담긴 접시를 넣고 그 위에 생강, 당근, 대파를 얹는다.
❻ 프라이팬 뚜껑을 덮고 중불에서 삼치를 10분 정도 찐다.
❼ 삼치가 익으면 다른 접시에 옮겨 담고 소스를 뿌린 다음 파드득나물로 장식한다.

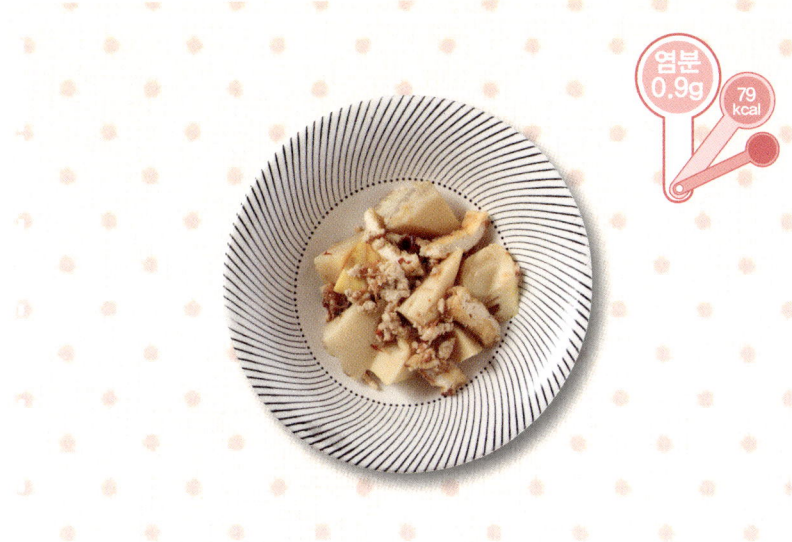

죽순과 유부 조림

주재료 죽순 1/2개, 유부 1/3장, 갈은 닭고기 30g, 멸치 다시마 육수 120cc
양념 재료 설탕 1작은술, 청주 1작은술, 간장 1/2큰술, 가쓰오부시 약간

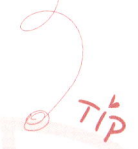

TIP

기름에 튀겨
가공한 유부는 번거롭더라도
끓는 물에 살짝 데쳐
기름기를 빼고
요리하는 것이 좋습니다.

| 만드는 방법 |

❶ 죽순은 먹기 좋은 크기로 자른 다음 끓는 물에 살짝 데친다.
❷ 유부는 끓는 물에 살짝 데쳐서 기름기를 빼고, 한입 크기로 자른다.
❸ 냄비에 멸치 다시마 육수를 넣고 한소끔 끓인 다음, 갈은 닭고기를 넣고 끓인다.
❹ 닭고기가 어느 정도 익으면 양념 재료와 잘라 놓은 죽순, 유부를 넣는다.
❺ 재료에 간이 배어들 때까지 조린다.

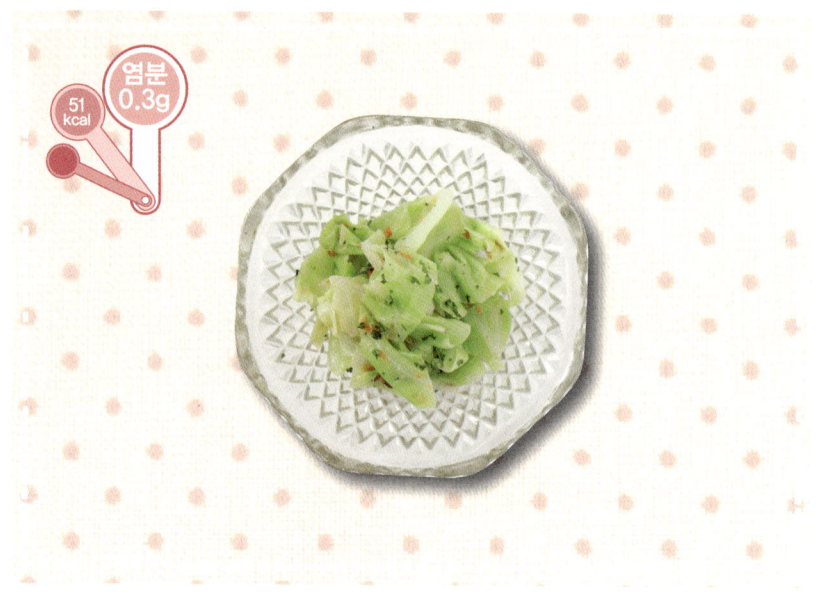

양배추 땅콩 무침

주재료 양배추 2장, 땅콩 10g, 간장 2/3작은술, 파슬리가루 약간

TIP
땅콩은 물에 담가 놓으면 붉은 속껍질이 불어 껍질을 벗기기 쉬워집니다. 물을 흡수한 땅콩은 식감도 부드러워집니다.

| 만드는 방법 |

❶ 양배추는 한입 크기로 썰어서 끓는 물에 살짝 데친다.
❷ 땅콩은 잘게 다지되, 톡톡 씹는 맛이 남을 정도로만 다진다.
❸ 데친 양배추에 다진 땅콩, 파슬리가루, 간장을 넣고 버무린다.

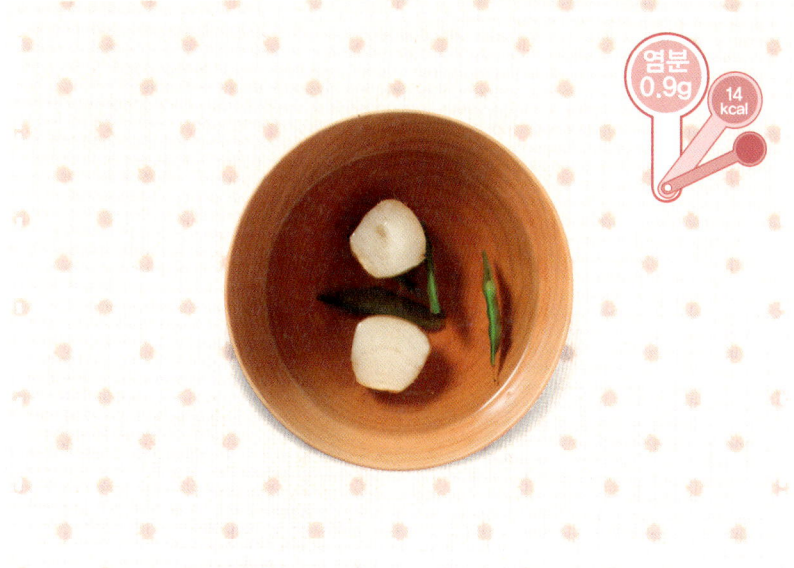

관자 맑은 국

주재료 키조개 관자 1개, 꼬투리 완두 2개, 가쓰오부시 육수 300cc, 간장 1/3작은술, 소금 약간

| 만드는 방법 |
① 관자는 얇은 막을 벗겨내고 소금물에 헹군 다음, 도톰하게 썬다.
② 꼬투리 완두는 어슷하게 반으로 잘라 끓는 물에 살짝 데친다.
③ 냄비에 가쓰오부시 육수를 넣고 끓이다가 관자를 넣는다. 간장과 소금으로 간을 하고 조금 더 끓인다.
④ 그릇에 꼬투리 완두를 담고 관자와 국물을 담는다.

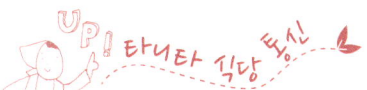

죽순은 껍질에 솜털이 많고 두툼하며 무게감이 있는 것이 좋습니다. 손질하기가 번거롭다면, 통조림이나 손질해서 진공포장한 제품을 구입해도 됩니다. 껍질을 벗긴 죽순은 변색되기 쉽습니다. 요리하고 남은 죽순은 물에 담가 냉장고에 보관하세요. 이때 물에 설탕을 약간 넣으면 변색을 막을 수 있습니다.

사랑의 묘약이 듬뿍 담긴
함박 스테이크 정식

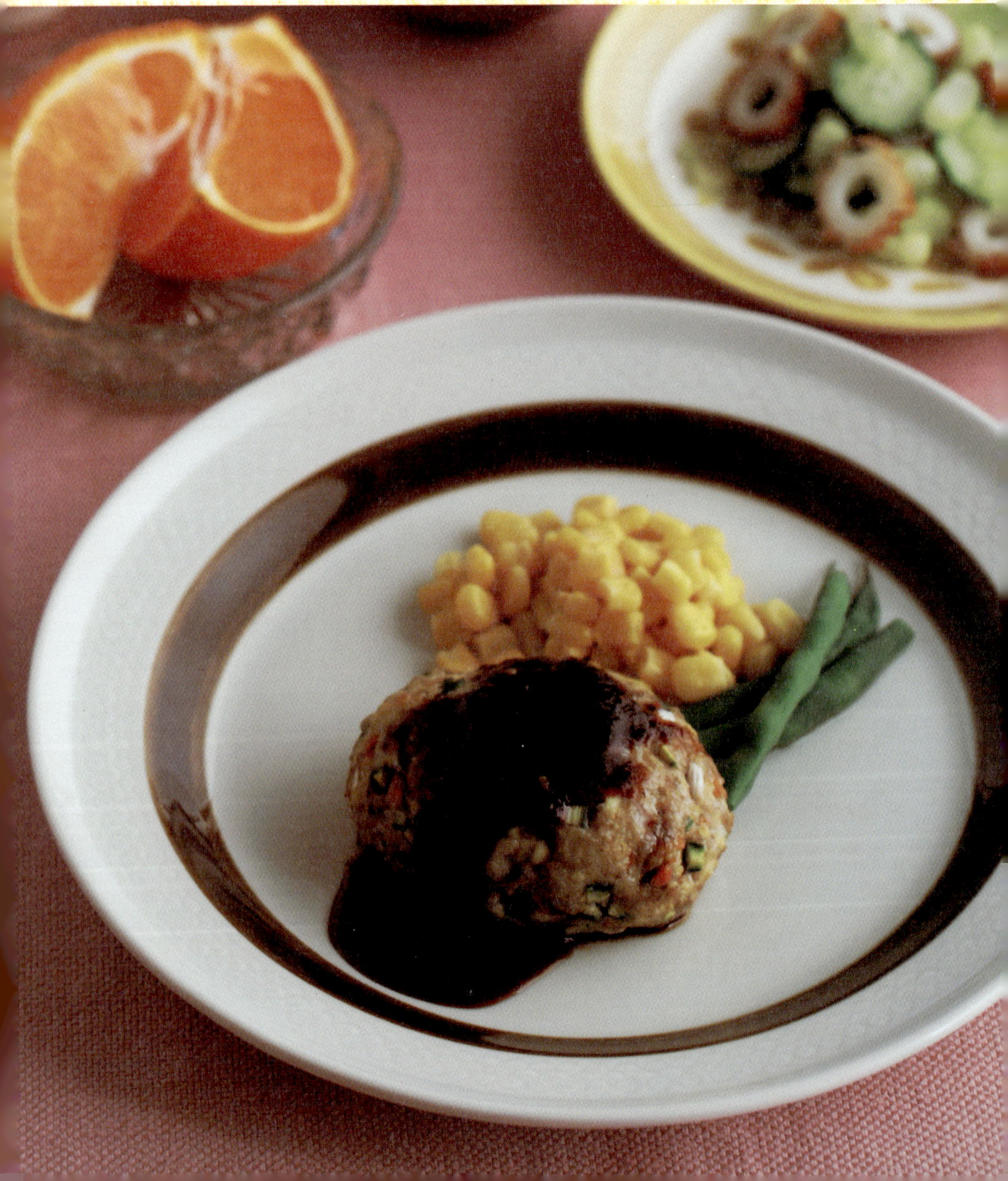

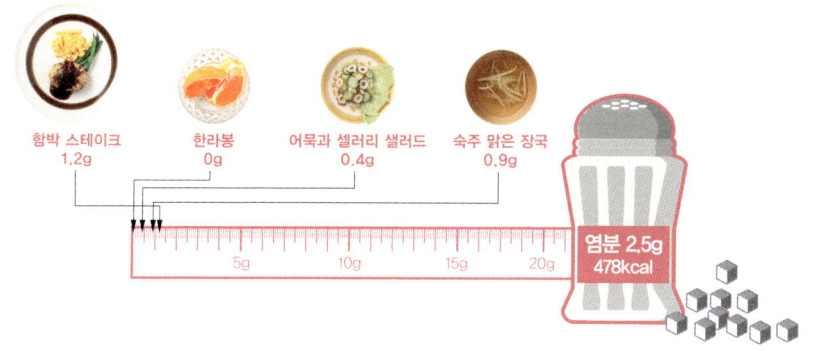

　　　　　　　이탈리아의 전설적인 바람둥이 카사노바는 정력을 키우기 위해 셀러리를 즐겨 먹었다고 합니다. 프랑스 역사의 한 페이지를 장식한 팜므파탈 퐁파두르 부인은 루이 15세를 위해 셀러리 수프를 자주 만들었다고 합니다.
셀러리는 대표적인 '천연 정력제'입니다. 셀러리에 함유된 안드로스테론은 이성을 유혹하는 페르몬의 주요 성분입니다. 안드로스테론은 후각 신경을 통해 뇌로 전달되어 이성으로 하여금 호감을 느끼게 합니다. 땀 흘리며 일하거나 운동을 한 남성에게 매력을 느끼는 것은 땀과 함께 분비된 안드로스테론 때문입니다. 정력제가 따로 없었던 과거에는 셀러리가 '사랑의 묘약' 역할을 톡톡히 했던 셈이지요.

'서양 미나리'라고도 불리는 셀러리는 당질과 지방 함량은 낮고 식이섬유는 풍부합니다. 셀러리에서 나는 강한 쓴맛과 독특한 향은 프탈라이드라는 성분 때문입니다. 프탈라이드는 혈관 벽을 부드럽게 유지해 혈액 순환을 원활하게 합니다. 최근 발표된 한 연구 결과에 따르면 셀러리가 치매와 건망증을 예방하는 데 도움이 된다고 합니다. 셀러리에 함유된 루테올린이라는 성분이 뇌에 염증을 유발하는 요소를 제거하기 때문입니다.
돌아오는 밸런타인데이에는 사랑하는 연인에게 초콜릿 대신 셀러리로 만든 건강하고 맛있는 요리를 대접하는 것은 어떨까요?

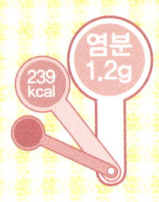
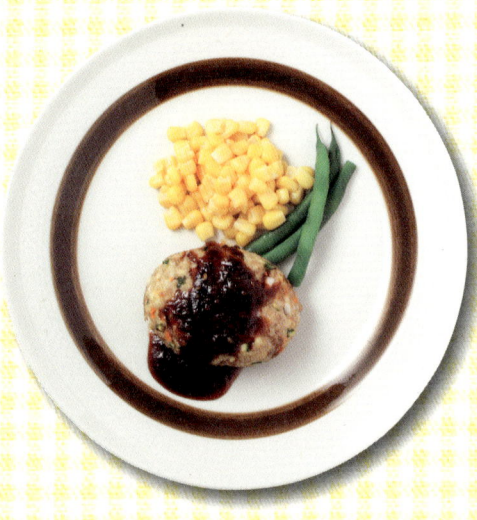

함박 스테이크

주재료 갈은 돼지고기 100g, 죽순 1/6개, 단단한 두부 1/2모, 아스파라거스 1개, 대파 5cm,
당근 1cm, 캔옥수수 60g, 그린빈 4개, 다진 마늘과 버터 약간

양념 재료 달걀 1/5개, 버터 1/2작은술, 빵가루 1큰술, 식용유 1/2작은술, 갈은 생강 약간,
소금과 후추 약간

소스 재료 돈가스 소스 4큰술, 우스터 소스 2큰술, 케찹 1큰술, 밀가루 1작은술

| 만드는 방법 |

❶ 두부는 으깨서 면포에 싼 다음, 물기를 꼭 짠다.
❷ 죽순은 껍질을 벗기고 쌀뜨물에 데쳐 떫은맛을 제거한다.
❸ 죽순, 당근, 대파, 아스파라거스는 씹는 맛을 느낄 수 있게 적당한 크기로 다진다.
❹ 팬에 식용유를 두르고 다진 야채를 볶다가 소금과 후추로 간을 맞춘다.
❺ 캔옥수수는 전자레인지에 30초간 데운 다음 버터를 넣어 버무리고, 그린빈은 5센티미터 길이로 잘라서 끓는 물에 살짝 데친다.
❻ 갈은 돼지고기와 으깬 두부, 다진 야채, 양념 재료를 잘 버무려 둥글게 빚는다.
❼ 예열한 오븐에 종이 호일을 깔고, 함박 스테이크를 10~12분 정도 굽는다.
❽ 팬에 버터를 두르고 다진 마늘을 볶다가, 소스 재료를 넣고 약한 불에서 조린다.
❾ 접시에 함박 스테이크를 담고 소스를 뿌린 다음, 옥수수와 그린빈을 곁들여 마무리한다.

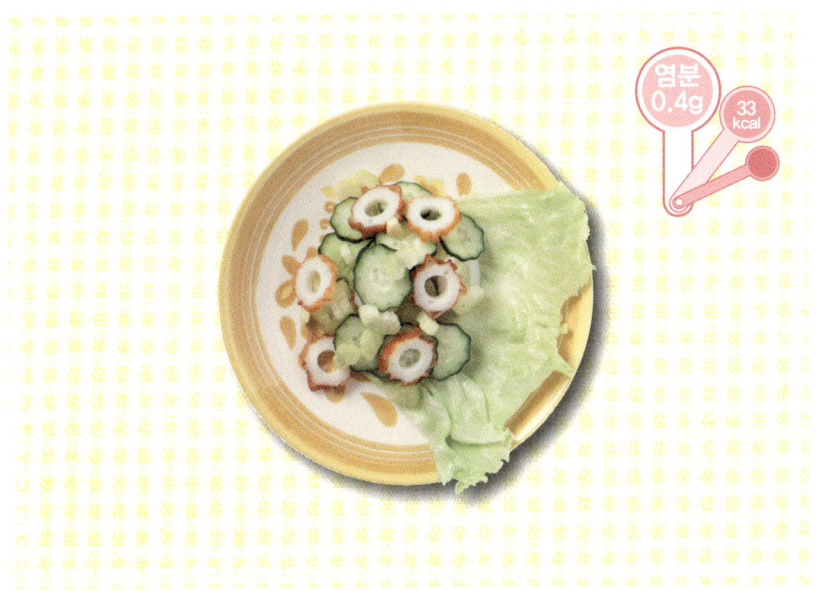

어묵과 셀러리 샐러드

주재료 어묵 40g, 셀러리 1/2개, 오이 1/2개, 양상추 2장
발사믹식초 드레싱 재료 발사믹식초 2큰술, 올리브유 4큰술, 다진 양파

TIP
발사믹식초는
나무로 된 통에
포도즙을 넣고
숙성시킨 식초입니다.
상큼하고 쌉쌀한 풍미가 입맛을
돋우는 발사믹식초는
빵이나 고기와도
아주 잘 어울립니다.

| 만드는 방법 |

❶ 어묵은 끓는 물에 살짝 데쳐서 기름기를 뺀 다음, 동글동글하게 자른다.
❷ 셀러리는 어슷어슷하게, 오이는 동글동글하게 잘라 어묵과 섞는다.
❸ 양상추는 먹기 좋은 크기로 찢는다.
❹ 발사믹식초, 올리브유, 다진 양파를 섞어 드레싱을 만든다.
❺ 그릇에 양상추를 펼쳐놓고 그 위에 어묵, 셀러리, 오이를 담은 다음 발사믹식초 드레싱을 뿌린다.

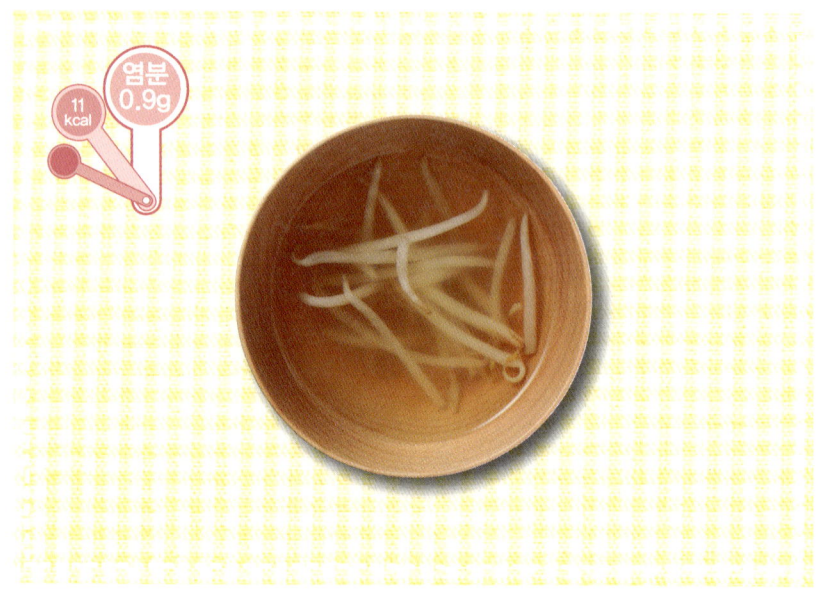

숙주 맑은 장국

주재료 숙주 1줌, 대파 5cm, 가쓰오부시 육수 300cc, 소금 약간

> TIP
> 녹두의 새싹인 숙주는 콩나물보다 비린내가 적고 아삭한 느낌이 있습니다. 숙주의 아삭아삭한 식감을 살리기 위해서는 숨이 살짝 죽을 정도로만 요리하세요.

| 만드는 방법 |

① 대파는 작게 송송 썰어둔다.
② 냄비에 가쓰오부시 육수를 넣고 끓이다가 숙주와 대파를 넣는다.
③ 국물이 끓으면 소금으로 간을 맞추고 마무리한다.

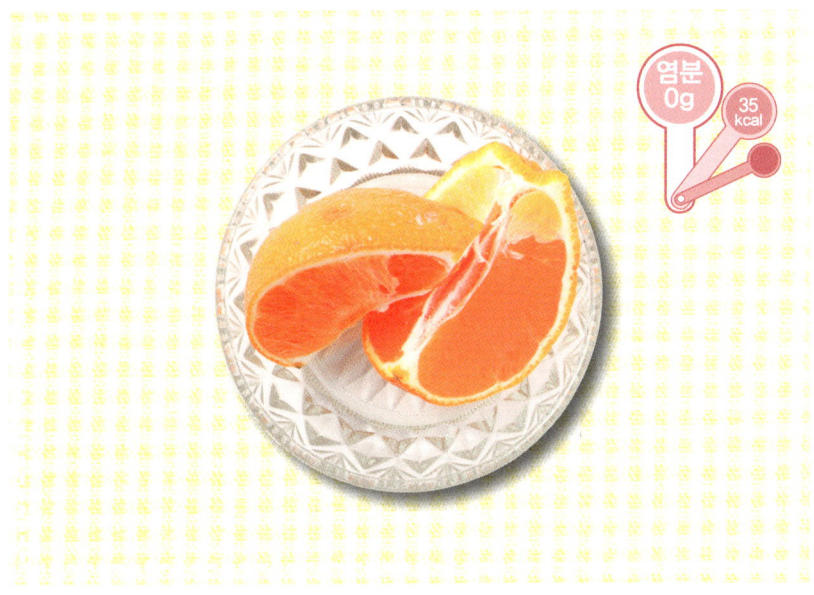

한라봉

주재료 한라봉 1개

TIP
한라봉은 껍질이 단단하고 두꺼워서 껍질을 까기가 쉽지 않습니다. 한라봉의 볼록 튀어나온 꼭지를 손으로 잡고 비틀어보세요. 꼭지가 떨어져나간 틈 사이로 손을 넣으면 껍질을 손쉽게 벗길 수 있습니다.

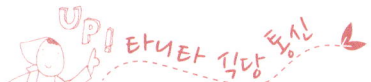

나트륨 배출에 좋은 과일, 하루에 얼마큼 먹고 계신가요? 점심뿐만 아니라 저녁까지 밖에서 먹을 때가 많은 직장인들이 규칙적으로 과일을 챙겨 먹는 건 쉬운 일이 아닙니다. 그럴 때는 모닝커피 대신 생과일 주스를 마시거나, 말린 과일을 가까이 두고 틈틈이 먹는 것도 좋습니다. 과일은 디저트로 먹는 경우가 많지만, 식사하기 전에 먹으면 식사량을 줄이는 데 도움이 됩니다.

DAY 03

감기로 훌쩍거릴 때는

파를 얹은 고등어 미소된장 구이 정식

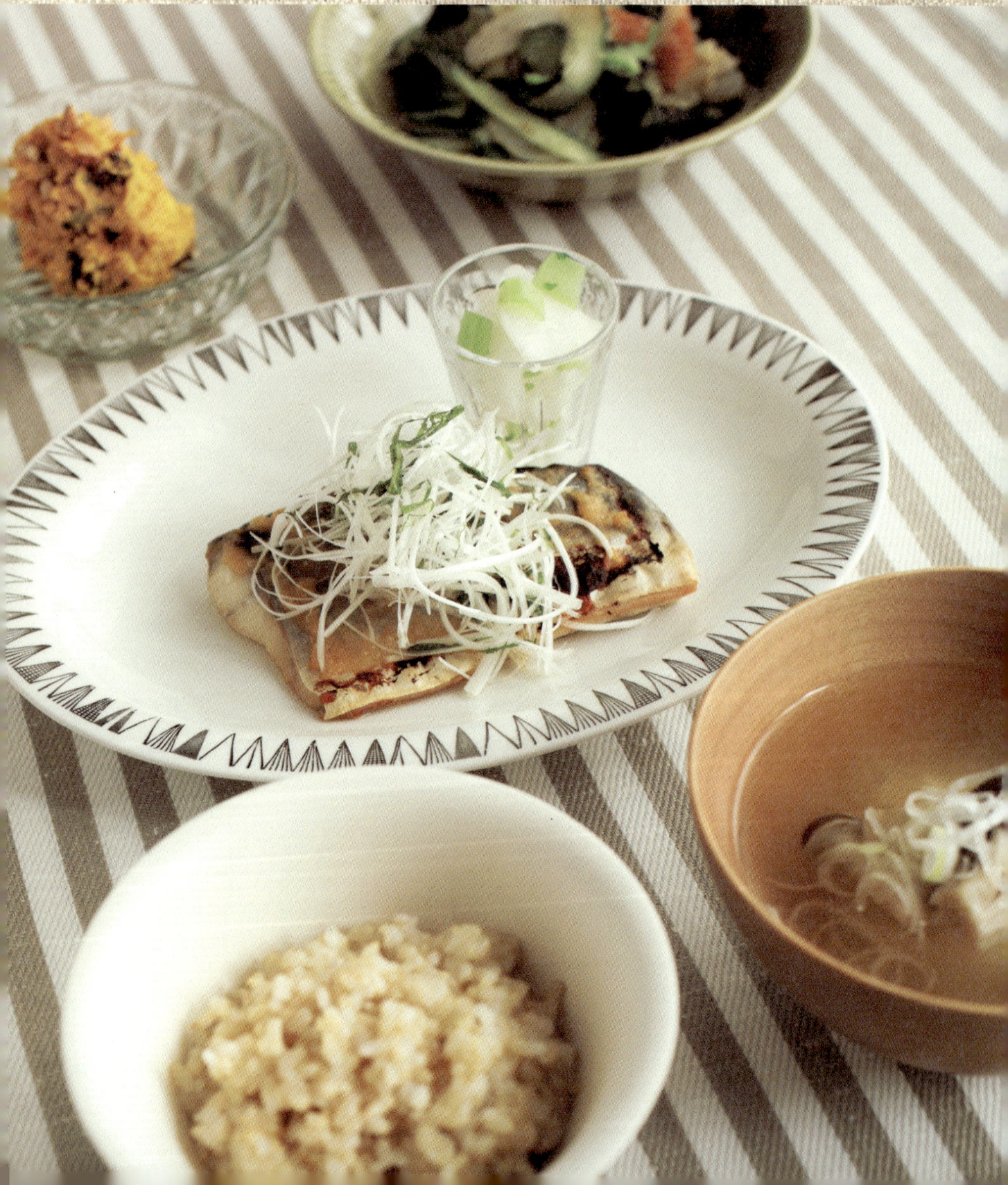

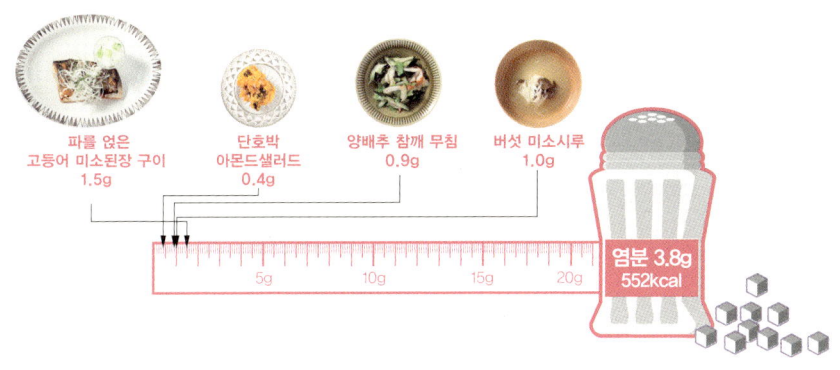

파를 얹은 고등어 미소된장 구이 1.5g
단호박 아몬드샐러드 0.4g
양배추 참깨 무침 0.9g
버섯 미소시루 1.0g

염분 3.8g
552kcal

　　　　　　파를 보면 어릴 적 식탁 앞에서 엄마와 씨름했던 기억이 납니다. 맵고 알싸한 향이 나는 파가 싫었던 저는 엄마 몰래 국이나 반찬에 들어간 파를 쏙쏙 골라냈습니다. 하지만 엄마는 매처럼 날카로운 눈으로 현장을 포착해, 파를 골라내는 제 손등을 '탁'하고 내려쳤습니다. 시골에 계신 할아버지 댁에 가면 텃밭에 있는 파를 발로 툭툭 차면서 애꿎은 파에게 화풀이를 하기도 했지요. 그런데 나이가 들어 식성이 바뀌었는지 파가 좋아졌습니다. 또 요리할 때는 항상 파를 챙기게 되었습니다.

파는 찌개, 국, 나물, 고기와 생선 요리에 빠지지 않고 들어갑니다. 하지만 미역국에는 파를 넣지 않습니다. 미끌미끌한 미역과 미끈거리는 파를 함께 넣으면 식감이 좋지 않고, 파에 들어 있는 유황과 인이 미역에 풍부한 칼슘의 흡수를 방해하기 때문입니다.

파에서 나는 맵고 알싸한 향은 알리신이라는 성분 때문입니다. 알리신은 식재료의 독을 희석하고, 잡내를 중화시킵니다.

파에는 비타민A, 단백질, 칼슘, 철분, 엽산 등 몸에 좋은 성분이 꽉꽉 들어차 있습니다. 게다가 비타민C는 사과나 양파보다 두 배 이상 많습니다. 우리 부엌에는 병원 약보다 더 효과적인 감기약이 많습니다. 그중 하나가 파지요. 감기로 코가 답답할 때 파를 달인 따뜻한 차 한 잔을 마시면 꽉 막힌 코가 뻥 뚫립니다.

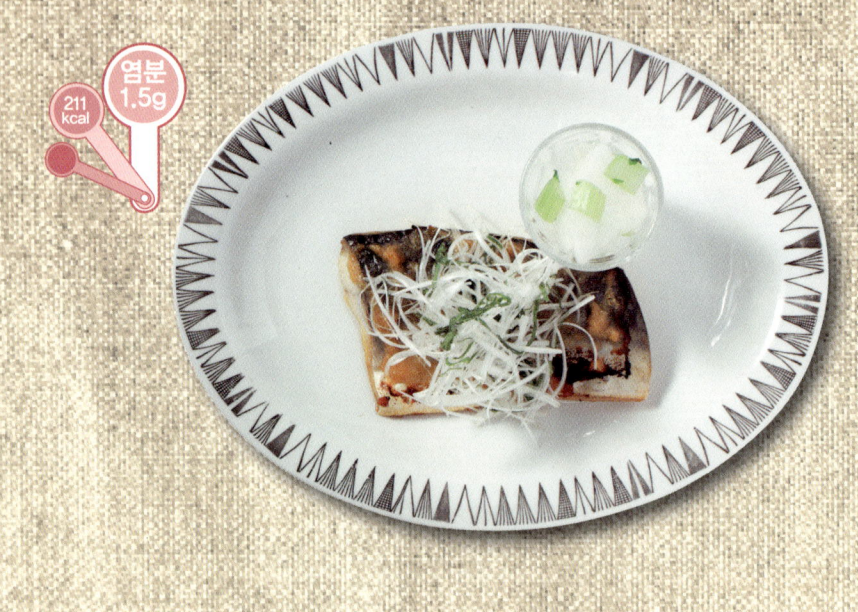

파를 얹은 고등어 미소된장 구이

주재료 고등어 90g 2조각, 대파 5cm, 무 2cm, 무청 10cm, 깻잎 2장, 식초 1큰술, 설탕 1/2작은술, 소금 약간
양념 재료 미소된장 2작은술, 설탕 2/3작은술, 청주 1작은술

| 만드는 방법 |

① 고등어는 소금을 뿌려 재워둔다.
② 대파는 흰 부분을 채썰어 잠시 소금을 뿌려둔 뒤 물기를 제거한다.
③ 깻잎은 얇게 채썰어 대파와 잘 버무린다.
④ 무는 한입 크기로 무청은 엄지손톱만한 크기로 자른 다음 소금, 설탕, 식초를 넣고 버무려둔다.
⑤ 양념 재료를 잘 섞어 고등어에 바른 다음, 예열한 오븐에 종이 호일을 깔고 고등어를 8분 정도 굽는다.
⑥ 고등어 위에 종이 호일을 씌우고 7분 정도(미소된장이 살짝 탈 정도로) 더 굽는다.
⑦ 고등어를 접시에 담고, 대파와 깻잎을 얹은 다음 무와 무청을 곁들여 마무리한다.

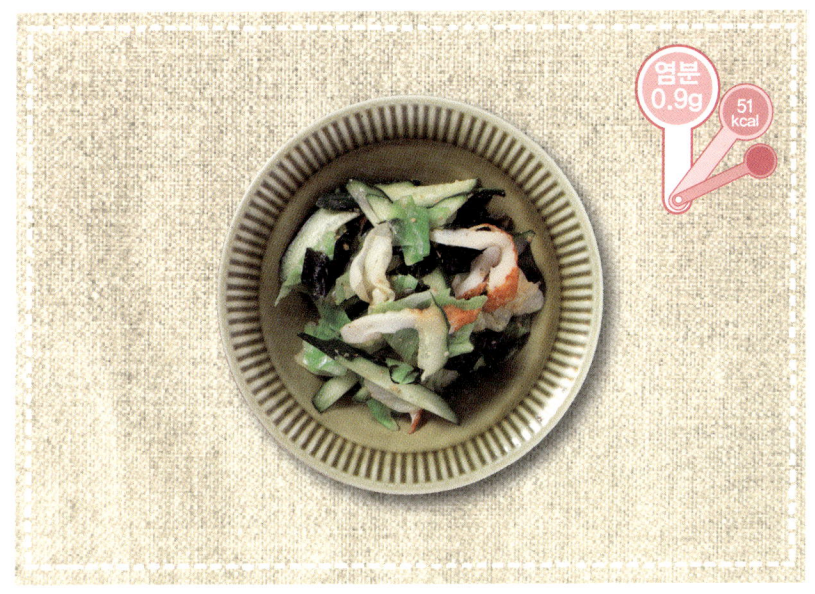

양배추 참깨 무침

주재료 어묵 20g, 양배추 3장, 오이 1/2개, 말린 미역 1g
양념 재료 참깨 1작은술, 식초 1작은술, 설탕 2/3작은술, 간장 1/2큰술

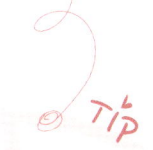

참깨는 볶으면 고소한 맛이 진해집니다. 참깨를 볶을 때는 깨가 하나 둘씩 튀기 시작하면 불을 끕니다. 깨를 너무 오래 볶으면 맛과 향이 사라지기 때문입니다.

| 만드는 방법 |

❶ 어묵은 끓는 물에 살짝 데쳐 기름기를 빼고, 어슷하게 썬다.
❷ 양배추는 끓는 물에 살짝 데친 다음 대강 자른다.
❸ 오이는 반으로 길게 자른 다음, 반달모양으로 어슷어슷 썬다.
❹ 말린 미역은 물에 불린 다음, 먹기 좋은 크기로 자르고 물기를 꼭 짠다.
❺ 어묵과 오이, 양배추, 미역에 참깨, 식초, 설탕, 간장을 넣고 버무린다.

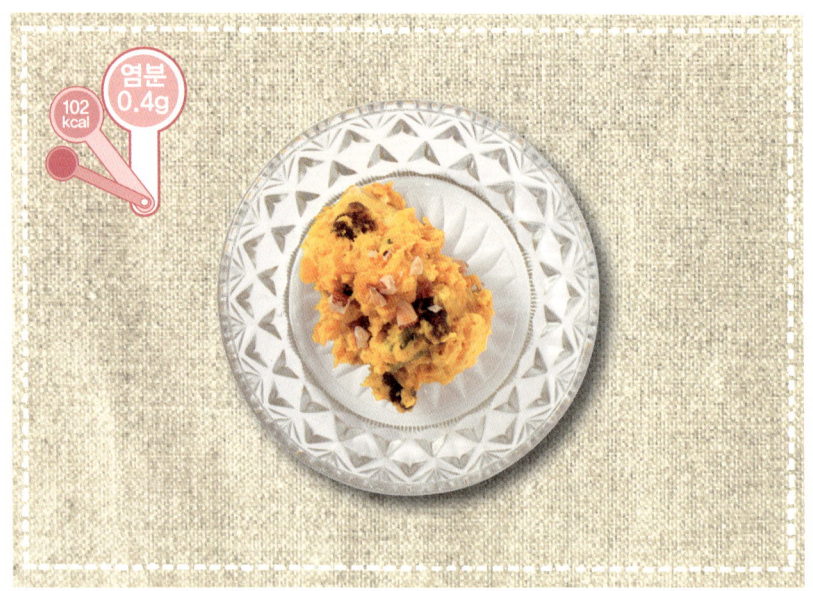

단호박 아몬드 샐러드

주재료 단호박 120g, 아몬드 2알, 건포도 10g
양념 재료 하프 마요네즈 1큰술, 소금과 후추 약간

오래되어 뻣뻣해진 건포도는 물을 뿌려 랩을 씌운 뒤, 전자레인지에 30초 정도 돌리면 부드러워집니다.

| 만드는 방법 |

❶ 단호박은 한입 크기로 잘라서 내열용기에 담고 랩을 씌운 다음, 전자레인지에 8분 정도 돌린다.
❷ 단호박은 껍질을 벗기고 속살을 숟가락이나 포크로 으깬다.
❸ 건포도는 물에 담가 불린다.
❹ 아몬드는 잘게 다진 다음, 노릇한 색이 살짝 날 때까지 오븐에 굽는다.
❺ 단호박과 건포도, 다진 아몬드에 하프 마요네즈, 소금, 후추를 넣고 버무린다.

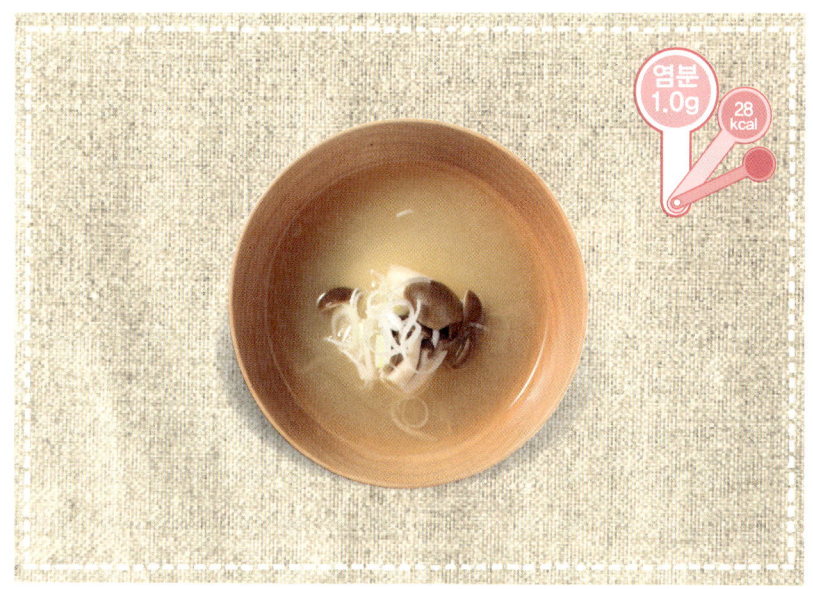

버섯 미소시루

주재료 느타리버섯 1/2팩, 대파 10cm, 멸치 다시마 육수 300cc, 미소된장 2작은술

| 만드는 방법 |

① 대파는 송송 썰어둔다.
② 느타리버섯은 한 가닥씩 떼어둔다.
③ 냄비에 멸치 다시마 육수를 넣고 끓이다가 느타리버섯을 넣는다.
④ 국물이 끓어오르면 미소된장을 풀고, 대파를 넣어 마무리한다.

TIP
느타리버섯은 살이 연해서 무르기 쉽습니다. 그때그때 먹을 만큼만 구입하고, 남은 것은 비닐봉지에 담아 냉장 보관하세요.

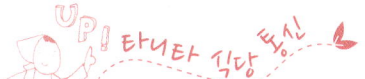

파는 흰 부분이 길쭉하고 곧게 뻗어 있으며, 눌렀을 때 탄력 있는 것이 좋습니다. 누렇게 시든 잎이 많고 탄력이 없는 것은 오래된 것이니 되도록 피하세요. 파에 함유된 알리신은 휘발하는 성질이 있어 물에 담그거나 오랫동안 열을 가하면 효능이 사라집니다. 파는 요리 마지막 단계에 넣고 살짝만 열을 가하고 마무리 하세요.

DAY 04
찌뿌둥한 몸을 개운하게 만드는
돼지고기와 두부 볶음 정식

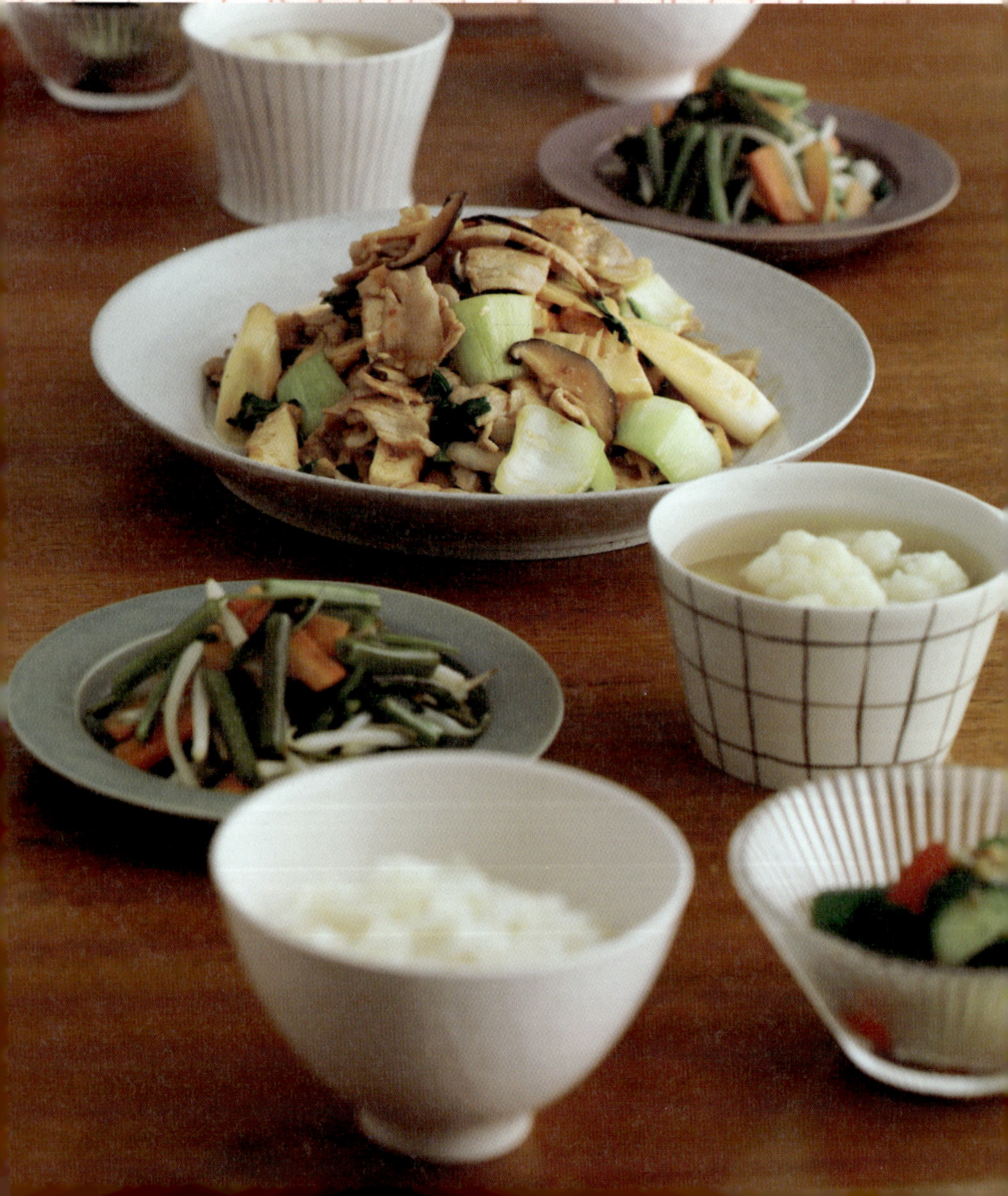

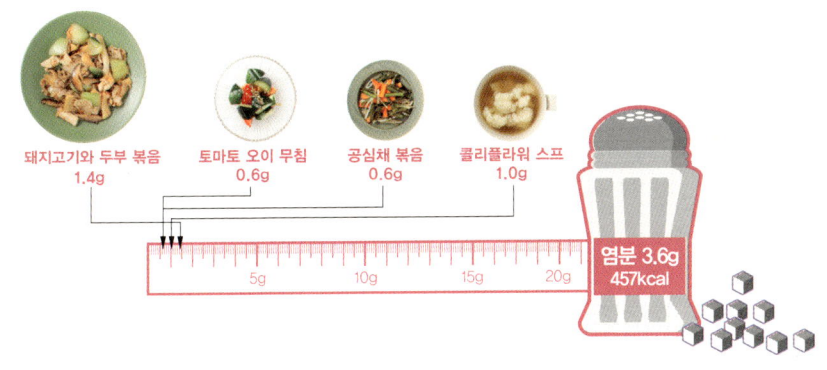

　　　　　　　식초는 새콤하고 개운한 풍미뿐만 아니라 다양한 효능 때문에 그 쓰임이 더욱 다양합니다. 식초에 함유된 아미노산, 구연산, 아세트산, 호박산 등 60여 가지 유기산의 각기 다른 효능이 한데 어우러지면, 식초는 조미료 이상의 역할을 합니다.

식초의 효능은 기원전 400년 전으로 거슬러 올라갑니다. 의학의 아버지 히포크라테스는 식초를 항생제, 소독제, 염증 치료제 등으로 사용했다고 합니다. 의학 기술과 치료제가 마땅치 않았던 시절에 식초는 최고의 의약품이었습니다. 식초에 함유된 아세트산은 나쁜 세균의 번식을 억제합니다. 그래서 초밥처럼 식재료를 날 것으로 요리하거나 음식을 오래 보관할 때는 식초를 넣습니다.

식초에 들어 있는 아미노산은 피로를 유발하는 젖산을 분해해 피로한 몸을 달래 줍니다. 그래서일까요? 고된 노동으로 심신이 지친 고대 그리스 노동자들은 물에 와인 식초와 약간의 소금을 섞어 마시며 체력을 보충했다고 합니다.

식초는 콜레스테롤을 낮추고 혈압을 조절해 각종 성인병을 예방합니다. '머릿속의 지우개' 건망증 때문에 고민이라면 식초를 꾸준히 마셔보세요. 식초는 산소와 헤모글로빈을 결합시켜 뇌에 산소를 공급하는 역할을 합니다. 산소가 뇌에 충분히 공급되면 머리가 맑아지고 기억력이 향상됩니다.

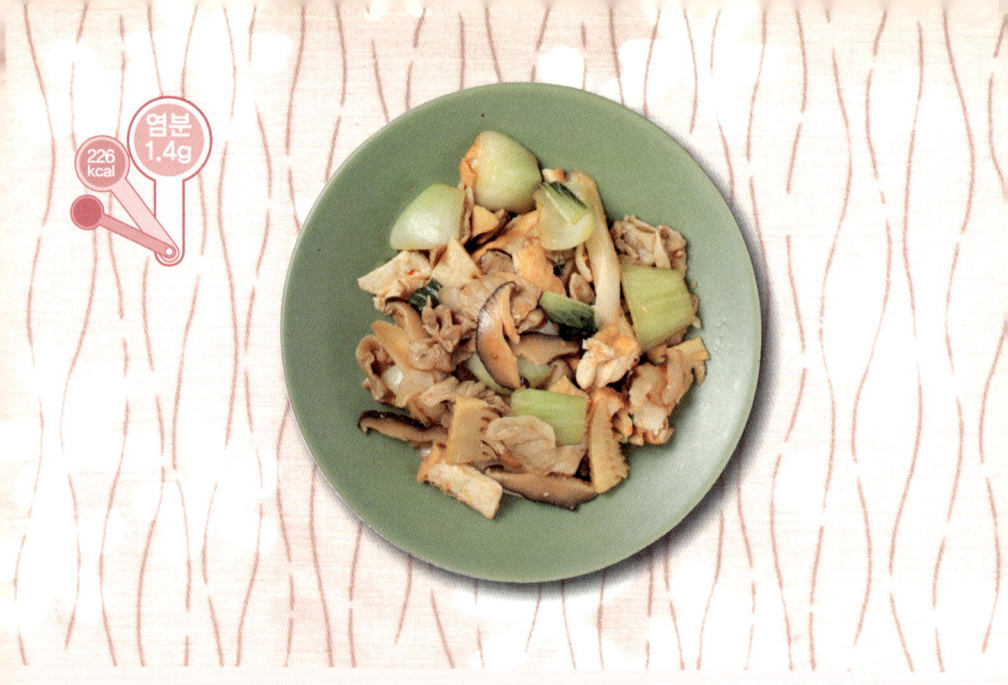

돼지고기와 두부 볶음

주재료 돼지고기 다리살(얇게 썬 것) 60g, 아게다시 두부(튀긴 두부) 1/2모, 청경채 1포기, 대파 1/2뿌리, 죽순 1/4개, 느타리버섯 1/2팩, 말린 표고버섯 1개, 다진 생각 1작은술, 식초 1작은술, 올리브유 3/4작은술, 녹말물 적당량

양념 재료 춘장 2/3작은술, 청주 2작은술, 간장 1작은술

소스 재료 두반장 1/2작은술, 간장 1작은술, 설탕 1/2작은술, 물 100cc

| 만드는 방법 |

① 돼지고기는 한입 크기로 썬다.
② 아게다시 두부는 끓는 물에 살짝 데쳐서 기름기를 빼고, 길쭉하게 썬다.
③ 청경채는 한입 크기로, 대파는 1센티미터 길이로 어슷어슷 썬다.
④ 죽순은 껍질을 벗기고 쌀뜨물에 데쳐 떫은맛을 제거하고 직사각형 모양으로 자른다.
⑤ 말린 표고버섯은 물에 담가 불린 다음 얇게 썰고, 느타리버섯은 한 가닥씩 뜯어둔다.
⑥ 팬에 올리브유를 두르고 다진 생강과 돼지고기 순으로 넣고 볶다가 양념 재료를 넣는다.
⑦ 대파와 죽순, 느타리버섯, 표고버섯, 아게다시 두부를 마저 넣고 볶다가 재료가 어느 정도 익으면 소스 재료를 넣고 볶는다.
⑧ 마지막에 식초와 청경채를 넣고 살짝 볶은 다음, 불을 끄고 녹말물을 넣는다.
⑨ 다시 불을 켜고 재료를 저어가며 내용물이 걸쭉해지면 마무리한다.

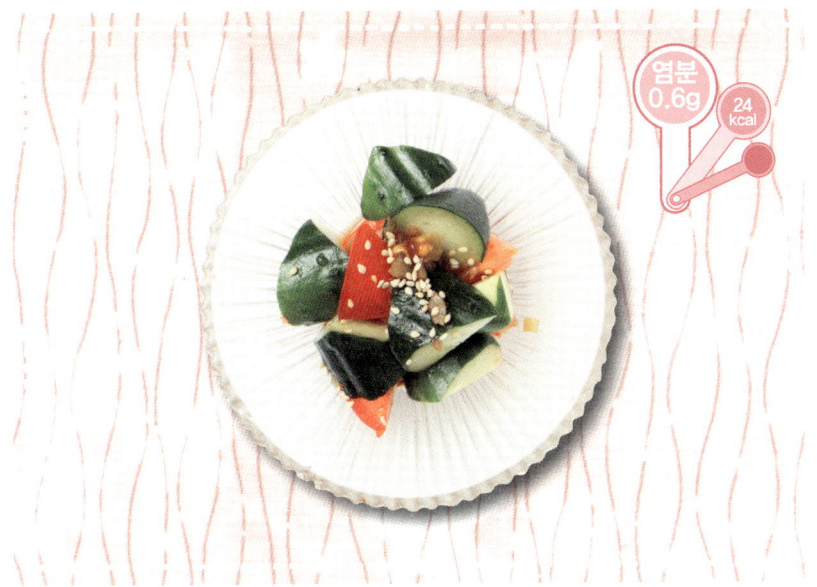

토마토 오이 무침

주재료 오이 1개, 토마토 1/4개, 자차이 6g
양념 재료 간장 1/2작은술, 참기름 1/4작은술, 참깨 1/2작은술

TIP

자차이는 중국에서 재배되는 착채(잎은 배추와 비슷하고, 뿌리는 작고 울퉁불퉁한 갓의 일종)를 소금에 절인 중국식 장아찌입니다. 중국에서는 양파와 설탕, 식초, 고추기름 등을 넣고 버무려 밑반찬으로 먹습니다.

| 만드는 방법 |

① 오이와 토마토는 한입 크기로 썬다.
② 자차이는 물에 담가 소금기를 뺀 다음 다진다.
③ 오이와 토마토, 다진 자차이에 간장과 참기름을 넣고 버무린 다음 참깨를 뿌려 그릇에 담는다.

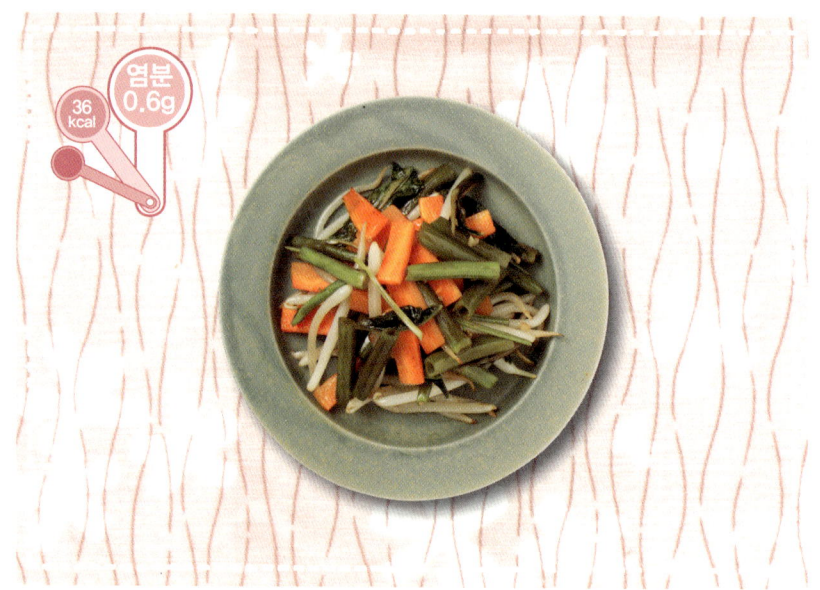

공심채 볶음

주재료 공심채 1단, 당근 4cm, 숙주 1/3팩, 식용유 3/4작은술, 마늘 약간, 소금과 후추 약간

> **Tip**
> 공심채는 줄기 속이 비었다고 해서 '공심채(空心菜)'라는 이름이 붙었습니다. 공심채를 구하기 어렵다면 미나리로 대체해도 좋습니다.

| 만드는 방법 |

❶ 공심채는 3센티미터 길이로 자르고, 줄기와 잎은 구분해둔다.
❷ 당근은 직사각형 모양으로 얇게 자르고, 마늘은 다진다.
❸ 팬에 식용유를 두르고 마늘을 볶다가 향이 올라오면
　 당근, 공심채 줄기, 숙주, 공심채 잎을 순서대로 넣고 볶는다.
❹ 공심채가 서걱서걱한 느낌이 사라질 정도로 익으면, 소금과 후추로 간을 하고 그릇에 담는다.

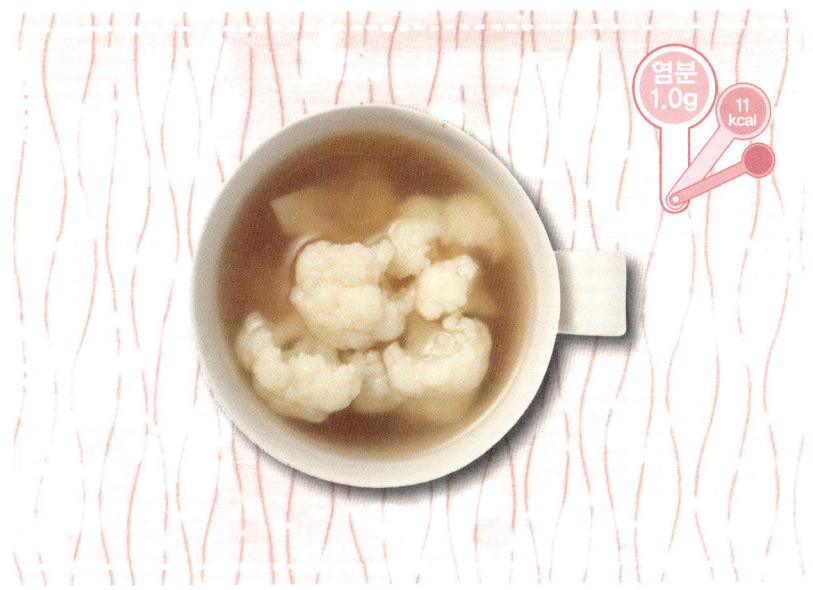

콜리플라워 스프

주재료 콜리플라워 1/2개, 대파 10cm, 물 500cc, 치킨스톡 약간, 후추 약간

| 만드는 방법 |

❶ 콜리플라워는 한입 크기로 자르고, 대파는 송송 작게 썬다.
❷ 냄비에 물과 치킨스톡을 넣고 끓이다가 콜리플라워와 대파를 넣는다.
❸ 재료가 살짝 익으면 후추를 넣어 마무리한다.

TIP
콜리플라워는 어느 한 부위라도 갈색이나 회백색으로 변했거나, 반점이 있다면 신선하지 않다는 증거입니다.

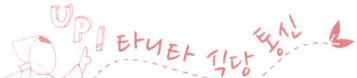

밀가루를 묻혀 기름에 튀겨낸 두부를 일본에서는 '아게다시 두부'라고 합니다. 아게다시 두부는 겉은 쫄깃하고 속은 부드럽고, 기름에 튀겨 고소한 맛이 납니다. 물기를 뺀 단단한 두부에 앞뒤로 밀가루를 얇게 묻힌 다음, 프라이팬에 기름을 두르고 노릇하게 구우면 수제 아게다시 두부가 됩니다.

DAY 05

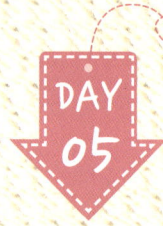

내장지방을 활활 태우는

바질 소스를 얹은 닭고기 구이 정식

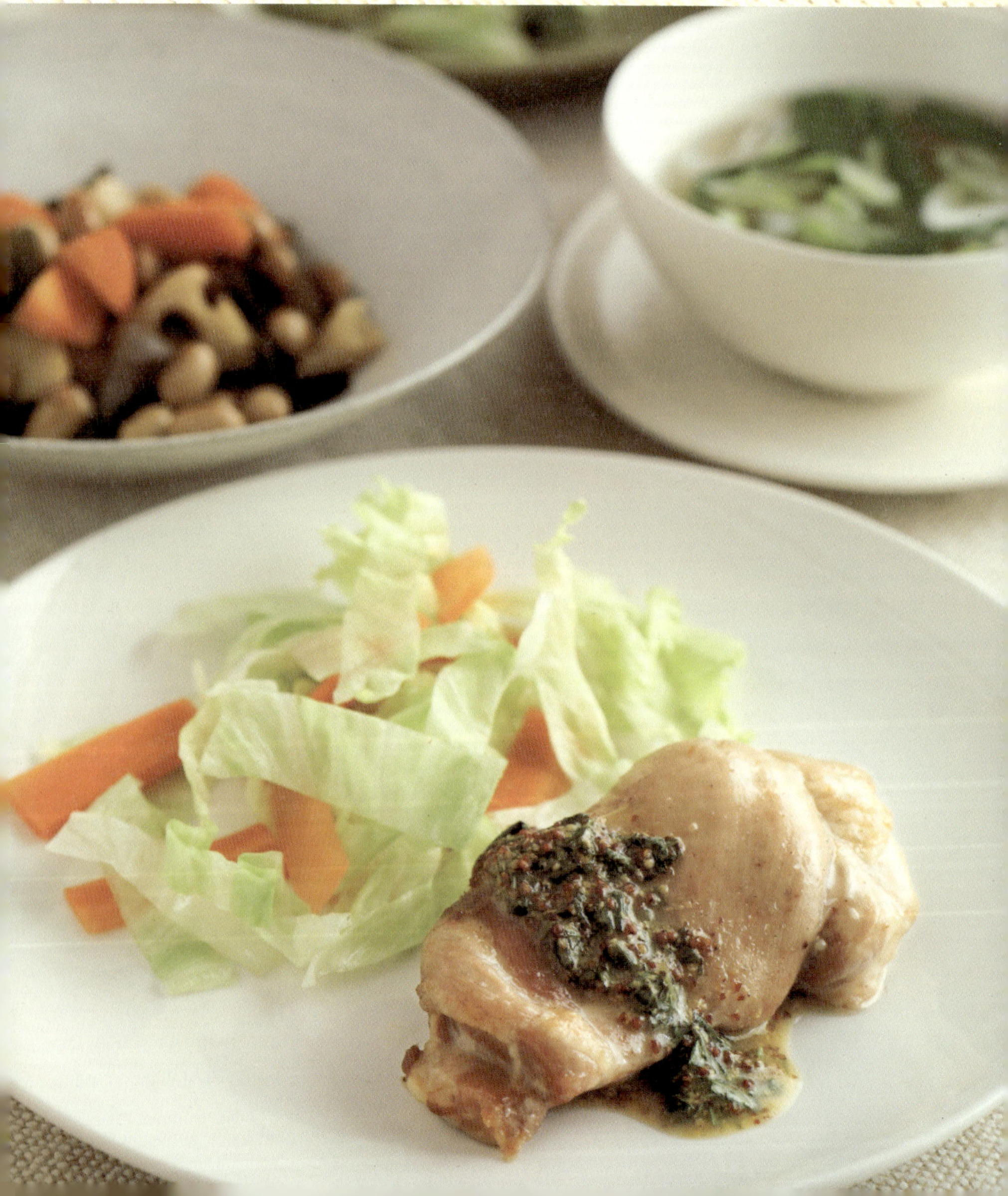

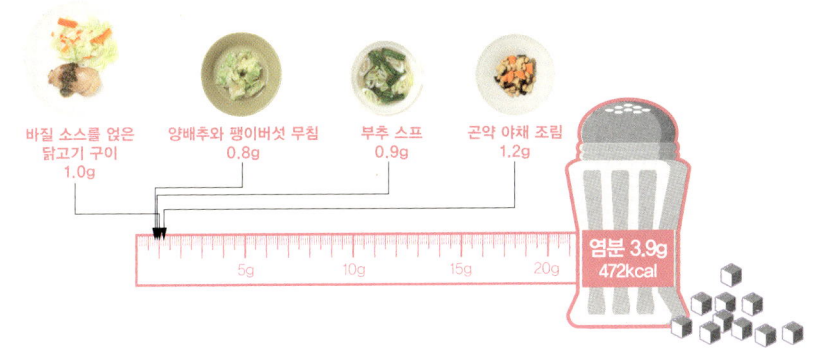

　　　　　요즘 텃밭이나 베란다에서 직접 채소를 재배하는 사람들이 많아졌습니다. 저도 베란다에 미니 텃밭을 만들어 토마토와 상추를 기르는 재미에 푹 빠져있습니다. 그런데 식물을 키우다 보면 거름을 주고 해충이 생기지 않게 관리해야 하는 등 신경 쓸 일이 많아집니다. 한마디로 게으른 사람은 수확의 기쁨을 맛보기 어렵습니다. 하지만 부추라면 게으른 사람도 충분히 기를 수 있습니다. 부추는 한 번 씨를 뿌리면 그 다음 해부터는 뿌리에서 싹이 계속 돋아나 알아서 자랍니다. 따로 돌보지 않아도 싹을 틔운 자리에서 10년 이상 자라고, 봄부터 가을까지 계속 수확할 수 있습니다.

자생력이 강한 부추는 비타민A, 비타민B, 비타민C, 칼륨, 철분 등의 영양소가 풍부해 혈액 순환을 원활하게 합니다.

부추에서 맵고 싸한 냄새가 나는 것은 유화알린이라는 성분 때문입니다. 유화알린은 모세혈관을 확장시켜 몸속 연소 활동을 촉진해 체온을 올립니다. 체온이 1도씩 올라가면 기초대사량이 15퍼센트나 증가해 살이 빠지기 쉬워집니다.

유화알린은 몸속에서 비타민B1과 결합해 알리티아민이라는 성분으로 바뀝니다. 알리티아민은 피로 회복과 정력 증강에 좋습니다. 그래서인지 타니타 남성 직원들은 요리에 들어간 부추를 남기는 법이 없습니다.

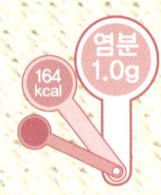

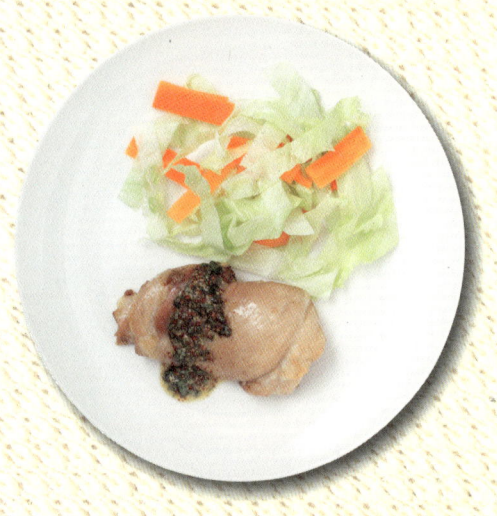

바질 소스를 얹은 닭고기 구이

주재료 닭다리살 100g 2덩어리, 스위트바질 5장, 양상추 2장, 당근 2cm, 소금과 후추 약간
소스 재료 홀그레인 머스터드 2큰술, 올리브유 1작은술, 화이트와인 비네거 4작은술,
       설탕 1/3작은술, 소금과 후추 약간

| 만드는 방법 |

❶ 닭고기에 소금과 후추를 뿌려 재워둔다.
❷ 스위트바질은 잘게 다져서 소스 재료와 잘 섞는다.
❸ 양상추는 대강 썰고, 당근은 직사각형 모양으로 얇게 잘라서 끓는 물에 살짝 데친다.
❹ 예열한 오븐에 종이 호일을 깔고, 닭고기를 8분 정도 굽는다.
❺ 접시에 닭고기를 담고, 양상추와 당근을 곁들인다.
❻ 닭고기 위에 바질 소스를 얹어 마무리한다.

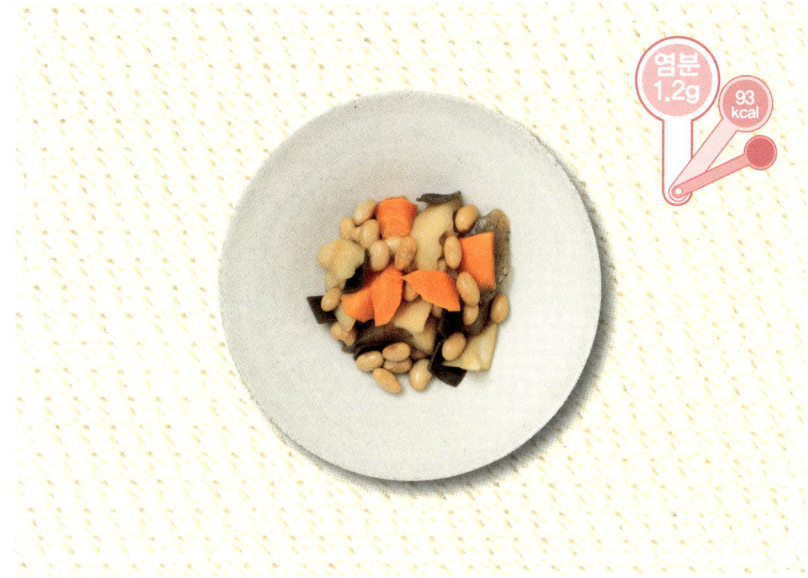

곤약 야채 조림

주재료 곤약 1/3모, 연근 40g, 가쓰오부시 육수 120cc, 삶은 대두 60g, 우엉 1/5개, 당근 3cm, 생 다시마 1g
양념 재료 설탕 2작은술, 간장 2작은술

TIP
곤약은 글루코만난 4퍼센트와 물 96퍼센트로 이루어져 포만감은 크지만 칼로리가 적습니다. 글루코만난은 장을 통과하면서 몸속 노폐물과 숙변, 유해균을 배출시킵니다.

| 만드는 방법 |

1. 당근과 연근, 우엉은 한입 크기로 자른다.
2. 생 다시마는 염장된 것이라면 물에 우려 짠맛을 뺀다.
3. 생 다시마는 먹기 좋은 크기로 자른다.
4. 곤약은 한입 크기로 자른 다음 끓는 물에 살짝 데쳐 떫은맛을 제거한다.
5. 냄비에 가쓰오부시 육수를 넣고 끓이다가 곤약, 당근, 연근, 우엉, 다시마를 넣는다.
6. 육수가 끓으면 삶은 대두와 설탕, 간장을 넣고 약한 불에서 10~15분 정도 더 조린 다음 마무리한다.

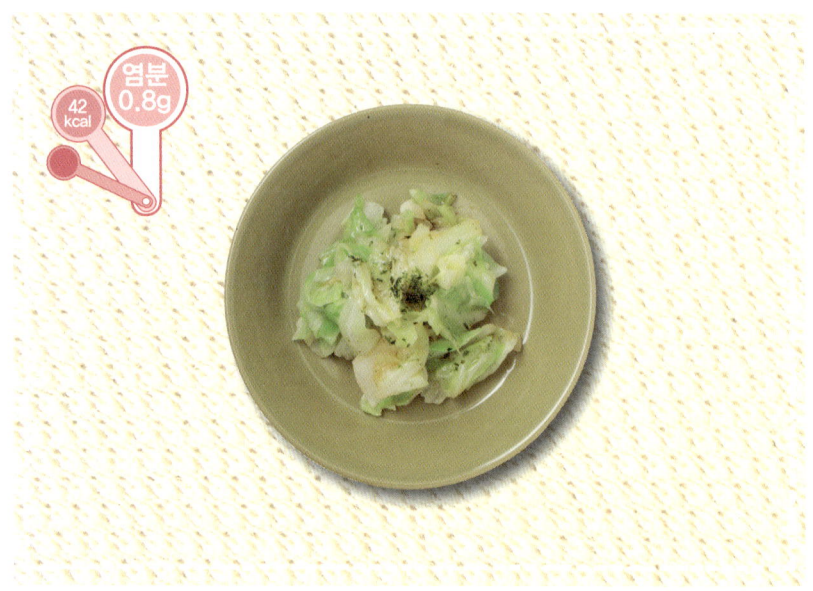

양배추와 팽이버섯 무침

주재료 양배추 2장, 팽이버섯 30g
양념 재료 식초 1/2작은술, 간장 1/3작은술, 맛술 2/3작은술, 올리브유 1작은술, 파래가루 약간

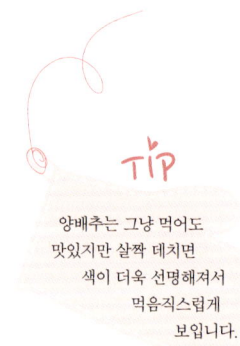

TIP

양배추는 그냥 먹어도
맛있지만 살짝 데치면
색이 더욱 선명해져서
먹음직스럽게
보입니다.

| 만드는 방법 |

❶ 양배추는 대강 자른 다음, 끓는 물에 살짝 데쳐서 물기를 뺀다.
❷ 팽이버섯은 절반으로 자르고 뭉쳐있는 부분을 가닥가닥 뜯은 다음, 끓는 물에 살짝 데친다.
❸ 양배추와 팽이버섯에 양념 재료를 섞어 버무린다.

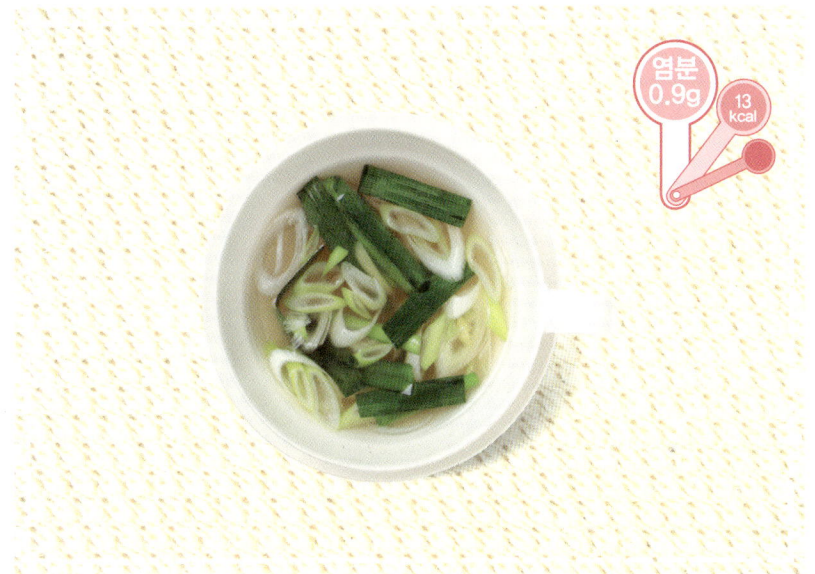

부추 스프

주재료 부추 1/5단, 대파 10cm, 생강 1/2조각, 물 500cc, 치킨스톡 약간, 참기름 1/4작은술, 후추 약간

| 만드는 방법 |

① 대파는 어슷어슷하게 자르고, 생강은 얇게 채썬다.
② 부추는 3센티미터로 길이로 자른다.
③ 냄비에 물과 치킨스톡을 넣고 끓이다가 대파, 생강, 부추를 넣는다.
④ 국물이 한소끔 끓으면 후추와 참기름을 넣어 마무리한다.

TIP 부추는 줄기가 너무 크거나 억세지 않고, 꽃봉오리가 피어 있지 않은 것이 좋습니다.

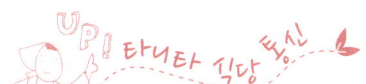

짠맛에 중독된 미각을 돌리는 일이 생각보다 쉽지 않으신가요? 그렇다면 식탁 위에 다양한 맛을 올려보세요. 짠맛을 줄이는 대신 신맛, 매운맛, 단맛을 적절히 사용하는 것입니다. 맛의 대비로 인해 소금의 양을 줄여도 음식이 맛있게 느껴집니다. 식초나 레몬즙으로 신맛을 살리거나 고춧가루, 후추, 겨자 등의 매운맛을 사용하면 싱거운 맛을 보충할 수 있습니다.

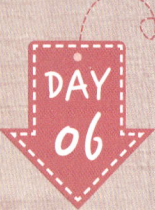

DAY 06

앉았다가 일어날 때 '핑' 돈다면

바삭바삭한 돼지고기 구이 정식

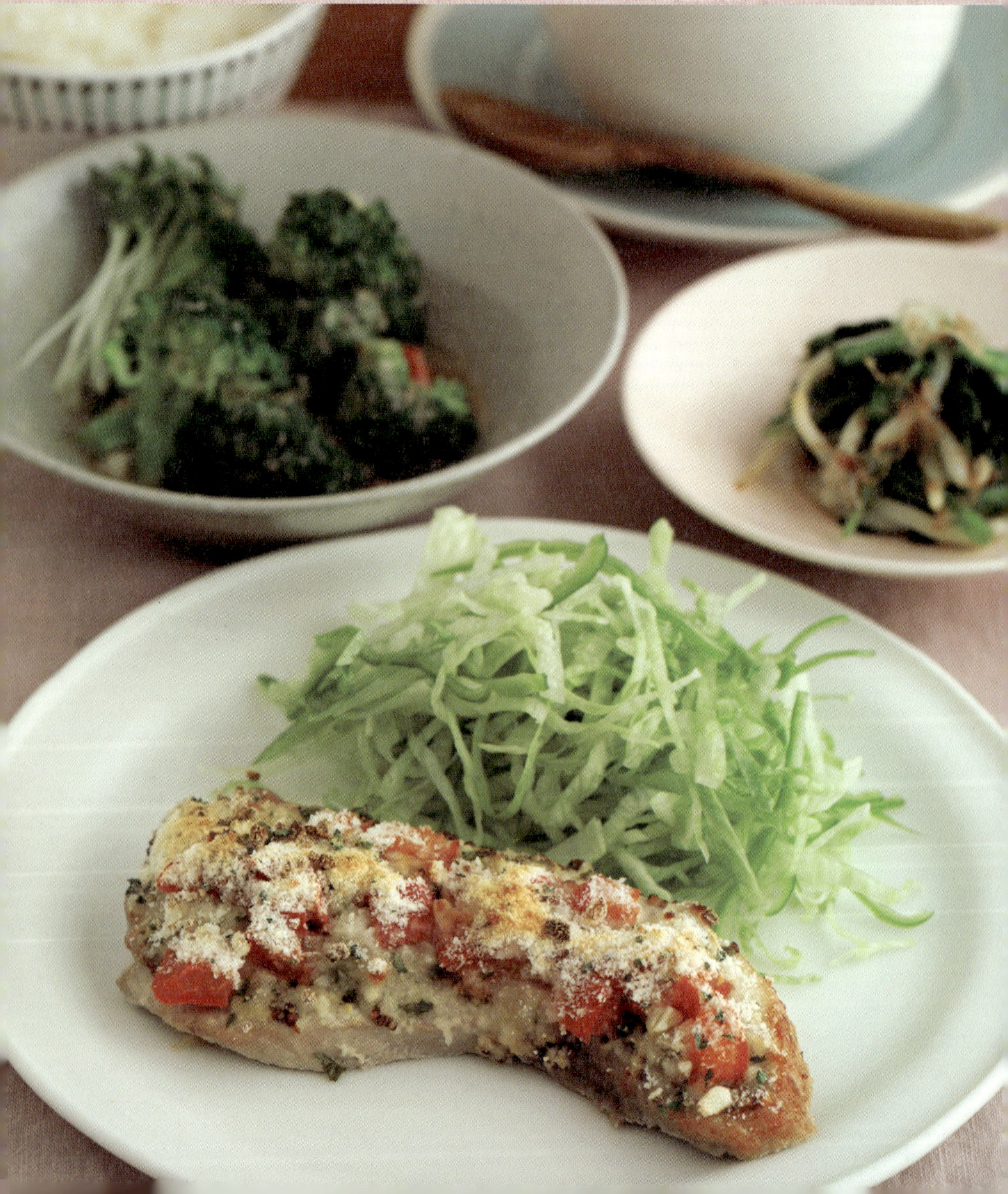

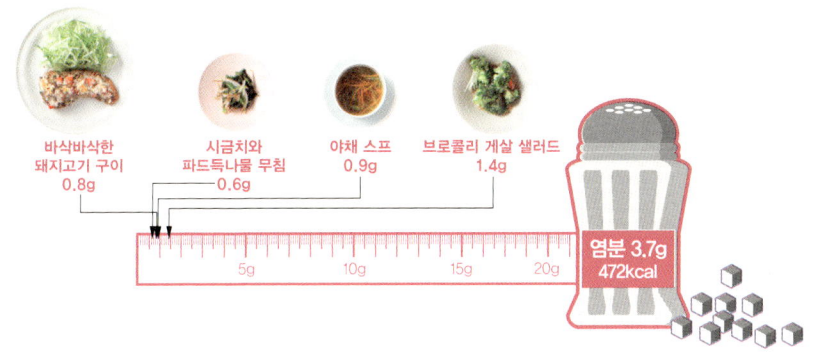

자리에 앉았다가 일어나면 빈혈 때문에 '핑'하고 어지러울 때가 있습니다. 매달 생리를 하는 여성들은 남성보다 빈혈의 위험에 노출되기 쉽습니다. 하지만 대수롭지 않게 여겨 치료하지 않고 만성으로 두는 경우가 많습니다. 빈혈은 식생활만 조금 신경 쓰면 충분히 고칠 수 있습니다. 우리 몸은 혈액 속에서 산소를 운반하는 적혈구나 적혈구에 들어 있는 헤모글로빈이 감소하면 빈혈이 옵니다. 빈혈을 예방하기 위해서는 적혈구와 헤모글로빈의 생성을 돕는 철분을 많이 섭취해야 합니다.

철분은 쇠고기, 닭고기, 생선, 달걀노른자, 굴, 녹황색 채소 등의 식품에 풍부합니다. 그중에서도 시금치는 철분은 물론이고, 식이섬유도 많아 다이어트에 좋은 식품입니다. 특히 시금치에 풍부한 비타민B는 지방의 연소를 도와 에너지를 발생시킵니다. 어릴 때 본 애니메이션 속 뽀빠이는 시금치를 먹으면 가느다란 팔에 근육이 불끈 솟아나고 힘이 세졌는데, 전혀 근거 없는 설정은 아니었네요.

그러나 몸에 좋은 시금치도 지나치게 많이 먹는 건 금물입니다. 시금치에 들어 있는 수산은 몸속의 칼슘과 결합하면 수산칼슘으로 바뀌어 신장과 요도 등에 돌 같은 단단한 물질을 만들기 때문입니다. 그렇다고 겁먹을 필요는 없습니다. 시금치를 하루에 500그램 이상만 먹지 않는다면 이런 무서운 일은 일어나지 않습니다. 우리가 통상 반찬 등으로 먹는 시금치의 양은 100그램을 넘지 않습니다.

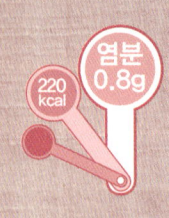
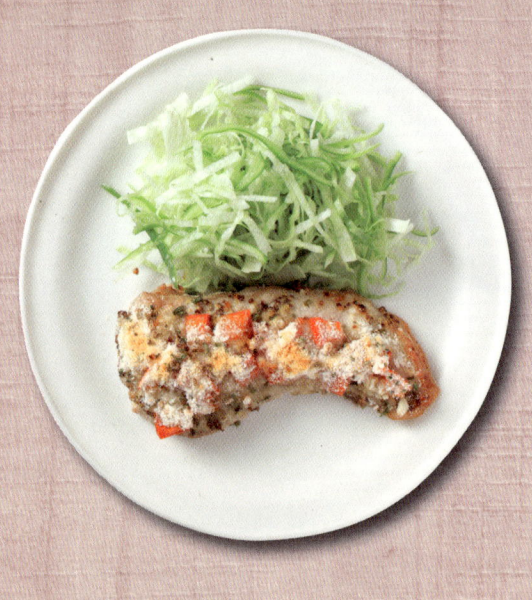

바삭바삭한 돼지고기 구이

주재료 돼지고기 등심 90g 2덩어리, 토마토 1/4개, 양상추 2장, 피망 1개, 소금과 후추 약간, 빵가루 3큰술, 홀그레인 머스터드 소스 1큰술, 파슬리가루 약간, 다진 마늘 약간

| 만드는 방법 |

❶ 돼지고기는 힘줄을 제거하고 소금과 후추를 뿌린다.
❷ 토마토는 씨를 빼고 가로세로 1센티미터 크기로 깍둑썰기 한다.
❸ 양상추와 피망은 얇게 채썬다.
❹ 빵가루와 다진 마늘, 파슬리가루는 함께 섞어둔다.
❺ 돼지고기 위에 홀그레인 머스터드 소스, 토마토, 빵가루를 순서대로 얹는다.
❻ 예열한 오븐에 종이 호일을 깔고, 돼지고기를 5분 정도 굽는다.
❼ 돼지고기를 꺼내 위에 종이 호일을 덮고, 다시 5~8분 정도 더 굽는다.
❽ 접시에 돼지고기를 담고, 양상추와 피망을 곁들여 마무리한다.

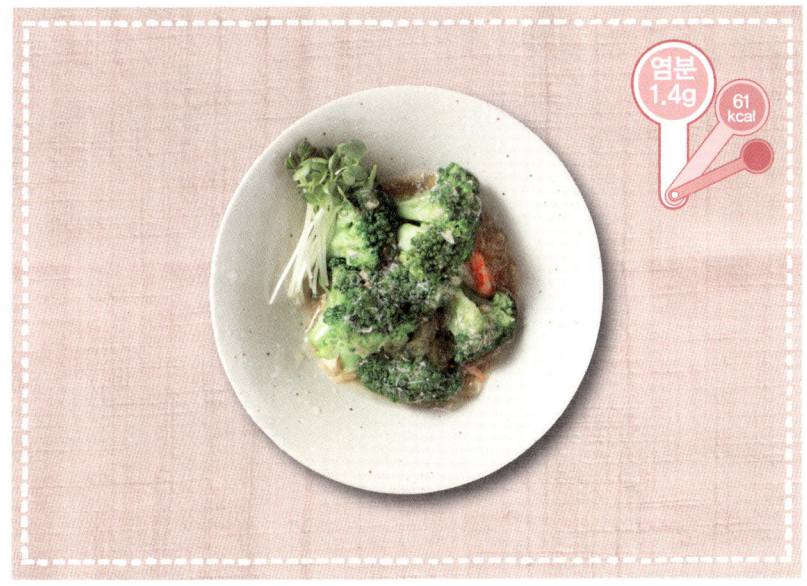

브로콜리 게살 샐러드

주재료 브로콜리 2/3개, 무순 1/5팩, 게살 20g
양념 재료 물 150cc, 치킨스톡 약간, 간장 2/3큰술, 녹말물 적당량,
다진 생강 약간, 후추 약간

TIP
새싹 채소인 무순은 비타민과 식이섬유가 풍부하고 칼로리는 낮아 다이어트에 효과적입니다. 샐러드나 덮밥, 냉채 등의 요리에 무순을 곁들이면 좋습니다.

| 만드는 방법 |

① 브로콜리는 한입 크기로 자른 다음 끓는 물에 살짝 데친다.
② 냄비에 게살과 물, 치킨스톡, 다진 생강, 간장을 넣고 중불에서 끓인다.
③ 양념이 한소끔 끓으면, 후추를 넣고 녹말물을 넣어 걸쭉하게 만든다.
④ 브로콜리에 끓인 양념을 넣고 버무린 다음 무순을 곁들인다.

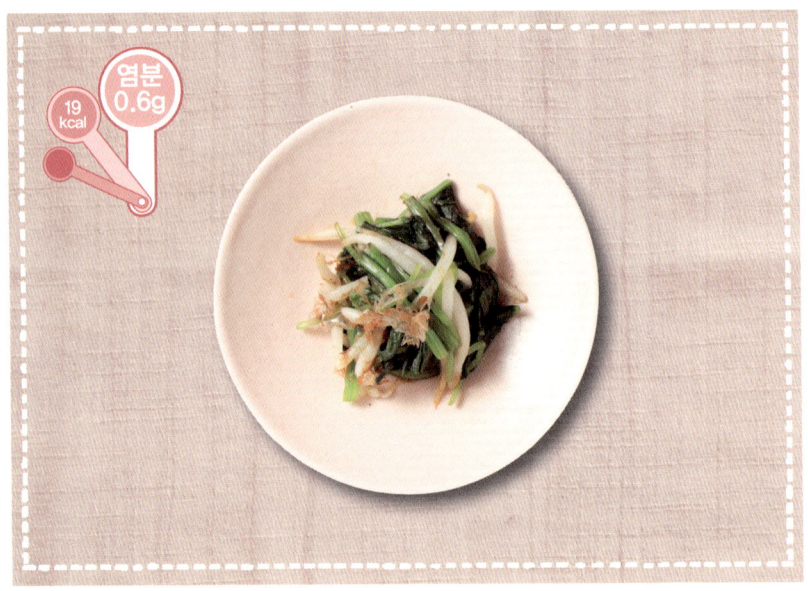

시금치와 파드득나물 무침

주재료 시금치 1/2단, 파드득나물 1줌, 콩나물 1줌
양념 재료 간장 1/2큰술, 가쓰오부시 약간

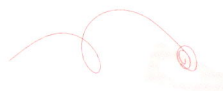

TIP
아삭아삭한 콩나물의 식감을 살리기 위해서는 펄펄 끓는 물에 콩나물을 넣고 강한 불에서 데쳐야 합니다. 콩나물을 데칠 때는 냄비 뚜껑을 열어놔야 비린내가 나지 않습니다.

| 만드는 방법 |

❶ 시금치와 파드득나물은 3센티미터 길이로 잘라서 끓는 물에 살짝 데친 다음, 찬물에 헹궈 물기를 짠다.
❷ 콩나물은 뿌리를 다듬어 깨끗하게 손질하고, 끓는 물에 살짝 데친다.
❸ 시금치와 파드득나물, 콩나물은 간장과 가쓰오부시를 넣고 버무린다.

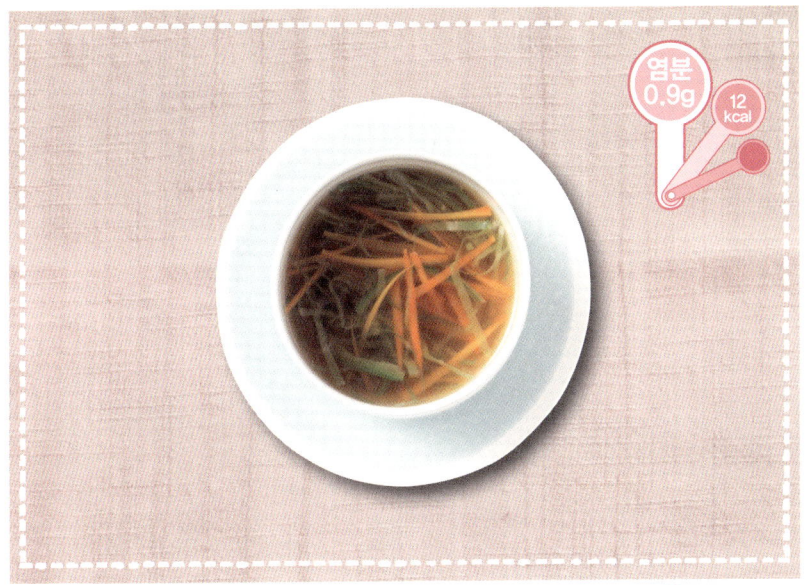

야채 스프

주재료 양배추 1/2장, 당근 2cm, 피망 1/2개
양념 재료 물 300cc, 월계수잎 1장, 치킨스톡 약간, 후추 약간

TIP
알싸하고 향긋한 향이 나는 월계수잎은 생선이나 고기의 냄새를 없애주고 입맛을 돋우는 향신 재료입니다. 월계수잎은 부서지지 않고 바짝 마른 것을 고릅니다.

| 만드는 방법 |

❶ 양배추와 당근, 피망은 얇게 채썬다.
❷ 냄비에 물과 치킨스톡을 넣고 끓인 다음 야채와 월계수잎을 넣는다.
❸ 국물이 한소끔 끓으면 불을 약하게 하고 거품을 걷어 낸다.
❹ 월계수잎을 건져내고 후추를 넣는다.

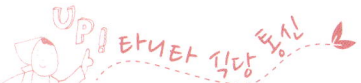

시금치는 너무 오래 데치면 영양소가 파괴되기 때문에 끓는 물에 20초 정도만 데치는 것이 좋습니다. 깨끗하게 손질한 시금치는 그릇에 잎과 줄기를 번갈아 쌓은 다음, 랩으로 싸서 전자레인지에 살짝 돌려 익히면 영양소의 손실을 줄일 수 있습니다. 전자레인지에 익히면 시금치에서 약간 아린 맛이 나는데, 찬물로 헹구면 아린 맛이 사라집니다.

바다의 기운과 칼슘을 듬뿍 담은
버섯 소스를 얹은 대구 구이 정식

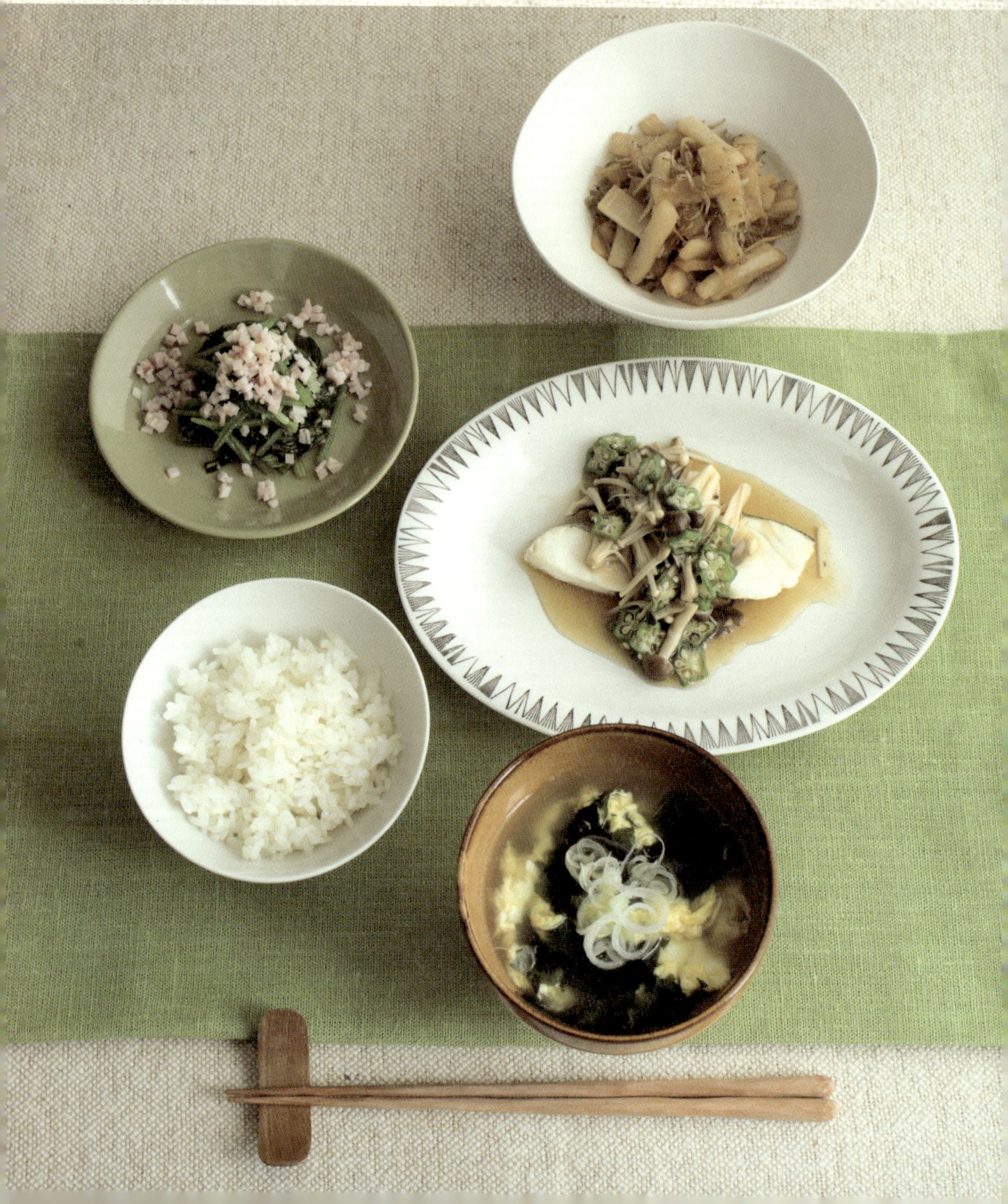

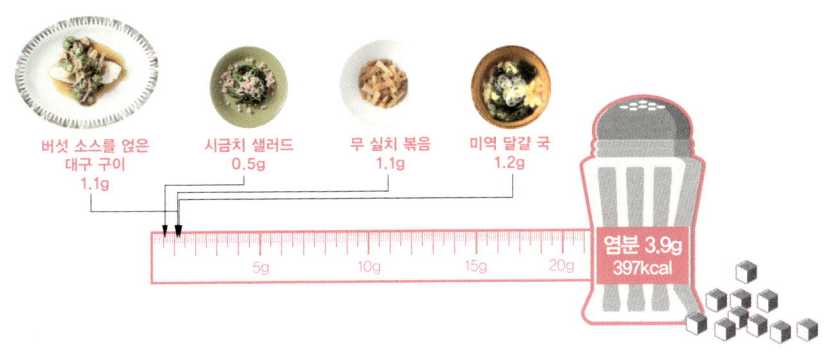

　　　　　　바다 속에 존재하는 수많은 생명체 중에서 크기는 아주 작지만, 함유하고 있는 영양은 결코 작지 않은 식품 이야기를 하려고 합니다. 우리의 밥상과 도시락에서 빠지지 않는 실치입니다. 실치는 밑반찬으로 한 번 만들어두면 상할 걱정 없이 오래두고 먹을 수 있습니다.

간혹 멸치와 실치를 혼동하는 사람들도 많은데요. 실치는 베도라치라는 생선의 새끼로 멸치와는 다른 어종입니다. 혹시 갓 잡은 실치를 본적 있으신가요? 갓 잡은 실치의 투명한 몸은 내장까지 훤히 보입니다. 실처럼 가는 몸속에 커다란 바다를 품고 있는 것 같아 신기하기도 합니다. 실치는 멸치보다 비린 맛이 덜하고 꼭꼭 씹을수록 고소합니다.

실치는 칼슘과 인을 풍부하게 함유하고 있습니다. 특히 우유보다 칼슘이 많아 성장기 어린이의 발육과 여성의 골다공증 예방에 좋습니다.

실치는 성격이 급해 물 위로 올라오면 금세 죽어 버립니다. 그래서 우리의 상 위에는 바짝 건조된 상태의 실치만 올라옵니다. 실치를 햇볕에 말리면 비타민D가 생성됩니다. 비타민D는 칼슘과 인의 흡수를 도와 뼈를 튼튼하게 해줍니다.

건조된 실치는 짭조름하기 때문에 요리할 때 간장이나 고추장 등의 양념을 조금만 넣도록 합니다.

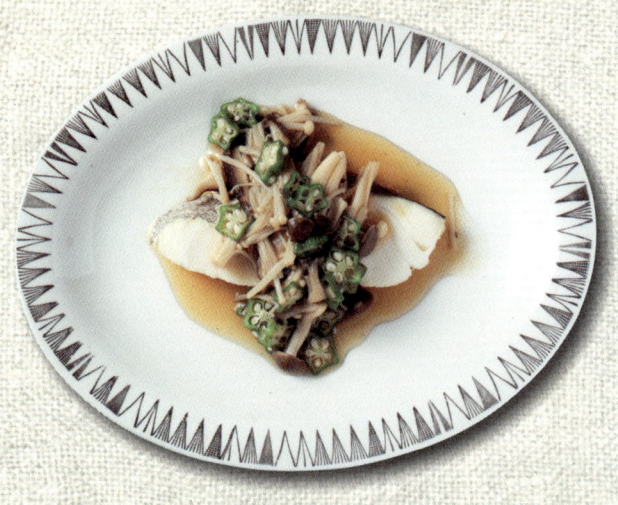

버섯 소스를 얹은 대구 구이

주재료 대구 100g 2덩어리, 말린 표고버섯 2개, 팽이버섯 1/2팩, 느타리버섯 1/5팩, 오크라 2개, 다시마 육수 40cc
소스 재료 간장 1/2큰술, 맛술 2/3작은술, 녹말물 적당량, 소금 약간

| 만드는 방법 |

① 말린 표고버섯은 물에 담가 불린 다음 얇게 채썬다.
② 팽이버섯은 가닥가닥 떼어서 절반으로 자른다. 느타리버섯도 한 가닥씩 떼어둔다.
③ 오크라는 끓는 물에 살짝 데친 다음 작게 자른다.
④ 예열한 오븐에 종이 호일을 깔고, 대구를 10∼15분 정도 굽는다.
⑤ 냄비에 다시마 육수를 넣고 끓이다가 손질한 버섯들과 간장, 맛술, 소금을 넣는다.
⑥ 버섯 소스가 한소끔 끓으면 녹말물을 넣고 걸쭉해질 때까지 끓인다.
⑦ 접시에 대구를 담고, 그 위에 버섯 소스를 얹는다.

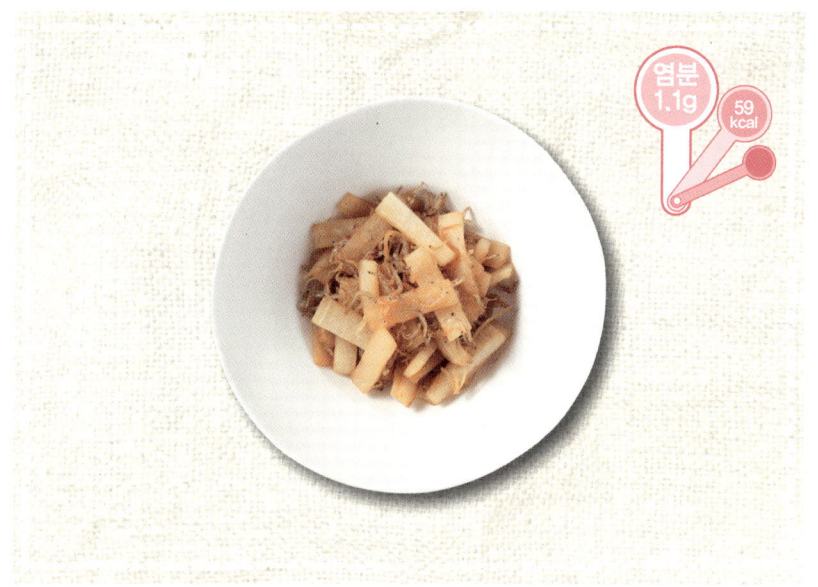

무 실치 볶음

주재료 실치 20g, 무 5cm, 생강 1/2조각, 식용유 1작은술
양념 재료 간장 1작은술, 맛술 2/3작은술

무는 조림 요리를
할 때처럼 푹 익히지
말고 아삭아삭한 식감이
남도록 살짝 볶아주세요.

| 만드는 방법 |

❶ 무는 5센티미터 길이로 굵게 자른다.
❷ 생강은 얇게 채썬다.
❸ 팬에 식용유를 두르지 않고 실치를 볶아 비린내를 제거한다.
❹ 가열된 팬에 식용유를 두르고 실치, 생강, 무를 순서대로 넣고 볶다가 간장과 맛술로 간을 하고 좀 더 볶는다.

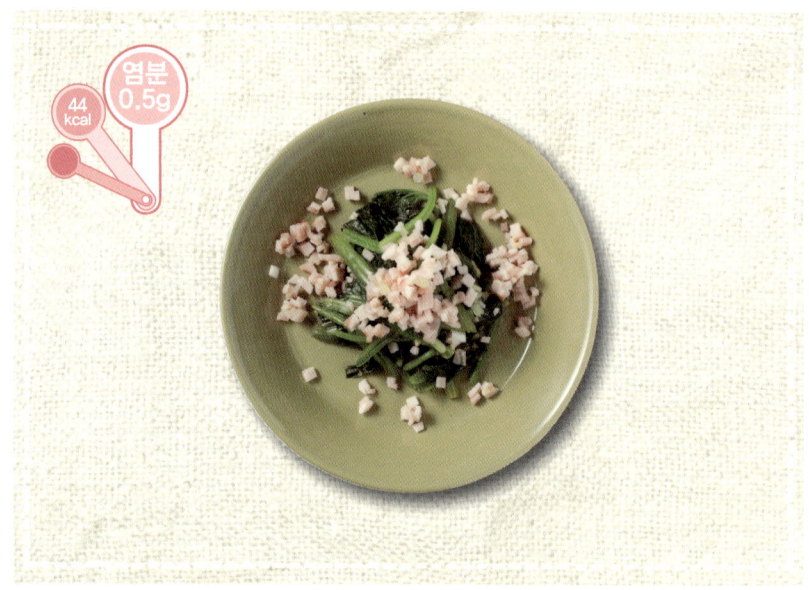

시금치 샐러드

주재료 시금치 1/2단, 로스햄* 20g, 대파 5cm
양념 재료 식초 1/2큰술, 간장 2/3작은술,
　　　　　　설탕 2/3작은술, 참기름 1/2작은술

햄이나 소시지 같은 육가공식품에는 아질산나트륨이라는 식품첨가물이 들어갑니다. 아질산나트륨은 과다 섭취하면 사망에 이를 수도 있는 위험 물질입니다. 요리하기 전에 끓는 물에 햄이나 소시지를 한 번 데치면 아질산나트륨을 줄일 수 있습니다.

| 만드는 방법 |
❶ 시금치는 대강 잘라서 끓는 물에 살짝 데친 다음, 찬물에 헹구고 물기를 짠다.
❷ 대파는 잘게 다진다.
❸ 로스햄은 끓는 물에 살짝 데쳐 기름기를 빼고 잘게 다진다.
❹ 시금치와 양념 재료를 버무린 뒤, 그릇에 담고 그 위에 다진 햄과 파를 뿌린다.

* 로스햄은 돼지고기 등심(loin) 등 기름기가 적은 부위를 소금에 절였다가 훈연해 만든 햄으로, 일반 햄보다 지방 함량이 적습니다.

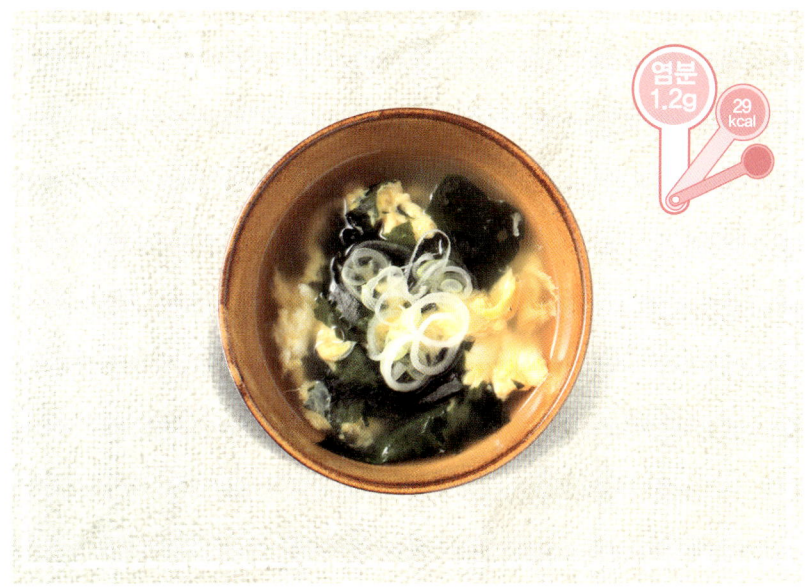

미역 달걀 국

주재료 말린 미역 2g, 대파 5cm, 달걀 1/2개, 가쓰오부시 육수 300cc, 소금 약간

| 만드는 방법 |

❶ 말린 미역은 물에 담가 불린 다음 물기를 짜고, 한입 크기로 자른다.
❷ 대파는 송송 썰고, 달걀은 잘 풀어둔다.
❸ 냄비에 가쓰오부시 육수를 넣고 끓이다가 미역을 넣는다.
❹ 국물이 한소끔 끓으면, 달걀물을 붓고 바로 불을 끈다.
❺ 소금으로 간을 맞추고 그릇에 담아 대파를 얹는다.

TIP
미역은 찬물에 불리는 것이 좋습니다. 따뜻한 물에 불리면 미역의 맛이 달아나고 쉽게 풀어져 버리기 때문입니다.

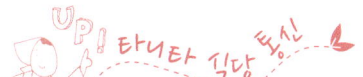

요리하고 남은 실치로 아이들이 좋아하는 주먹밥을 만들 수 있습니다. 실치 50그램, 식용유 1큰술, 간장 1/2큰술, 설탕 1큰술, 다진 마늘과 깨소금을 약간 준비해 주세요. 팬에 식용유를 두른 다음, 실치를 넣고 볶다가 간장, 설탕, 다진 마늘을 넣고 조립니다. 양념한 실치와 밥을 잘 섞어 먹기 좋은 크기로 빚은 다음, 깨소금을 살살 뿌려주면 실치 주먹밥이 완성됩니다.

발암 물질 생성을 막아주는
두부 튀김 정식

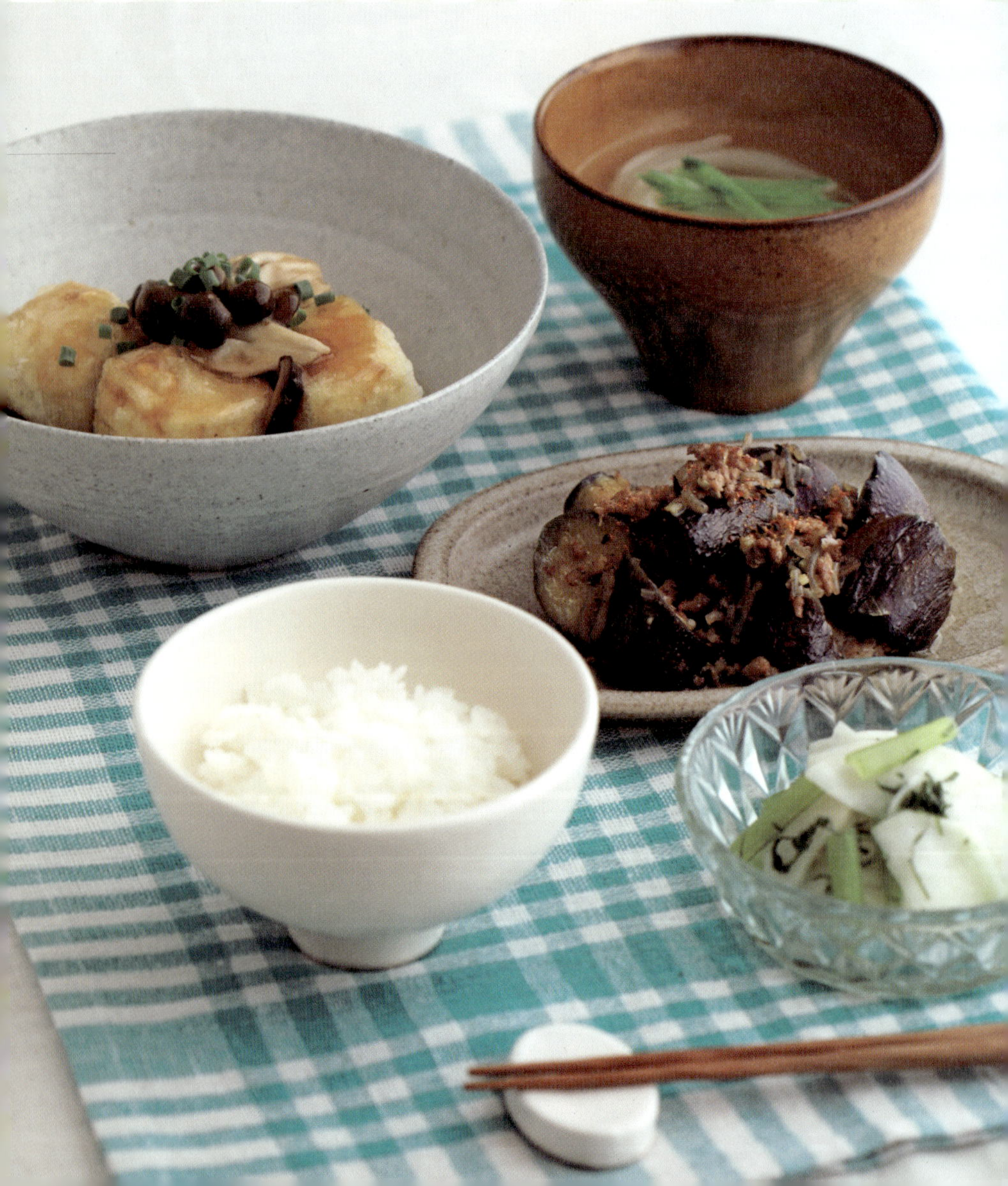

DAY 08

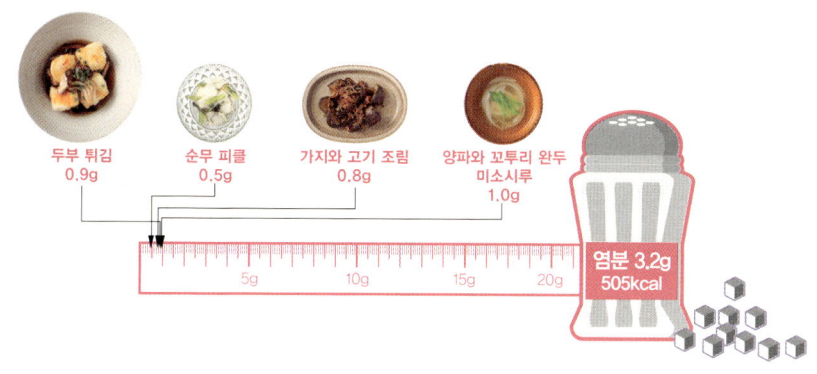

　　　　　　타니타 식단은 염분과 칼로리뿐만 아니라 요리의 색감도 꼼꼼히 챙깁니다. 색감이 음식을 맛있게 또는 맛없어 보이게 만들 수도 있기 때문이지요. 하지만 색감을 챙기는 진짜 이유는 따로 있습니다.

식품의 색을 내는 천연 색소에는 각기 다른 영양소가 들어 있습니다. 빨간색 식품에는 피를 맑게 하는 라이코펜이, 노란색 식품에는 면역력을 높여주는 베타카로틴이, 초록색 식품에는 세포를 재생하는 엽록소가 풍부합니다. 그래서 다양한 영양소를 골고루 섭취하기 위해 식품의 색깔까지 고려하는 것입니다.

평소 초록색, 빨간색, 노란색 식품은 자주 접하지만, 보라색 식품은 접할 일이 많지 않습니다. 그래서 오늘은 보라색 식품 이야기를 해보려고 합니다.

보라색 식품에는 가지, 포도, 블루베리, 자색 고구마 등이 있습니다. 검보랏빛은 안토시아닌이라는 천연 수용성 색소입니다. 안토시아닌은 세포의 재생을 촉진해 암세포의 생성과 증식을 억제합니다. 또 혈관에 침전물이 생기는 것을 막아 심장병과 뇌졸중 예방에도 좋습니다.

가지는 발암 물질을 억제하는 폴리페놀이 브로콜리나 시금치보다 두 배 이상 많습니다. 게다가 90퍼센트가 수분이기 때문에 배부르게 먹어도 살 찔 걱정이 없습니다.

오늘은 식탁 위의 '보랏빛 건강 지킴이' 가지로 맛있는 요리를 만들어 보겠습니다.

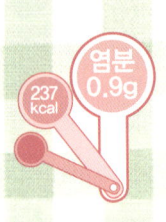

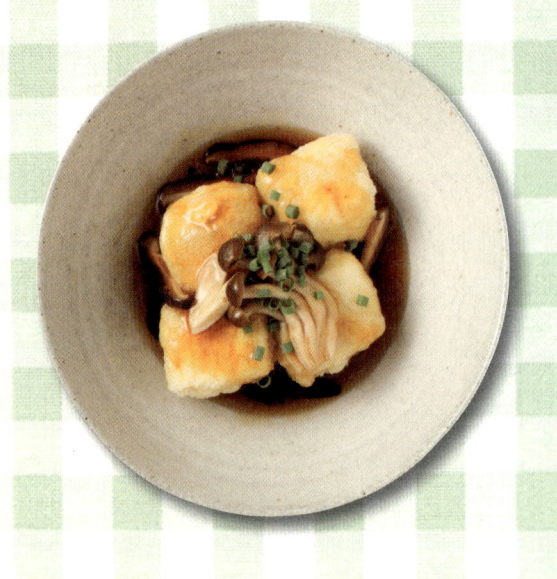

두부 튀김

주재료 단단한 두부 1모, 느타리버섯 1/5팩, 말린 표고버섯 2개, 쪽파 2뿌리, 무 2cm, 다진 생강 1/2작은술, 녹말가루 2큰술, 식용유 적당량
양념 재료 가쓰오부시 육수 100cc, 간장 1큰술, 맛술 1/2큰술, 청주 1작은술

| 만드는 방법 |

❶ 두부는 물기를 제거한 다음 여덟 등분하고 앞뒤로 녹말가루를 묻힌다.
❷ 느타리버섯은 한 가닥씩 떼어두고, 말린 표고버섯은 물에 불린 다음 물기를 짜고 채썬다.
❸ 쪽파는 작게 송송 썰고, 무는 강판에 갈아둔다.
❹ 170~180도씨(반죽을 기름에 한 두 방울 떨어뜨렸을 때 2~3초간 가라앉았다 떠오를 때의 온도)의 기름에 두부를 튀긴다. 두부가 연한 갈색이 되면 건져낸다.
❺ 냄비에 양념 재료와 손질한 버섯을 넣고 한소끔 끓이다가, 갈은 무와 다진 생강을 넣고 조금 더 끓인다.
❻ 그릇에 두부를 담고, 양념을 뿌린 다음 쪽파를 얹어 마무리한다.

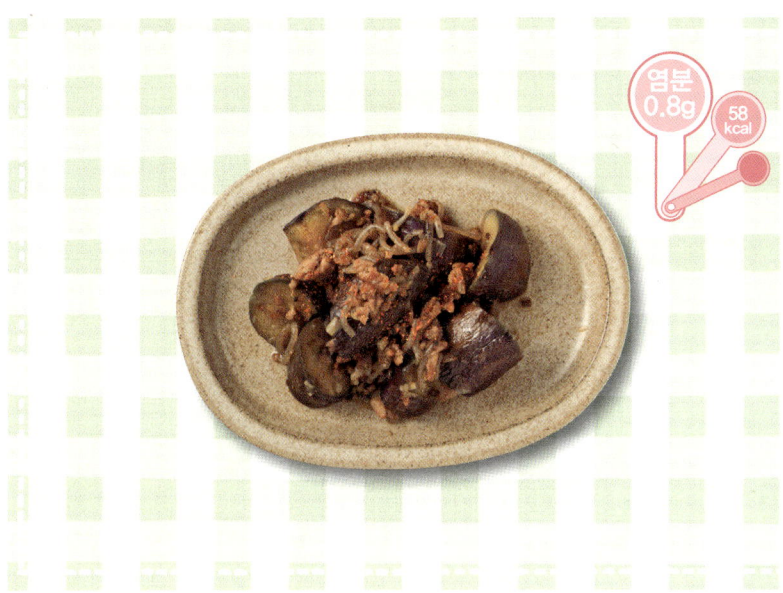

가지와 고기 조림

주재료 가지 1개, 갈은 돼지고기 20g, 대파 5cm, 생강 1/2조각,
실곤약 1/4팩, 식용유 1/2작은술
양념 재료 간장 1/2큰술, 설탕 2/3작은술, 청주 1작은술,
멸치 다시마 육수 100cc, 시치미토가라시* 적당량

가지는
짙은 보라색을
띠고 표면에
상처가 없으며
윤기가 나는 것이
좋습니다. 손으로 들어봤을 때,
가벼운 것은 속이 비었을 수도
있으니 되도록이면
피하세요.

| 만드는 방법 |

❶ 가지는 한입 크기로 자른다.
❷ 대파는 얇게 채썰고, 생강은 잘게 다진다.
❸ 실곤약은 썰어서 끓는 물에 데친 다음, 물기를 뺀다.
❹ 냄비에 식용유를 두르고 생강과 대파, 갈은 돼지고기를 넣고 강한 불에서 볶는다.
❺ 돼지고기가 어느 정도 익으면 실곤약과 가지를 넣고 볶다가, 양념 재료를 넣어 조린다.
❻ 완성된 조림을 그릇에 담고 시치미토가라시를 뿌려 마무리한다.

* 시치미토가라시는 고춧가루, 후춧가루, 참깨, 산초, 차조기잎, 김, 생강 등의 재료를 넣은 향신료입니다. 시치미토가라시가 없을 때는 곱게 간 고춧가루를 사용해도 좋습니다.

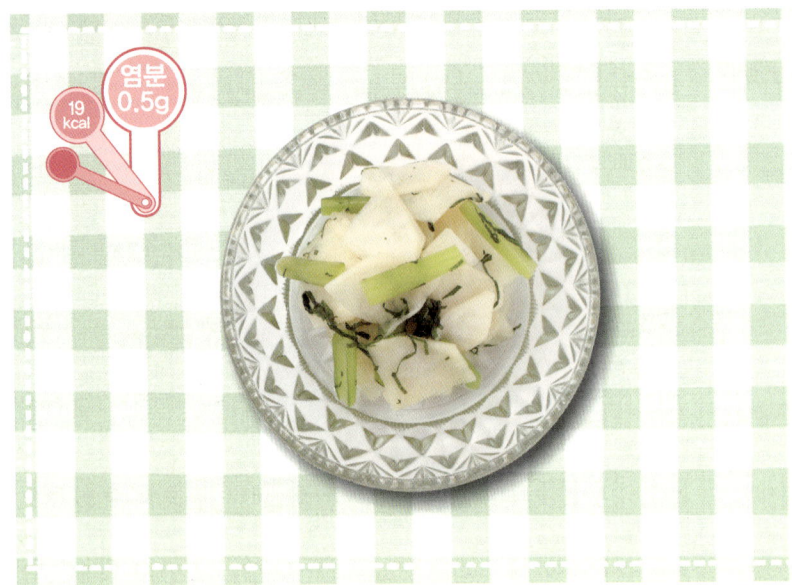

순무 피클

주재료 순무 100g, 깻잎 2장, 소금 약간
양념 재료 설탕 1작은술, 식초 2작은술, 소금 약간

TIP 남은 순무는 잎을 자르고 신문지로 싼 다음 무청이 있던 부분을 아래로 해서 냉장 보관하세요.

| 만드는 방법 |

① 순무는 얇게 부채 모양으로 자른 다음, 소금을 뿌려 절여둔다.
② 순무 줄기는 3센티미터 길이로 잘라 끓는 물에 살짝 데친다.
③ 깻잎은 얇게 채썬다.
④ 손질한 순무와 순무 줄기, 깻잎을 양념 재료와 버무린다.

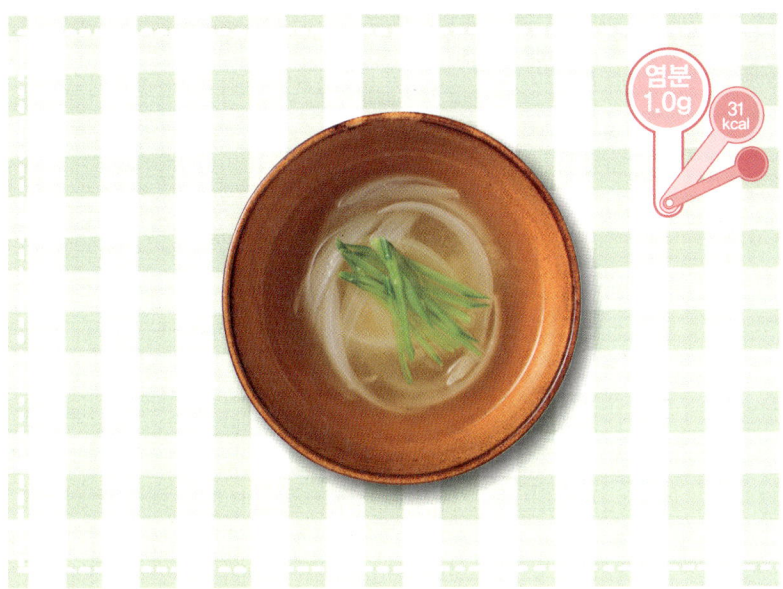

양파와 꼬투리 완두 미소시루

주재료 양파 1/4개, 꼬투리 완두 2개, 멸치 다시마 육수 300cc, 미소된장 2작은술

| 만드는 방법 |

① 양파는 얇게 채썰고, 꼬투리 완두는 어슷어슷하게 썰어둔다.
② 냄비에 멸치 다시마 육수와 양파를 넣고 한소끔 끓인 다음, 꼬투리 완두를 넣는다.
③ 국물이 끓으면 미소된장을 풀어 넣은 다음 그릇에 옮겨 담는다.

TIP
꼬투리 완두는 비타민C와 식이섬유가 풍부합니다. 꼬투리 완두에 함유된 비타민C는 열을 가하면 파괴되기 때문에 되도록 요리 마지막에 넣어주세요.

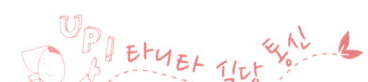

다이어트 상식 하나 알아볼까요. 체지방이 30퍼센트라는 것은 어떤 의미일까요? 몸의 30퍼센트가 지방이라는 뜻입니다. 단, 혈중 지방이나 내장 지방 등도 포함되기 때문에 단순히 우리 몸에 기름기가 30퍼센트 달라붙어 있다는 식으로 생각하면 안 됩니다. 이 정도 수치라면 남성은 비만, 여성은 경도비만 초기라고 할 수 있습니다.

DAY 09

기미와 주근깨 걱정을 없애는
삼치 구이와 시금치 무침 정식

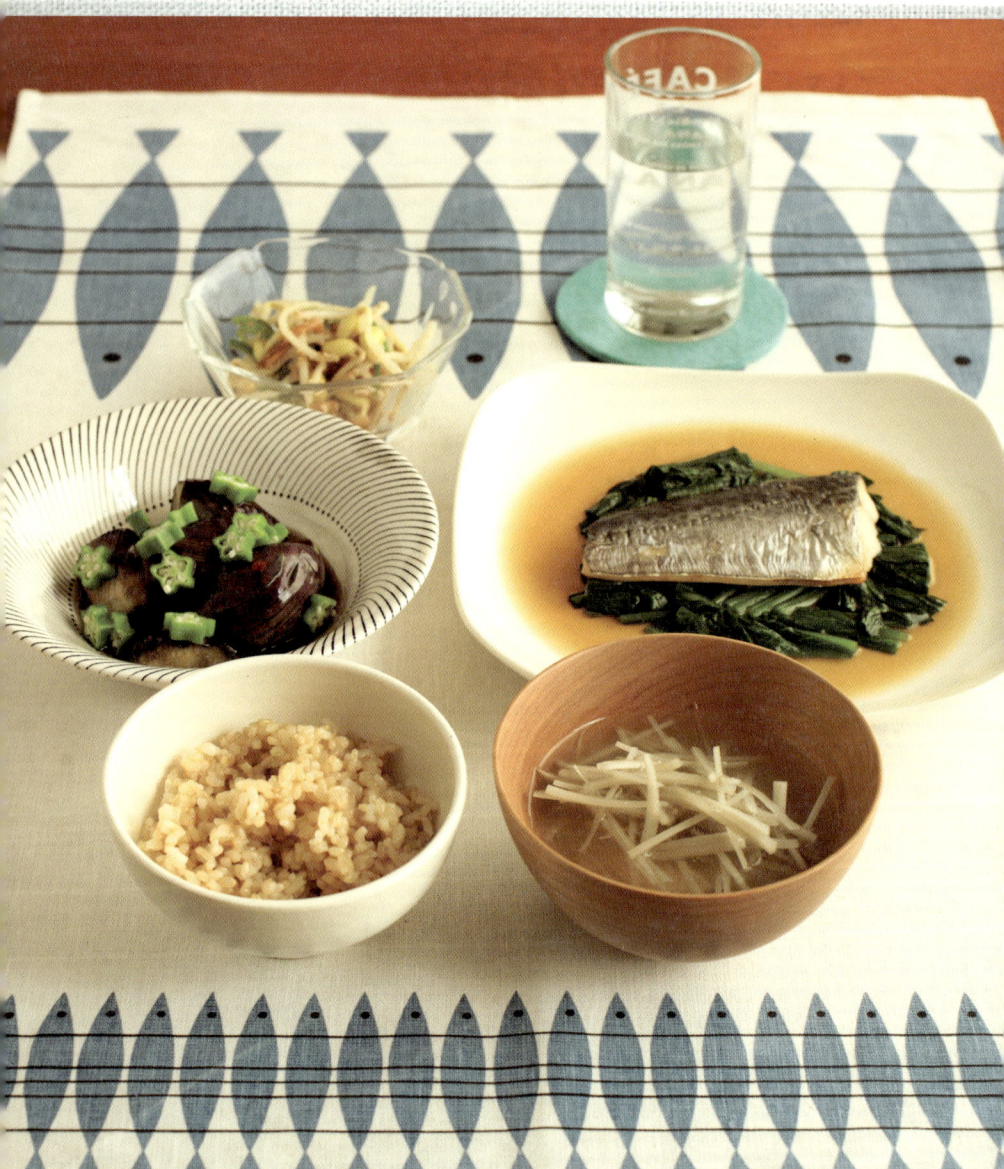

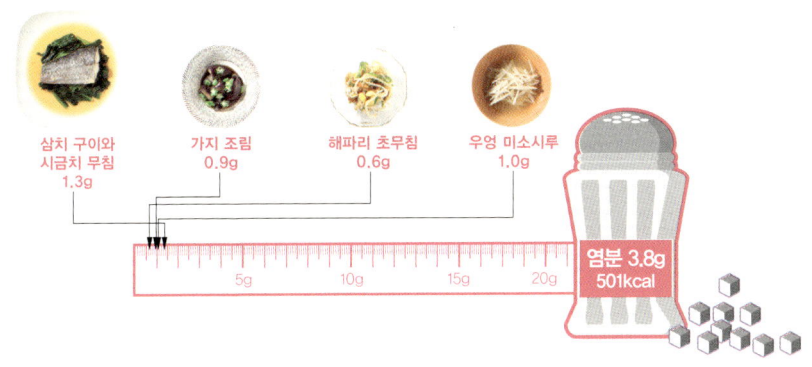

애니메이션 〈짱구는 못말려〉에는 식탁 앞에 앉아서 피망을 먹이려는 짱구엄마와 먹지 않으려는 짱구가 벌이는 실랑이가 종종 등장합니다. 아이가 있는 집이라면 충분히 있을법한 이야기이지요.

피망과 파프리카는 맵지 않은 단고추의 일종입니다. 파프리카를 영어로 'sweet pepper' 또는 'bell pepper'라고 합니다. 일본에서는 프랑스어 표기 'piment'를 소리 나는 대로 적은 것이 그대로 굳어져 '피망'으로 부르고 있습니다.

피망은 비타민C, 베타카로틴, 칼슘, 철분 등의 영양소가 풍부합니다. 베타카로틴은 면역력을 높여주고, 칼슘과 철분은 뼈를 튼튼하게 합니다. 피망은 성장기 아이들에게 더 없이 좋은 식품이지요. 그래서일까요? 짱구엄마는 키가 작은 짱구에게 피망을 먹이려고 그렇게 애썼나 봅니다.

'보석 채소'라 불리는 피망은 칼로리가 거의 없고, 식이섬유도 풍부합니다. 또 비타민C가 레몬보다 두 배, 토마토보다 다섯 배 정도 많습니다. 피부 아래층에는 해로운 자외선이 몸속으로 스며드는 것을 차단하는 '멜라닌'이라는 흑갈색 색소가 있습니다. 멜라닌은 자외선으로부터 피부를 보호하는 고마운 색소지만, 자외선을 너무 많이 쬐면 피부가 멜라닌을 과다 분비해 기미와 주근깨가 생깁니다. 피망에 풍부한 비타민C는 멜라닌 생성을 억제해 맑고 잡티 없는 피부를 만들어 줍니다.

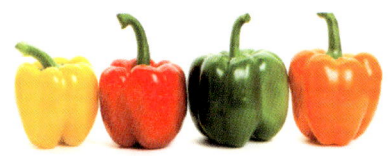

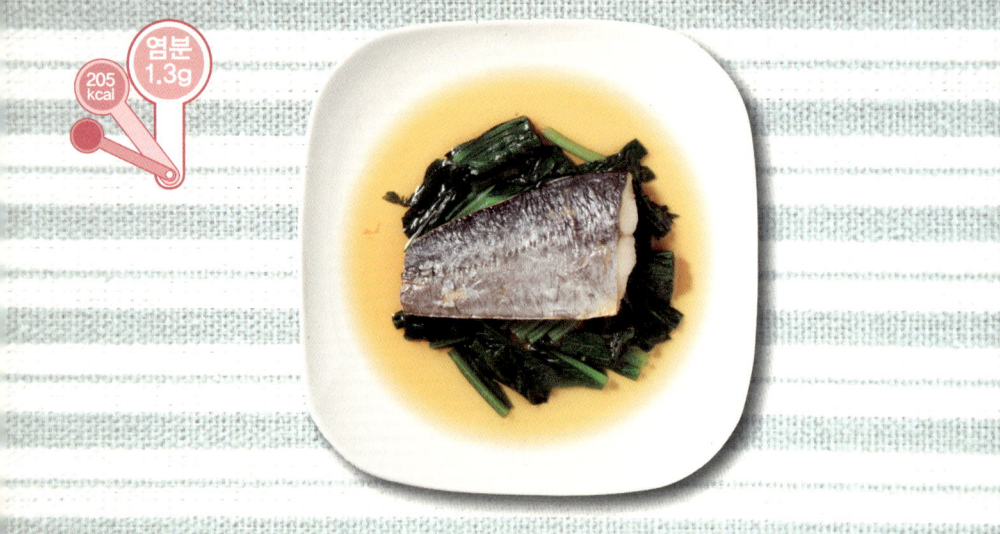

삼치 구이와 시금치 무침

주재료 삼치 100g 2조각, 시금치 2줌, 소금 약간
양념 재료 멸치 다시마 육수 100cc, 간장 2작은술, 맛술 2작은술, 청주 1작은술, 산초가루 약간

| 만드는 방법 |

❶ 삼치는 소금을 뿌려 재워둔다.
❷ 시금치는 3센티미터 길이로 잘라서 살짝 데친 다음, 찬물에 헹궈 물기를 짠다.
❸ 예열한 오븐에 종이 호일을 깔고, 삼치를 10분 정도 굽는다.
❹ 냄비에 양념 재료를 넣고 조린다.
❺ 접시에 시금치를 깔고 삼치를 얹은 다음 양념을 뿌린다.

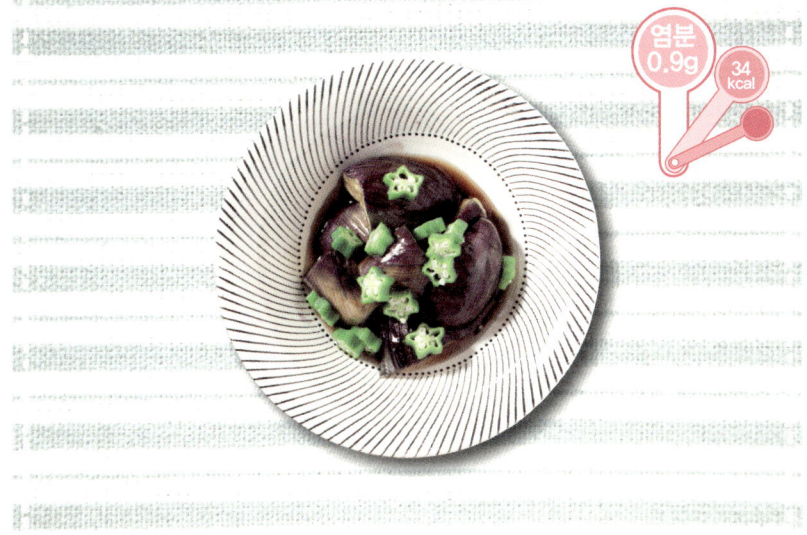

가지 조림

주재료 가지 2개, 오크라 4개, 멸치 다시마 육수 150cc, 녹말물 적당량
양념 재료 간장 1/2큰술, 청주 1작은술, 맛술 1작은술, 소금 약간

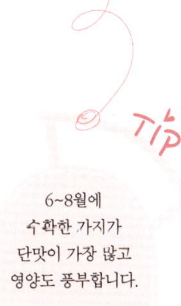

TIP

6~8월에
수확한 가지가
단맛이 가장 많고
영양도 풍부합니다.

| 만드는 방법 |

❶ 가지는 길게 절반으로 자른 다음, 껍질에 얇게 칼집을 내 삼등분한다.
❷ 가지는 물에 씻어 떫은맛을 제거한다.
❸ 오크라는 끓는 물에 살짝 데친 다음 작게 자른다.
❹ 냄비에 멸치 다시마 육수와 양념 재료를 넣고 끓이다가, 가지를 넣고 냄비 뚜껑을 닫는다.
❺ 가지가 부드러워질 때까지 중불에서 조리다가 녹말물을 넣어 국물을 걸쭉하게 만든다.
❻ 그릇에 가지를 담고, 오크라를 뿌려 마무리한다.

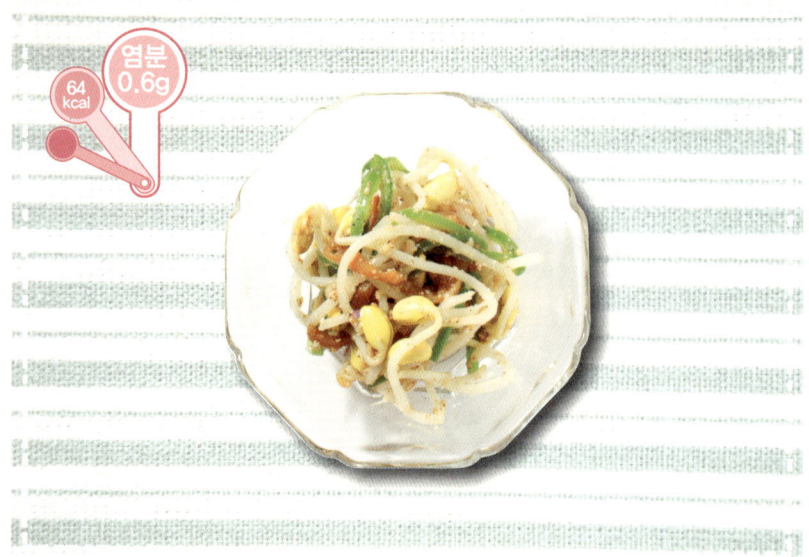

해파리 초무침

주재료 염장 해파리 30g, 피망 2/3개, 콩나물 1/4팩
양념 재료 참깨 4작은술, 식초 1/2큰술, 설탕 1작은술, 간장 1/2작은술, 소금 약간

TIP

오돌오돌 씹는 맛이 일품인 해파리는 칼로리(100그램당 6칼로리)가 무척 낮아 다이어트에 아주 좋은 식품입니다. 해파리에 함유된 콘드로이틴이라는 성분은 피부와 혈관 등 신체 조직의 수분을 유지시켜 노화를 방지합니다.

| 만드는 방법 |

① 염장 해파리는 물에 담그고, 물을 두세 번 갈아주면서 소금기를 확실하게 뺀다.
② 해파리는 끓는 물에 살짝 데친 다음, 찬물에 헹구고 물기를 꼭 짠다.
③ 피망은 얇게 채썰고, 콩나물은 끓는 물에 살짝 데친다.
④ 해파리와 피망, 콩나물에 양념 재료를 넣고 버무린다.

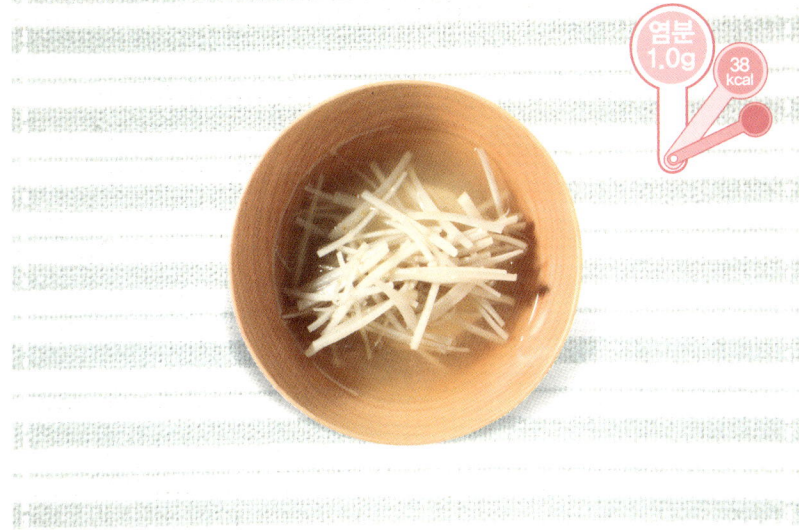

우엉 미소시루

주재료 우엉 1/4개, 대파 5cm, 멸치 다시마 육수 300cc,
미소된장 2작은술

| 만드는 방법 |

① 우엉은 채썬 다음 물에 헹궈 떫은맛을 제거한다.
② 대파는 어슷어슷 얇게 썬다.
③ 냄비에 멸치 다시마 육수를 넣고 끓이다가 우엉과 대파를 넣고 더 끓인다.
④ 재료가 익으면 미소된장을 풀어 넣고 한소끔 끓인 다음 그릇에 담는다.

TIP
우엉은 식이섬유가
풍부해 변비 예방에
좋습니다. 우엉에 함유된
이눌린은 이뇨작용이
뛰어나 신장 기능을
돕습니다.

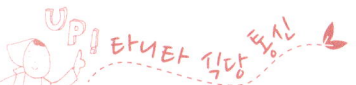

항신료는 고기나 생선의 잡내를 잡아주고, 독특한 풍미로 음식의 맛을 살립니다. 향신료를 사용하면 소금을 적게 넣어도 음식의 맛이 심심하지 않습니다.
- 고기나 생선의 냄새를 없앨 때 : 마늘, 후추, 월계수, 산초가루 등
- 요리의 풍미를 돋울 때 : 고수, 바질, 시나몬, 정향, 올스파이스 등
- 매운맛을 낼 때 : 고추냉이, 겨자, 생강 등
- 색을 낼 때 : 사프란, 커민, 강황 등

DAY 10

소리 없는 '칼슘 도둑'을 잡는

양파 소스를 얹은 닭튀김 정식

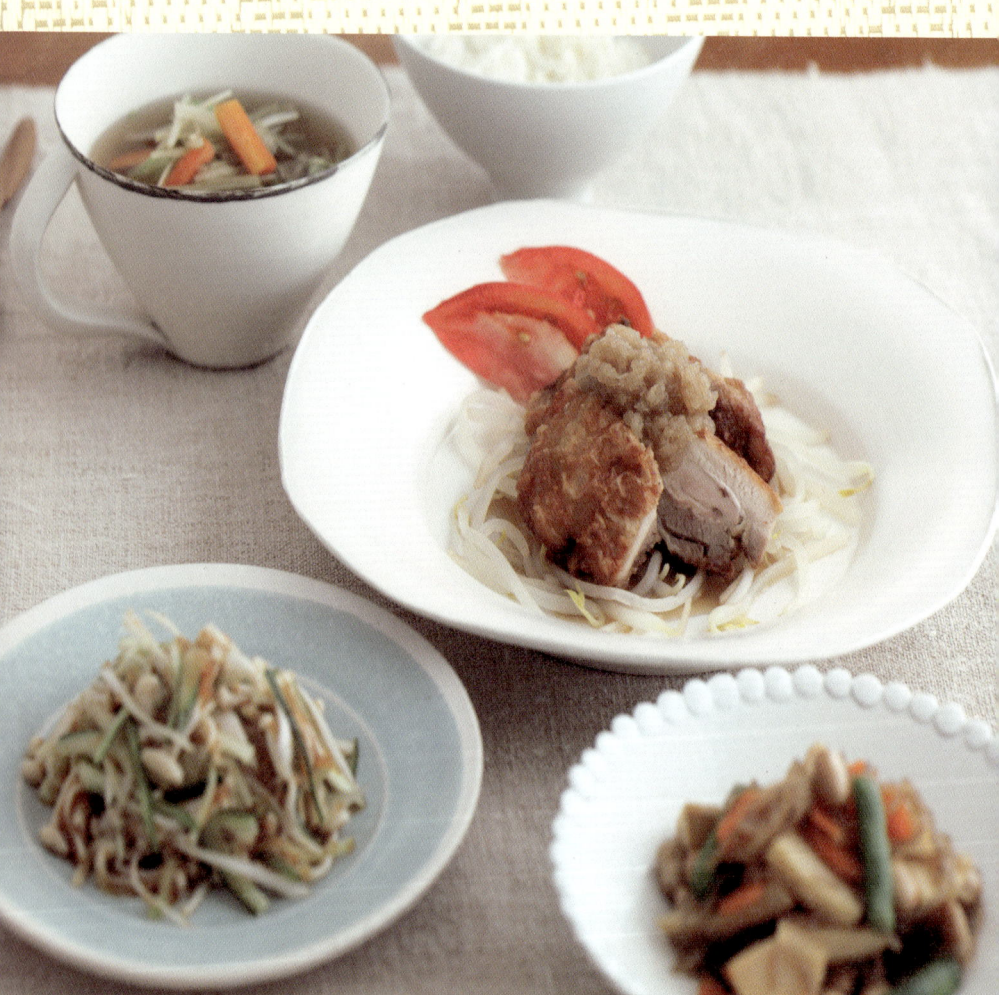

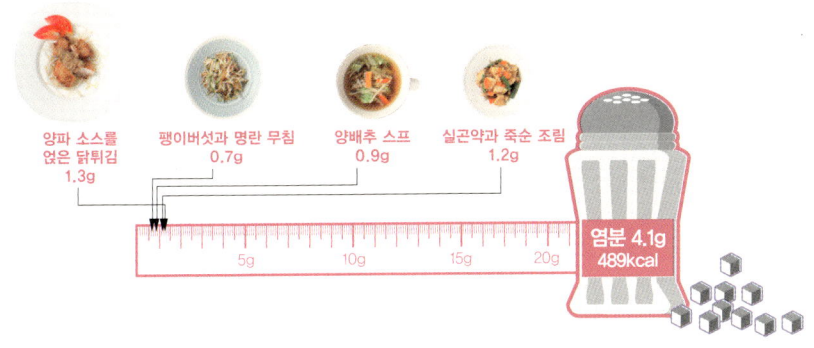

           타니타 식단을 시작한지 10일 즈음이면 짠맛에 중독되었던 미각이 서서히 원래 상태로 돌아오고, 식재료 본연의 맛을 즐길 수 있게 됩니다.

음식에 들어 있는 염분을 낮추기 위해서는 요리할 때 소금보다 대두를 발효시켜 만든 간장이나 된장으로 간을 하는 것이 좋습니다. 소금은 짠맛이 주를 이루지만, 간장과 된장은 짠맛과 콩의 구수한 맛, 단맛 등 다양한 맛이 납니다. 또 대두의 영양을 그대로 담고 있으면서 발효되는 과정에서 유산균 등 우리 몸에 좋은 성분이 더해집니다.

간장과 된장의 주재료인 대두는 다른 콩에 비해 알이 크고 단백질 함량이 풍부해 발효되면 글루타민산이 많이 생성됩니다. 글루타민산은 감칠맛을 내는 성분으로, 조미료에 꼭 필요한 성분입니다.

대두는 두뇌 발달에 좋은 불포화지방산과 레시틴도 풍부합니다. 특히 레시틴은 물과 기름을 섞는 성질이 있어 혈관에 쌓인 지방을 녹여 고혈압이나 동맥경화 같은 혈관계 질환을 예방합니다.

또 대두에 함유된 이소플라본은 뼈를 만드는 골아 세포를 증가시켜 골다공증을 예방하고, 염증을 일으키는 물질을 억제해 오십견으로 인한 통증을 완화시킵니다.

하지만 대두는 생으로 먹기보다 가열해서 먹는 것이 좋습니다. 생 대두는 조직이 단단해서 잘 소화되지 않기 때문입니다.

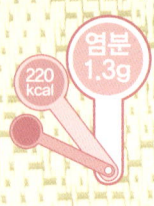
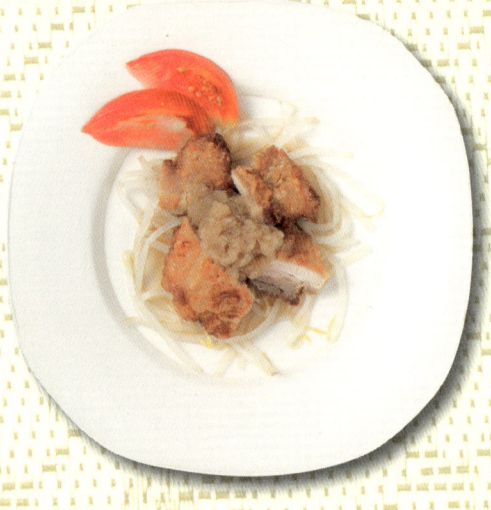

양파 소스를 얹은 닭튀김

주재료 닭다리살 100g 2덩어리, 쓰유(세 배 농축)* 1큰술, 밀가루 1큰술, 숙주 1/3팩,
토마토 1/4개, 식용유 적당량
소스 재료 양파 1/3개, 쓰유 1큰술, 식초 4작은술

| 만드는 방법 |

① 닭다리살은 쓰유에 20~30분 정도 재워둔다.
② 숙주는 끓는 물에 살짝 데친다.
③ 토마토는 반달 모양으로 자르고, 양파는 갈아둔다.
④ 닭다리살에 밀가루를 얇게 묻혀 170도씨(반죽을 기름에 한 두 방울 떨어뜨렸을 때 2~3초 간 가라앉았다 떠오를 때의 온도)의 기름에서 7~8분 정도 튀긴 다음, 네 조각으로 자른다.
⑤ 냄비에 갈은 양파와 쓰유, 식초를 넣고 조린다.
⑥ 접시에 숙주를 깔고 닭다리살을 올린 다음, 양파 소스를 뿌리고 토마토를 곁들인다.

* 육수가 들어간 간장을 쓰유라고 합니다. 냉모밀 면을 찍어먹는 간장을 떠올리면 됩니다.
쓰유는 농축된 정도에 따라 두 배, 세 배 등으로 구분해 표시하며, 물에 희석해서 씁니다.

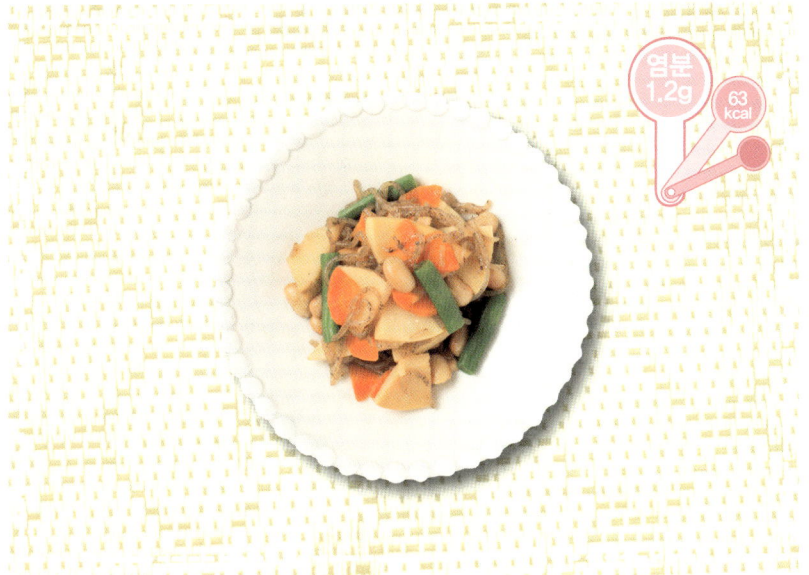

실곤약과 죽순 조림

주재료 실곤약 1/3팩, 죽순 1/2팩, 당근 2cm, 그린빈 2개, 삶은 대두 30g, 녹말물 적당량
양념 재료 물 100cc, 굴소스 1큰술, 간장 2/3큰술, 청주 2작은술, 설탕 1/2작은술, 치킨스톡 약간

| 만드는 방법 |

❶ 실곤약은 끓는 물에 살짝 데쳐 곤약 특유의 냄새를 없애고, 찬물에 여러 번 헹군 다음 대강 자른다.
❷ 죽순은 껍질을 벗기고 쌀뜨물에 데쳐 떫은맛을 제거한 다음, 한입 크기로 자른다.
❸ 당근은 부채 모양으로 얇게 자른다.
❹ 그린빈은 3센티미터 길이로 잘라서 끓는 물에 살짝 데친다.
❺ 냄비에 양념 재료를 넣고 끓이다가 실곤약과 죽순, 당근, 대두를 넣고 15분 정도 더 끓인다.
❻ 한소끔 끓으면 그린빈을 넣고 녹말물을 넣어서 걸쭉하게 만든다.

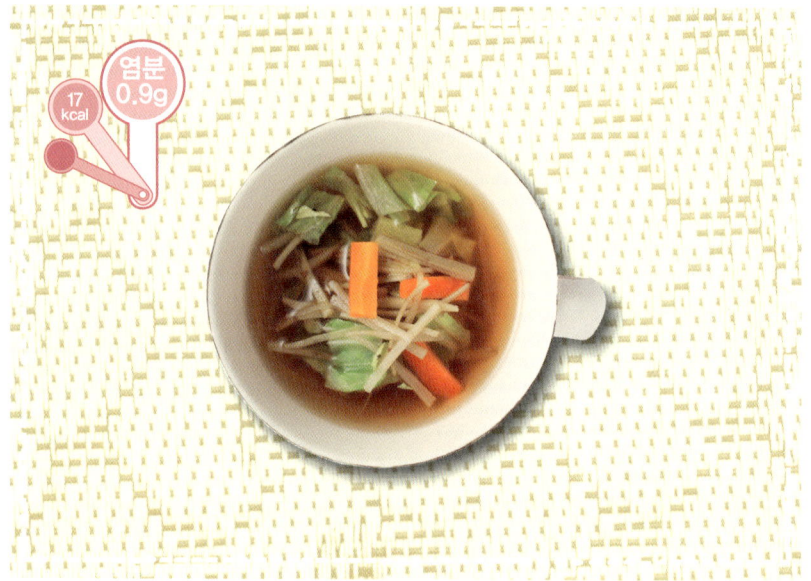

양배추 스프

주재료 양배추 1장, 당근 1cm, 우엉 1/10개, 닭고기 육수 300cc, 파슬리가루 약간, 소금과 후추 약간

TIP
양배추는 단단하고 무거운 것을 고릅니다. 반으로 잘라서 파는 양배추는 가운데 심이 위까지 자라지 않은 것을 선택해야 쓴맛이 적습니다.

| 만드는 방법 |

❶ 양배추는 한입 크기로 자른다.
❷ 당근은 얇게 직사각형 모양으로 자르고, 우엉은 채썬다.
❸ 냄비에 닭고기 육수(닭가슴살에 마늘, 파 등을 넣고 끓인 육수)를 넣고 끓이다가 손질한 채소를 넣는다.
❹ 재료들이 익으면 소금과 후추로 간을 하고 한소끔 더 끓인다.
❺ 스프를 그릇에 담고 파슬리가루를 뿌려 마무리한다.

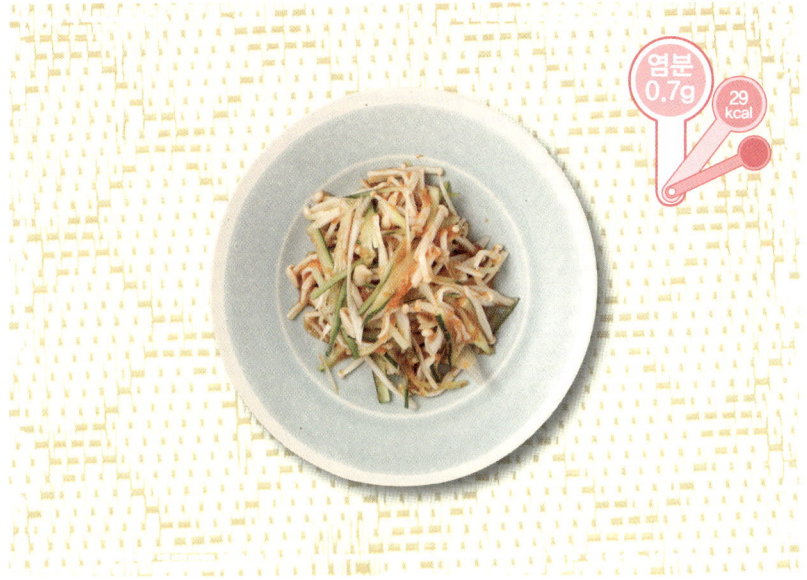

팽이버섯과 명란 무침

주재료 명란젓 20g, 팽이버섯 1팩, 대파 5cm, 오이 1/5개, 간장 1작은술, 청주 1작은술

| 만드는 방법 |

❶ 팽이버섯은 가닥가닥 떼어서 절반으로 자르고, 끓는 물에 살짝 데친다.
❷ 대파는 길게 절반으로 자른 다음 어슷어슷하게 채썰고, 오이는 얇게 채썬다.
❸ 명란젓은 껍질을 벗기고 덩어리져 있는 알을 풀어둔다.
❹ 명란젓, 간장, 청주를 잘 섞은 다음 팽이버섯과 대파, 오이를 함께 버무린다.

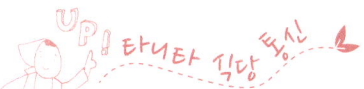

요리에 따라 어떤 양념을 넣으면 좋을지 알아볼까요.
- 사과식초 : 향이 좋지만 신맛이 약해 금방 날아가기 때문에 샐러드나 냉채 등의 요리에 사용한다.
- 양조식초 : 곡물을 발효시켜 만든 식초로, 신맛이 진하고 뒷맛이 개운해 절임 요리에 사용한다.
- 고춧가루 : 고추장에 비해 매운맛이 강하고 개운한 맛이 있다.
- 고추장 : 매운맛보다는 짠맛과 단맛이 강하며, 많이 넣으면 맛이 텁텁해진다.
         매운맛은 고추장보다는 고춧가루와 청양고추 등으로 조절한다.
- 백설탕 : 불을 이용하지 않는 무침 요리에 잘 어울린다.

몸속의 독소를 정화시키는

DAY 11 닭고기 미소된장 구이 정식

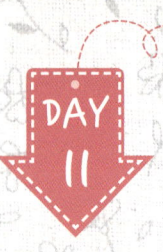

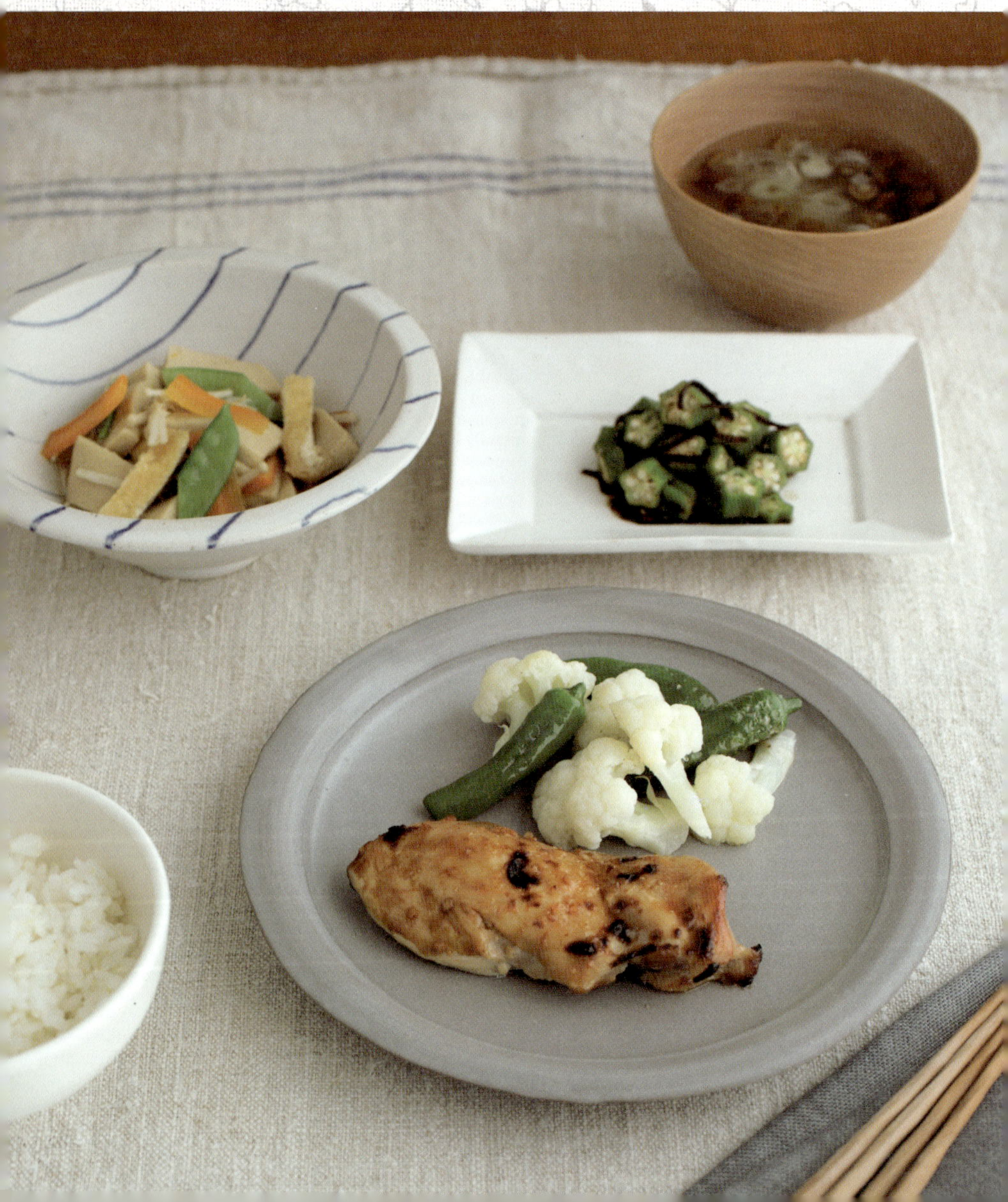

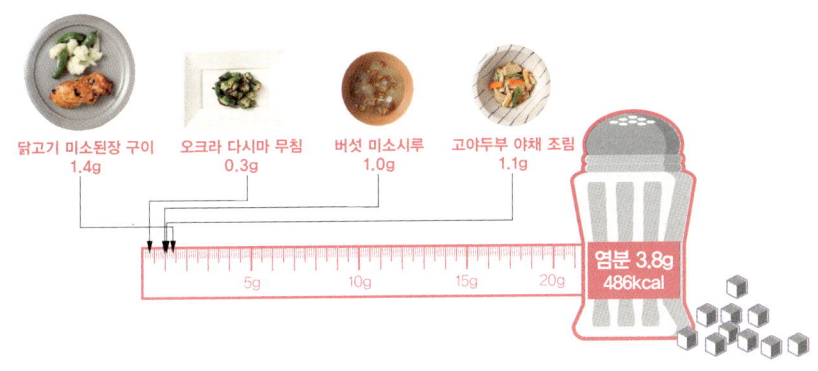

몇 해 전 일본 후쿠시마 원전 사태가 터진 후 다시마, 미역, 가시오가피, 바나나, 매실 등이 방사능 해독 식품으로 주목을 받았습니다. 그중에서도 다시마는 구하기 쉬울 뿐만 아니라 가격도 저렴해 큰 인기를 모았지요.

다시마, 미역, 톳 등의 해조류는 미끈거리는 점액 물질로 둘러싸여 있습니다. 이 점액 물질은 천연 식이섬유의 일종인 알긴산이라는 성분입니다. 알긴산은 여러모로 다이어트를 돕습니다. 알긴산은 몸밖으로 배출될 때 물귀신처럼 다른 물질을 함께 끌고 나갑니다. 그래서 장속에 있는 콜레스테롤이나 나트륨, 중금속, 발암 물질 등 유해 물질의 배출을 돕습니다.

알긴산은 뻥튀기의 귀재이기도 합니다. 몸속에서 수분을 흡수하면 최대 200배까지 팽창해 장운동을 활발하게 하고, 포만감을 높여줍니다. 다시마를 먹을 때 물을 많이 마시면 알긴산이 크게 팽창해 다이어트 효과를 볼 수 있습니다.

이 밖에도 다시마는 갑상선 질환을 예방하는 요오드, 탈모 예방에 좋은 비타민A, 뼈를 튼튼하게 하는 칼슘과 마그네슘이 풍부합니다.

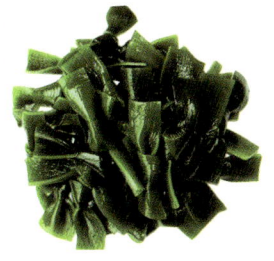

대게 다시마는 국물 맛을 내거나 조미료로 사용되며 밥상의 조연에 머뭅니다. 하지만 가끔은 다시마가 주인공인 밥상도 좋지 않을까요?

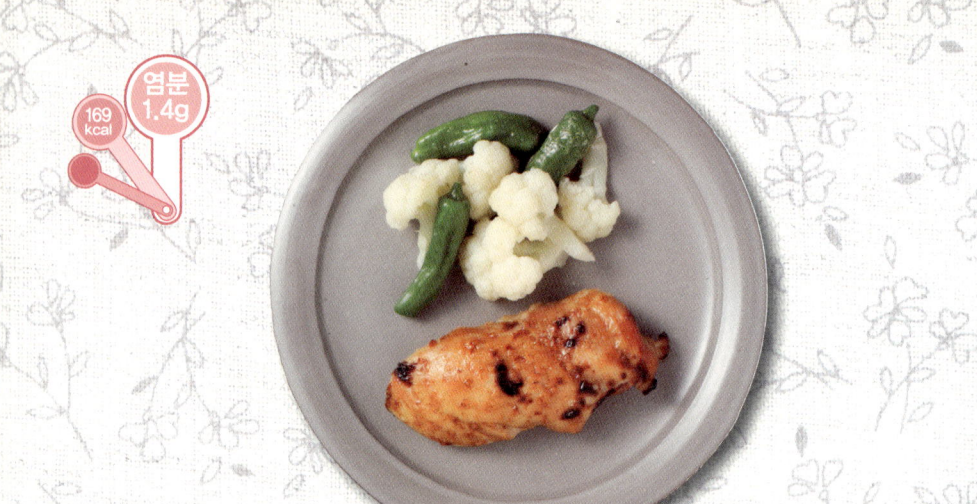

닭고기 미소된장 구이

주재료 닭다리살 90g 2덩어리, 꽈리고추 6개, 콜리플라워 1/3개, 식용유 1/2작은술, 소금 약간
밑간 양념 미소된장 1큰술, 맛술 1작은술, 설탕 1/2큰술

| 만드는 방법 |

1. 닭다리살은 미소된장, 맛술, 설탕과 버무려 한 시간 이상 재워둔다.
2. 콜리플라워는 한입 크기로 잘라 끓는 물에 30초간 데친다.
3. 가열된 냄비에 식용유를 두르고 꽈리고추와 콜리플라워를 강한 불에서 볶다가 소금으로 간을 맞춘다.
4. 예열한 오븐에 종이 호일을 깔고, 닭다리살을 8분 정도 굽는다.
5. 그릇에 닭다리살과 꽈리고추, 콜리플라워를 보기 좋게 담는다.

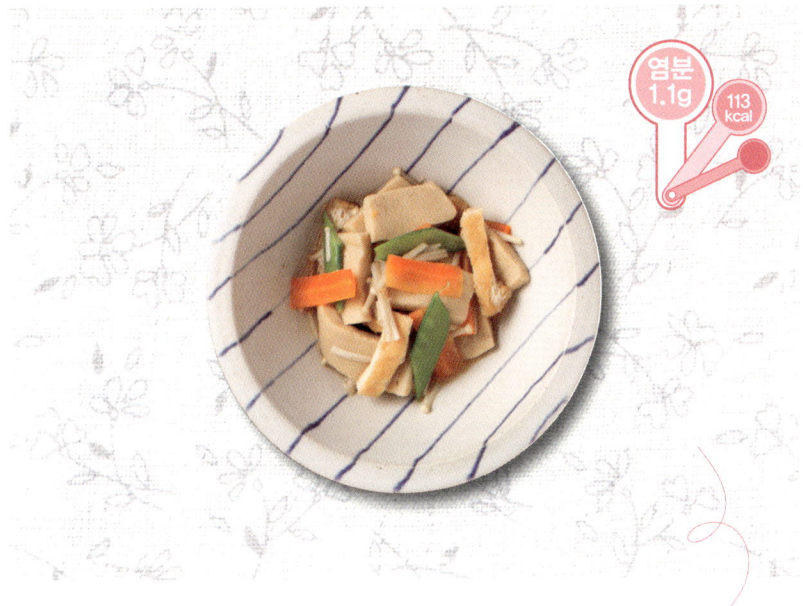

고야두부 야채 조림

주재료 고야두부* 1/2모, 유부 20g, 당근 2cm, 팽이버섯 20g,
꼬투리 완두 2개, 소금 약간
양념 재료 멸치 다시마 육수 200cc, 간장 1큰술, 설탕 1작은술

> **Tip**
> 두부를 먹기 좋은 크기로 잘라 키친타월로 물기를 닦아낸 뒤 잘 펼쳐서 얼리면 집에서도 손쉽게 고야두부를 만들 수 있습니다.

| 만드는 방법 |

❶ 팽이버섯은 가닥가닥 떼어서 절반으로 자른다.
❷ 고야두부는 물에 담가 불린 다음, 물기를 짜고 폭 2센티미터 정도의 직사각형으로 자른다.
❸ 유부는 끓는 물을 부어 기름기를 제거한 다음, 물기를 꼭 짠다.
❹ 유부와 당근은 고야두부와 같은 모양으로 자른다.
❺ 꼬투리 완두는 소금물에 3분 정도 데친 다음, 비스듬하게 절반으로 자른다.
❻ 냄비에 양념 재료를 넣고 끓이다가 고야두부, 유부, 당근을 넣고 조린다.
❼ 국물이 반 정도로 줄어들었을 때 팽이버섯을 넣고 2분 정도 더 조린 다음 꼬투리 완두를 넣고 잘 섞어 그릇에 담는다.

* 고야두부는 얼렸다 녹이기를 반복해 건조시킨 일본식 두부입니다. 두부가 얼었다가 녹기를 반복하면서 두부에 있던 수분이 빠져나가고 그 자리에 구멍이 생기는데, 고야두부로 조림을 하면 구멍 사이사이에 국물이 스며들어 맛이 좋습니다.

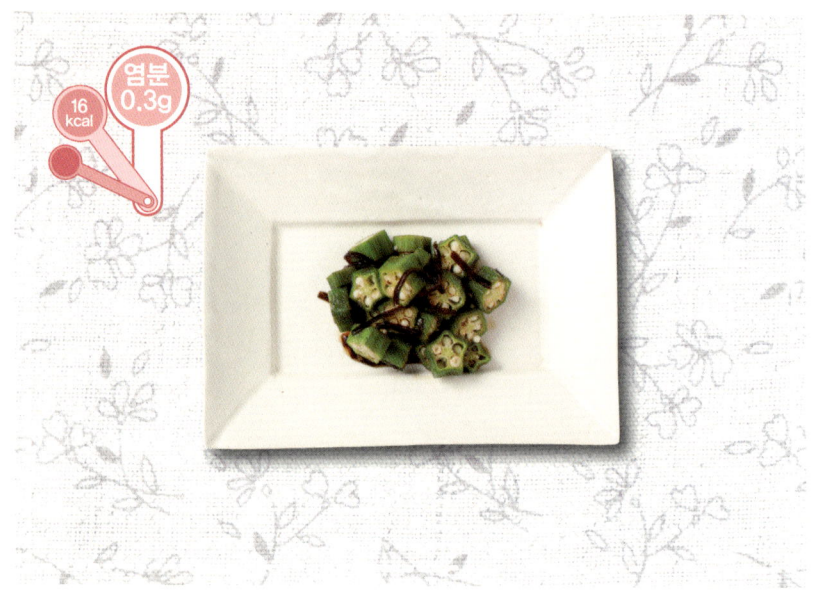

오크라 다시마 무침

주재료 오크라 12개, 염장 다시마 10×10cm 1장
양념 재료 식초 2작은술, 간장 1/3작은술

말린 다시마를
곱게 빻아 밀폐용기에
보관해두면 찌개나 조림,
나물을 무칠 때 조미료로
사용하거나, 다시마차로
활용할 수
있습니다.

| 만드는 방법 |

❶ 오크라는 꼭지를 따고 1센티미터 두께로 썬다.
❷ 염장 다시마는 물에 담갔다가 여러 번 헹궈 소금기를 뺀 다음, 얇게 채썬다.
❸ 오크라와 다시마를 식초, 간장과 함께 잘 버무린다.

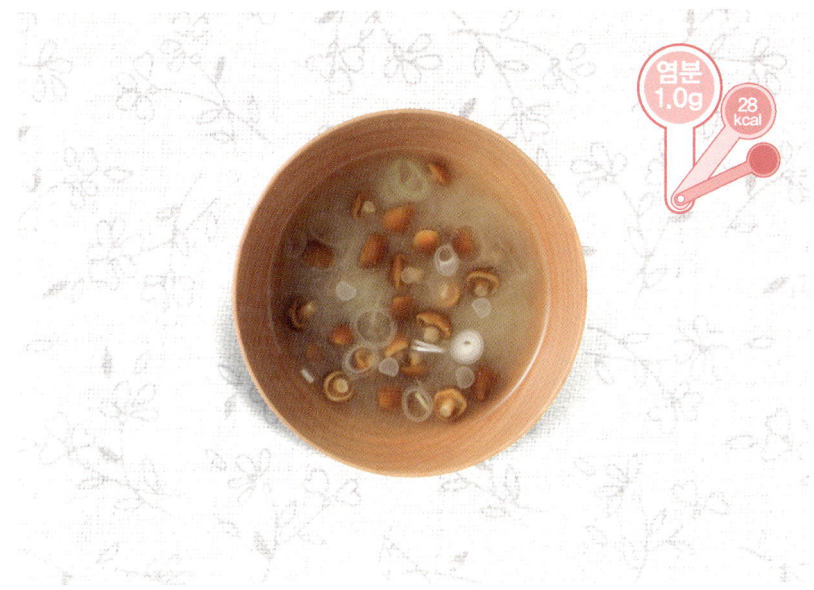

버섯 미소시루

주재료 맛버섯 1줌, 대파 10cm, 가쓰오부시 육수 300cc, 미소된장 2작은술

| 만드는 방법 |

❶ 대파는 송송 작게 썰어둔다.
❷ 맛버섯은 가닥가닥 떼어놓고, 길면 먹기 좋게 이등분한다.
❸ 냄비에 가쓰오부시 육수를 넣고 끓이다가 맛버섯을 넣는다.
❹ 국물이 끓어오르면 미소된장을 풀고, 썰어둔 대파를 넣어 마무리한다.

TIP 맛버섯은 항암 효과가 뛰어난 식품으로 손꼽힙니다. 맛버섯이 없을 때는 표고버섯을 이용해도 좋습니다.

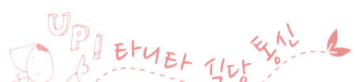

다시마에 묻어 있는 하얀 가루에는 만니톨이라는 단맛을 내는 성분이 들어 있습니다. 곶감 표면에 뽀얗게 묻어 있는 하얀 가루와 당근, 양파도 만니톨을 많이 함유하고 있습니다. 다시마는 두툼하고 바짝 건조되어 하얀 가루가 고루 퍼져 있는 것이 좋습니다. 녹갈색이 아닌 지나치게 검거나 황갈색인 것은 되도록 피하세요.

DAY 12

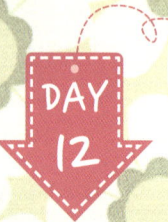

눈 밑 '그늘' 다크서클을 없애는

닭고기 머스터드 구이 정식

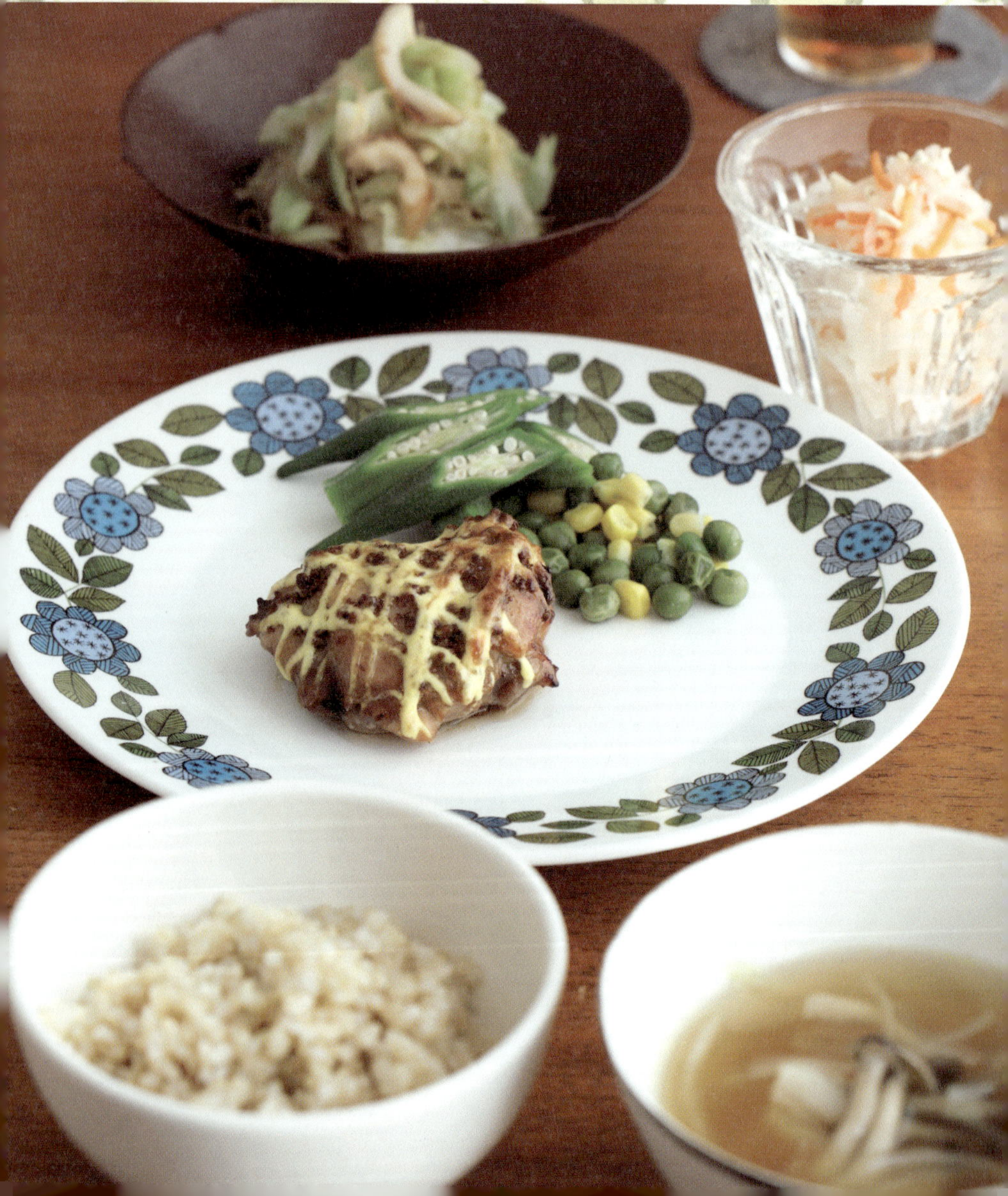

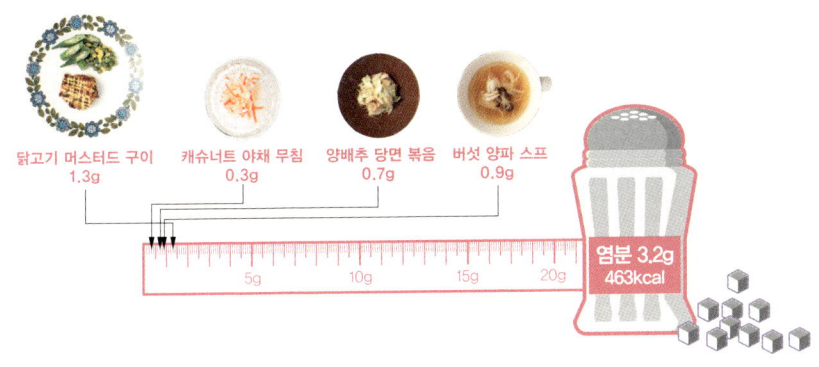

퀴즈를 하나 내볼까요? 견과류의 한 종류입니다. 굽은 모양이 마치 엄마 뱃속에서 태아가 웅크리고 있는 것 같기도 하고 땅콩 같기도 합니다. 아몬드에 비해 식감이 부드럽고, 호두보다 단맛이 강합니다. 샐러드나 아이스크림 위에 곁들여지는 이 식품의 이름을 우리는 간혹 '캐스터네츠'라는 악기와 헷갈리기도 합니다. 정답은 캐슈너트(cashew nut)입니다.

캐슈너트는 캐슈나무의 씨앗입니다. 특이하게도 사과처럼 생긴 캐슈애플의 속이 아닌 겉에서 씨앗이 자랍니다. 캐슈나무의 열매인 캐슈애플은 비타민A와 비타민C가 풍부해서 브라질이나 인도에서는 즐겨먹는 과일입니다. 태국에서는 캐슈너트의 모양이 망고를 닮았다고 해서 '매드 마무엉(커다란 망고)'이라고 부르기도 합니다.

캐슈너트는 단백질과 비타민B, 철분, 마그네슘 등의 영양소가 풍부합니다. 캐슈너트에 함유된 비타민K는 피가 났을 때 혈액을 빨리 응고시켜 지혈을 돕고, 눈 밑에 침착된 색소를 옅게 해주는 효과도 뛰어납니다.

캐슈너트를 포함한 견과류의 지방은 나쁜 콜레스테롤의 수치를 낮추는 불포화지방산입니다. 불포화지방산은 포만감을 주기 때문에, 애피타이저로 먹으면 식사량을 줄일 수 있습니다. 다만 캐슈너트는 칼로리가 높기 때문에 하루에 열 알 이상 먹지 않도록 주의해야 합니다.

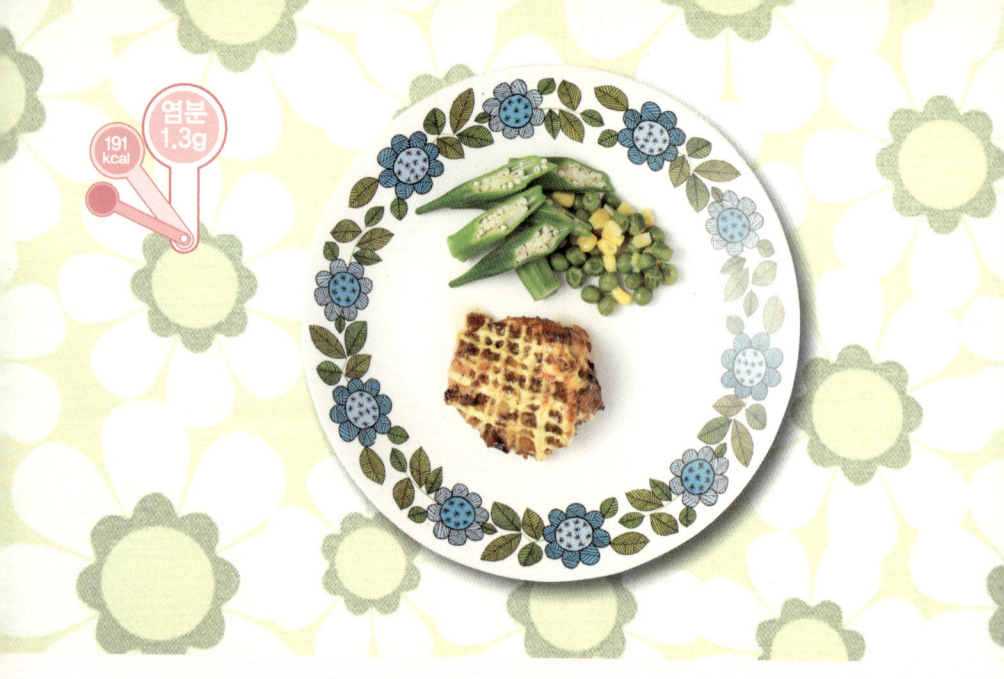

닭고기 머스터드 구이

주재료 닭다리살 100g 2조각, 오크라 6개, 캔완두콩 20g, 캔옥수수 10g, 우스터소스 1작은술, 버터 1/2작은술, 소금과 후추 약간
소스 재료 홀그레인 머스터드 2큰술, 마요네즈 4작은술

| 만드는 방법 |

① 닭다리살은 소금과 후추를 뿌린 다음, 우스터소스를 골고루 묻힌다.
② 오크라는 끓는 물에 살짝 데쳐서 어슷하게 썬다.
③ 옥수수와 완두콩은 캔에 담긴 물을 버리고, 전자레인지로 데운 다음 버터를 넣고 섞는다.
④ 예열한 오븐에 종이 호일을 깔고, 닭다리살을 10분 정도 굽는다.
⑤ 초벌구이 된 닭다리살에 홀그레인 머스터드와 마요네즈를 발라서 3분 정도 더 굽는다.
⑥ 닭다리살을 그릇에 담고 옥수수와 완두콩, 오크라를 곁들인다.

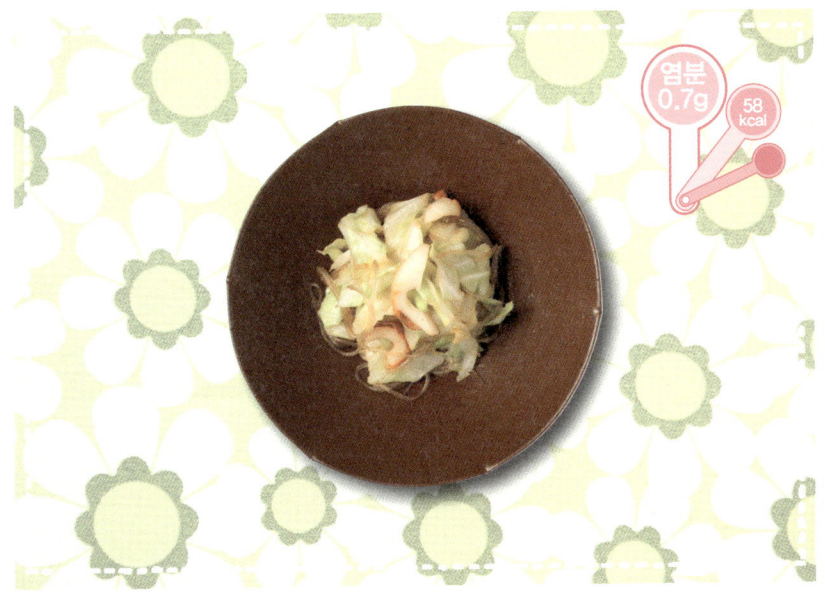

양배추 당면 볶음

주재료 양배추 3장, 당면 10g, 어묵 10g, 식용유 3/4작은술
양념 재료 청주 1/2작은술, 굴소스 2/3작은술, 간장 1작은술, 후추 약간

TIP
어묵은 나트륨 함량이 다소 높으니, 칼륨이 풍부한 야채와 곁들이는 것이 좋습니다.

| 만드는 방법 |
❶ 당면은 끓는 물에 6~7분 정도 삶은 다음 물기를 빼고, 5센티미터 길이로 자른다.
❷ 어묵은 끓는 물에 살짝 데쳐 기름기를 제거한 다음, 먹기 좋은 크기로 자른다.
❸ 양배추는 굵게 채썬다.
❹ 가열된 팬에 식용유를 두르고 강한 불에서 양배추를 볶다가 당면과 어묵, 양념 재료를 넣고 함께 볶는다.

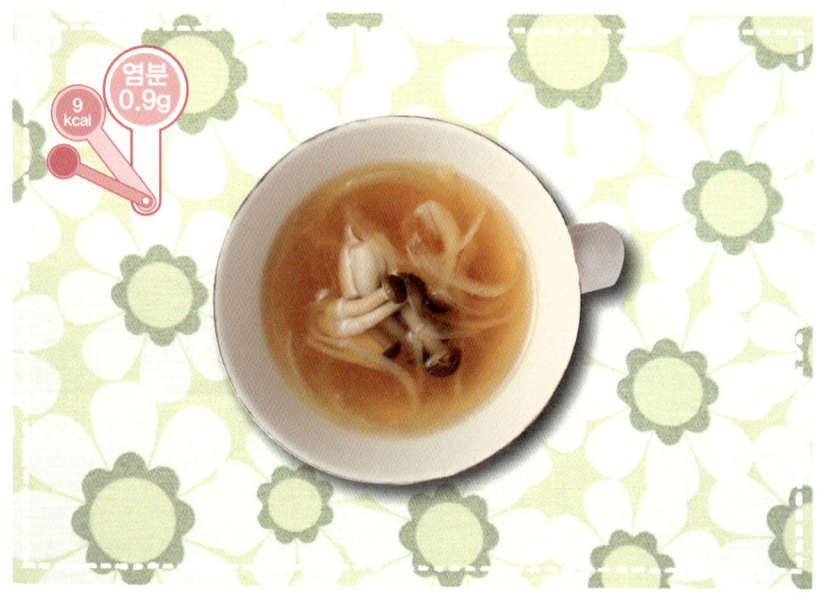

버섯 양파 스프

주재료 느타리버섯 1/5팩, 양파 1/10개, 물 300cc, 치킨스톡과 후추 약간

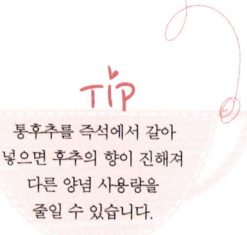

TIP
통후추를 즉석에서 갈아 넣으면 후추의 향이 진해져 다른 양념 사용량을 줄일 수 있습니다.

| 만드는 방법 |

① 느타리버섯은 한 가닥씩 뜯어둔다.
② 양파는 얇게 채썬다.
③ 냄비에 물을 한소끔 끓인 다음 느타리버섯과 양파, 치킨스톡을 넣는다.
④ 재료가 어느 정도 익으면 후추를 넣고 마무리한다.

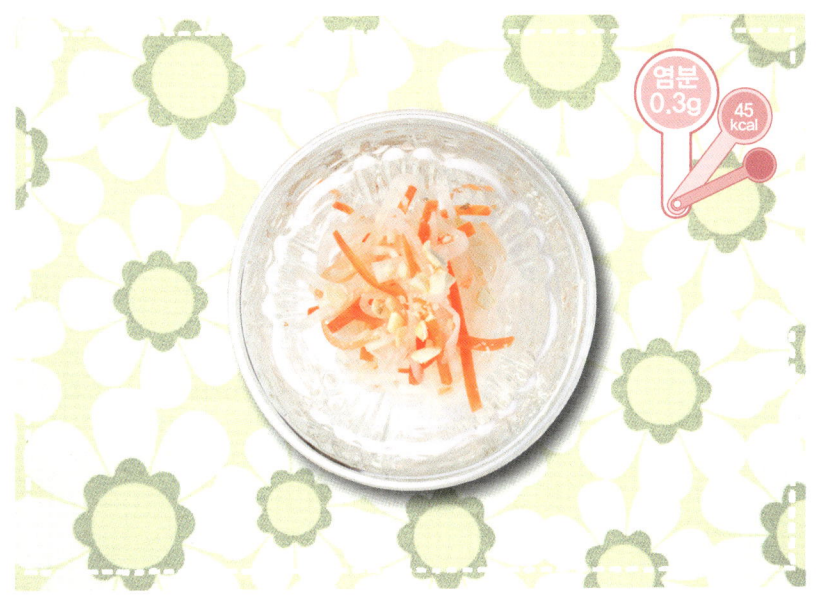

캐슈너트 야채 무침

주재료 캐슈너트 10g, 무 3cm, 당근 1cm, 식초 1작은술, 설탕 2/3작은술, 소금 약간

| 만드는 방법 |

❶ 무와 당근은 얇게 채썬 다음 소금을 뿌려 절여둔다.
❷ 캐슈너트는 씹는 맛이 남을 정도로 잘게 부순다.
❸ 무와 당근, 캐슈너트는 식초와 설탕을 넣고 잘 버무린다.

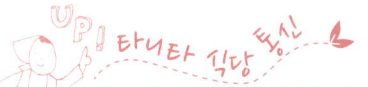

(기준 : 100g)

미국의 시사주간지 「타임」에서 선정한 10대 건강식품 중 하나인 견과류는 칼로리가 다소 높지만, 칼륨이 풍부해 나트륨 배출에 효과적입니다. 견과류에는 비타민, 탄수화물, 무기질 등의 영양소도 풍부합니다.

종류	칼로리(kcal)	칼륨(mg)	종류	칼로리(kcal)	칼륨(mg)
캐슈너트	565	588	호두	652	388
땅콩	569	690	아몬드	597	770
피스타치오	586	972	잣	665	59

두뇌 발달에 좋은 마파두부 정식

DAY 13

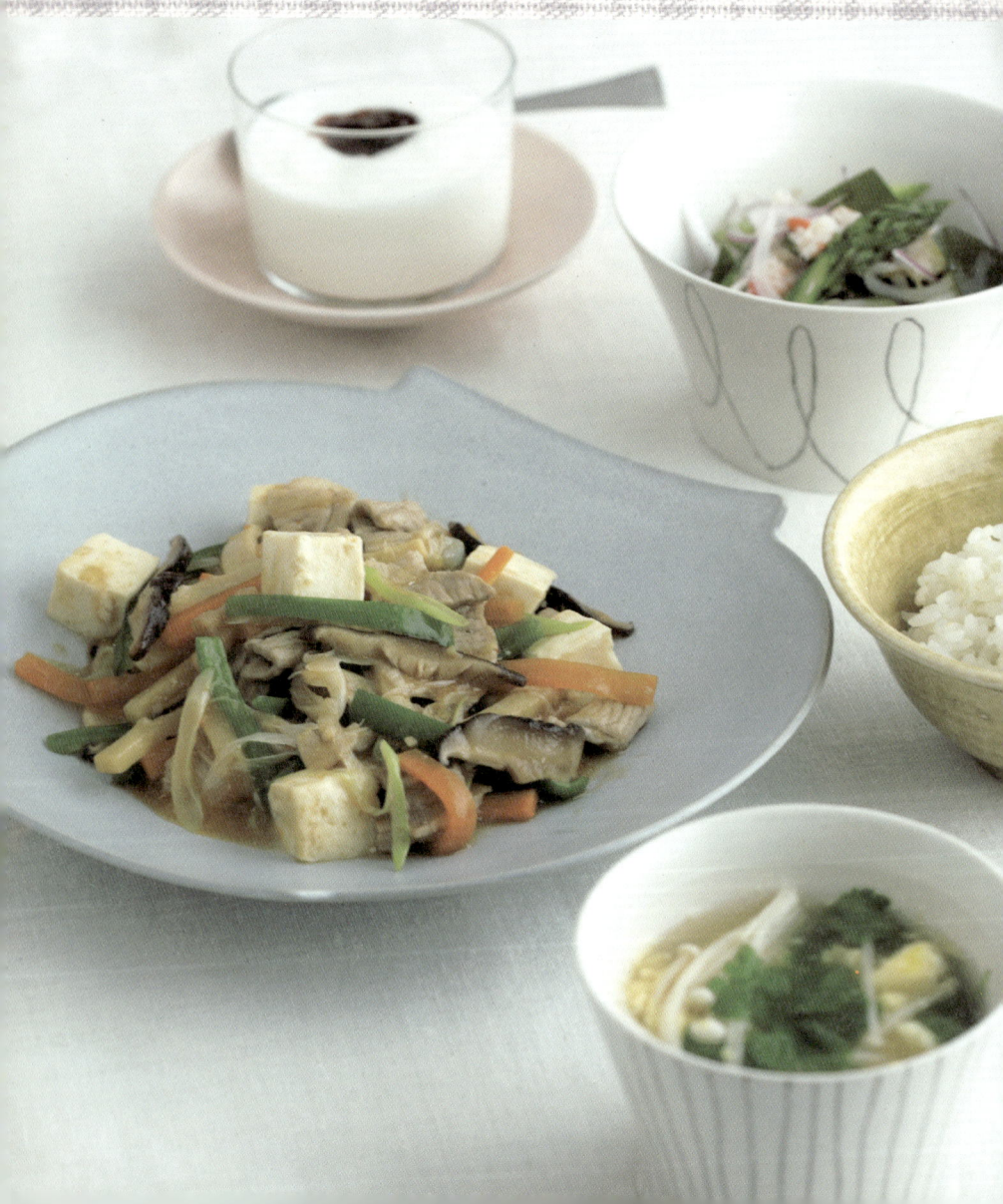

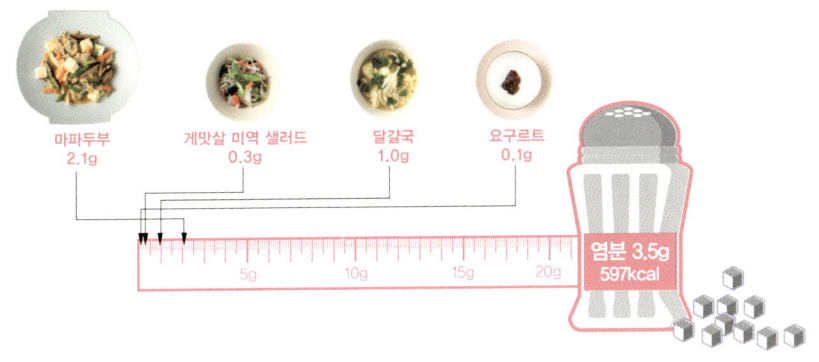

학교 다닐 때, 도시락 반찬이 마땅치 않은 날이면 어머니가 밥 위에 달걀프라이를 얹어주셨던 기억이 납니다. 적당히 반숙된 달걀 노른자를 톡 터트려 따뜻한 밥에 비벼 먹던 맛은 아직도 잊히지 않습니다. 늦은 밤까지 공부하는 날에는 쉬었다하라며 달걀을 삶아주셨는데, 껍데기를 까는 짧은 휴식 시간은 소소한 재미마저 있었습니다.

실제로 달걀은 수험생과 궁합이 잘 맞는 식품입니다. 달걀은 집중력을 향상시키는 콜린을 풍부하게 함유하고 있기 때문입니다. 콜린은 몸속에서 신경전달 물질인 아세틸콜린으로 바뀌는데, 아세틸콜린은 두뇌 활동을 증진시켜 집중력을 키우는 데 도움이 됩니다.

콜린은 뇌신경 조직을 구성하는 성분 중 하나인 레시틴을 만드는 재료가 됩니다. 레시틴은 달걀노른자에서 처음으로 발견되었기 때문에 달걀노른자를 뜻하는 그리스어 'Lecithos'에서 그 이름이 유래되었습니다. 레시틴은 콜레스테롤을 분해해서 에너지로 전환시켜주는 역할을 합니다. 그러니 하루에 달걀 한두 개 정도는 안심하고 드셔도 됩니다.

달걀은 비타민C를 제외한 모든 영양소가 골고루 들어 있는 완전식품입니다. 또 한 알에 72칼로리에 불과한 저칼로리 식품이지요. 바쁘다고 빈속으로 출근하지 마시고, 삶은 달걀 한 알만이라도 꼭 챙겨 드시기 바랍니다.

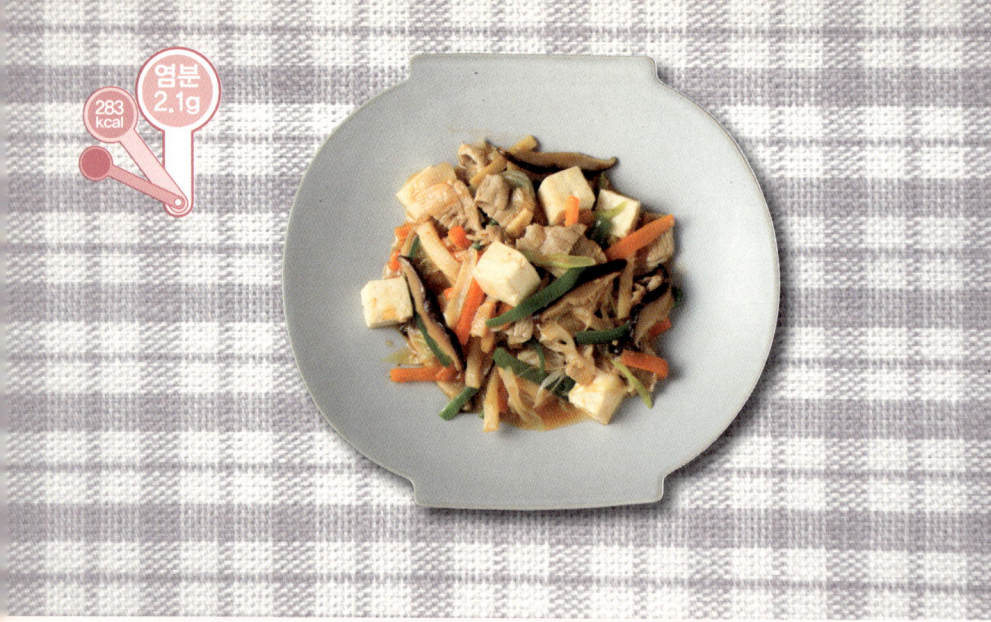

마파두부

주재료 돼지고기 다리살(얇게 채썬 것) 100g, 단단한 두부 2/3모, 대파 1/2뿌리, 생강 1/2조각,
당근 4cm, 피망 1개, 말린 표고버섯 5개, 죽순 1/4개, 마늘 약간, 식용유 1작은술, 녹말물 적당량
양념 재료 두반장 약간, 간장 1/2큰술, 맛술 1/2큰술, 미소된장 1/2큰술, 청주 1작은술, 물 100cc,
치킨스톡 약간

| 만드는 방법 |

① 돼지고기는 3센티미터 길이로 자른다.
② 두부는 물기를 꼭 짜고 깍둑썰기 한다.
③ 대파와 당근, 피망은 얇게 채썰고, 생강과 마늘은 잘게 다진다.
④ 죽순은 한입 크기로 잘라서 끓는 물에 살짝 데친다.
⑤ 말린 표고버섯은 물에 불린 다음 얇게 채썬다.
⑥ 달궈진 냄비에 식용유를 두르고 대파와 생강, 마늘을 넣고 볶아 향을 낸 다음,
돼지고기를 넣고 좀 더 볶는다.
⑦ 돼지고기가 어느 정도 익으면 남은 야채를 모두 넣고 볶다가 양념 재료를 넣고 조린다.
⑧ 국물이 줄어들면 두부를 넣고 살짝 조리다가 녹말물을 넣어 걸쭉하게 만든다.

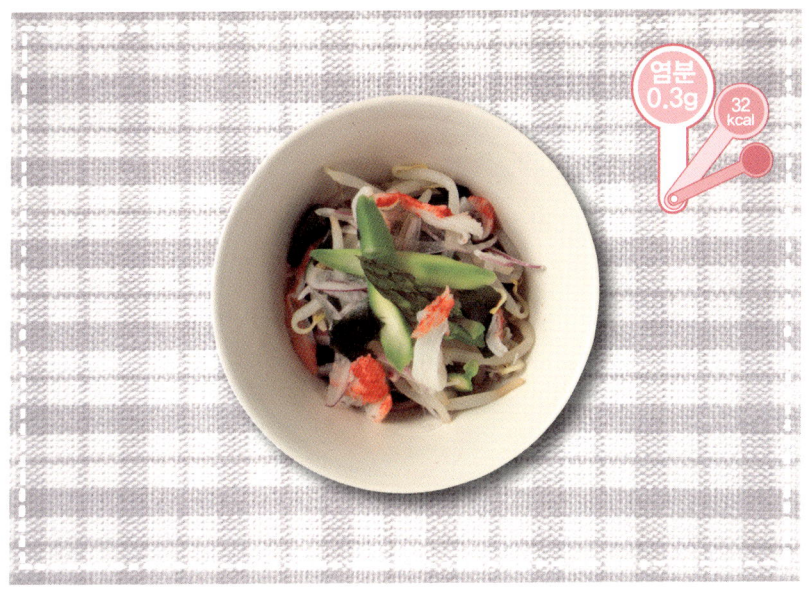

게맛살 미역 샐러드

주재료 자색양파 1/4개, 아스파라거스 5줄기, 숙주 1줌, 게맛살 20g, 말린 미역 약간, 드레싱 적당량

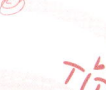

TIP
드레싱은 칼로리가 천차만별이니 먹기 전에 꼭 칼로리를 확인하세요. 칼로리가 높은 허니 머스터드 드레싱이나 사우전드 아일랜드 드레싱 등은 되도록 피하는 것이 좋습니다.

| 만드는 방법 |

❶ 자색양파는 얇게 채썬 다음, 찬물에 씻어 매운맛을 없앤다.
❷ 아스파라거스는 밑동 부분의 껍질을 벗겨낸 다음 어슷어슷하게 썰고 끓는 물에 살짝 데친다.
❸ 숙주도 끓는 물에 살짝 데쳐둔다.
❹ 게맛살은 잘게 찢어둔다.
❺ 말린 미역은 물에 담가 불린 다음 물기를 꼭 짜고, 대강 자른다.
❻ 재료를 모두 섞어 그릇에 담고 좋아하는 드레싱을 뿌린다.

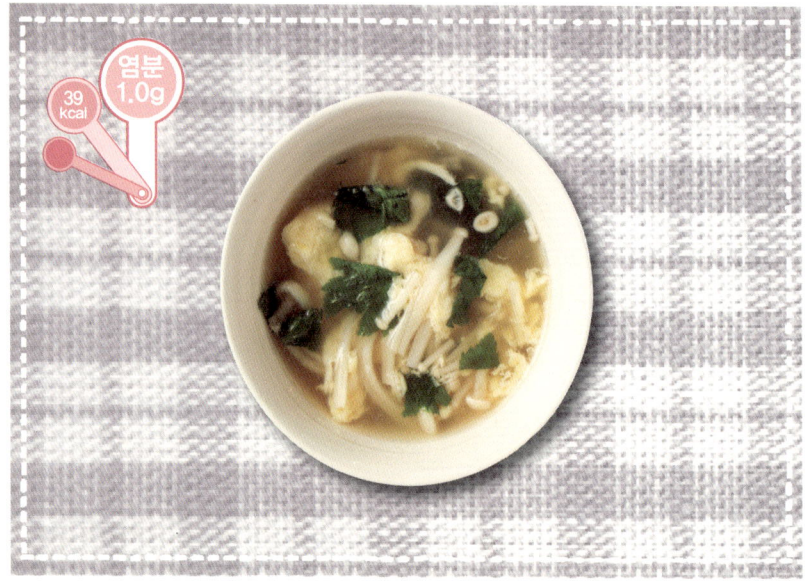

달걀국

주재료 팽이버섯 1/2팩, 파드득나물 1줌, 달걀 1개, 물 300cc, 치킨스톡 약간, 후추 약간

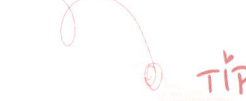

달걀물을 국물에 붓고
바로 휘휘 저으면 국물이
지저분해집니다. 또 달걀물을
넣은 후 오래 끓이면 달걀이
단단해져 달걀국의 맛이
떨어집니다.

| 만드는 방법 |

❶ 팽이버섯은 절반으로 자른 다음 뭉쳐 있는 부분을 가닥가닥 뜯어둔다.
❷ 파드득나물은 3센티미터 길이로 자른다.
❸ 달걀은 그릇에 잘 풀어둔다.
❹ 냄비에 물과 치킨스톡을 넣고 한소끔 끓인 다음, 팽이버섯을 넣는다.
❺ 풀어둔 달걀을 국물에 붓는다.
❻ 파드득나물과 후추를 넣어 마무리한다.

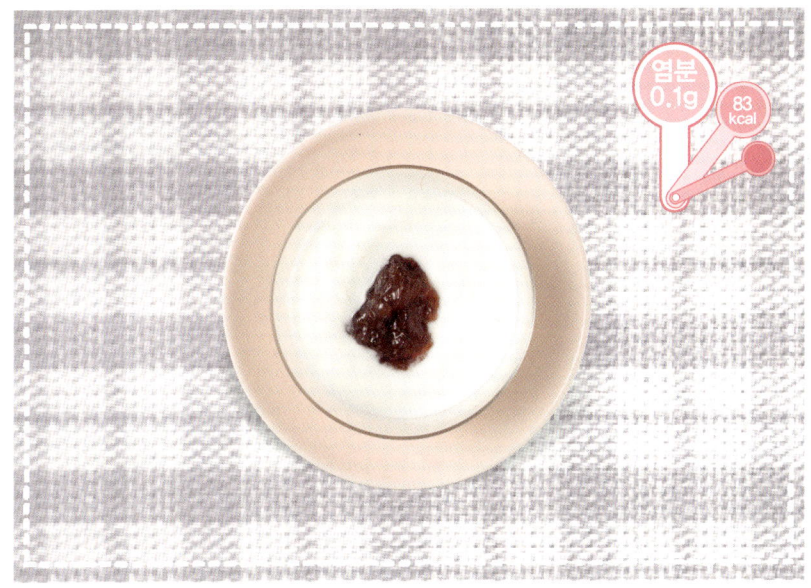

요구르트

주재료 무설탕 요구르트 140g, 잼 2작은술

요구르트에 들어 있는 유산균은 장운동을 활성화시키고, 유해한 균을 감소시켜 변비와 설사를 예방합니다.

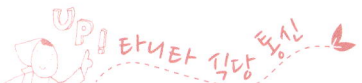

집에서도 간단하게 떠먹는 요구르트를 만들 수 있습니다. 우선 우유 1000밀리리터와 마시는 플레인 요구르트를 준비해 주세요. 용기와 숟가락은 스테인리스가 아닌 유리나 플라스틱 재질을 사용해야 유산균이 파괴되지 않습니다.
우유와 플레인 요구르트를 잘 섞고 뚜껑이 있는 용기에 담아주세요. 용기를 전기밥솥에 넣고 한 시간 정도 보온 상태로 둡니다. 한 시간 후 전기밥솥의 전원을 끄고, 다섯 시간 정도 그대로 두면 떠먹는 요구르트가 됩니다.

암세포 파수꾼이 가득한 닭고기 달걀 야채 구이 정식

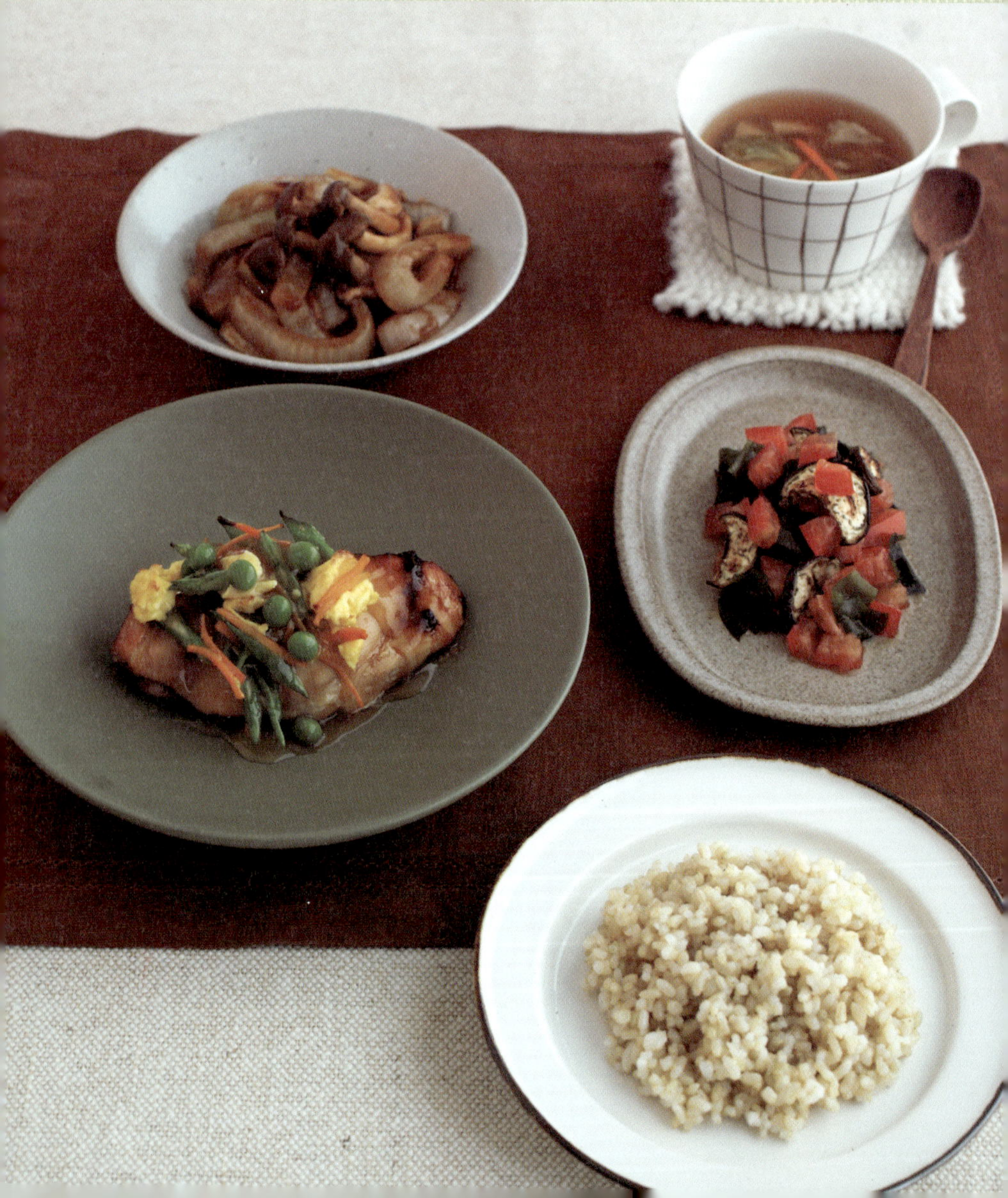

DAY 14

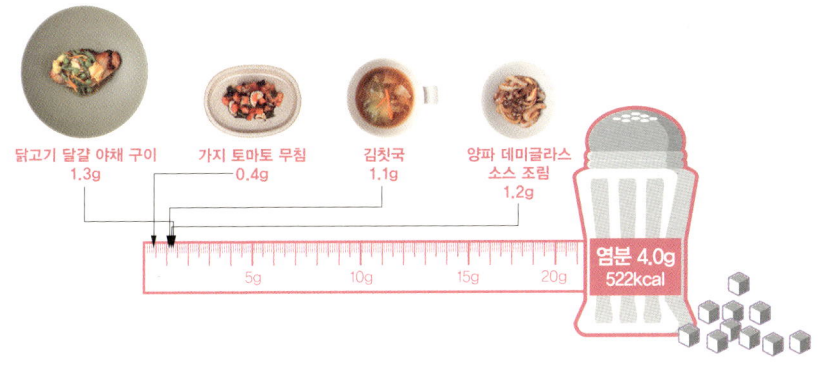

　　　　　　　와인에 관심이 없는 사람일지라도 『신의 물방울』이라는 만화책 이야기는 한 번쯤 들어봤을 것입니다. 저명한 와인 평론가였던 아버지의 와인컬렉션을 차지하기 위한 친아들과 양아들의 대결을 와인에 대한 지식과 결합시킨 작품입니다. 『신의 물방울』 덕분에 와인의 인기가 무척 높아졌습니다. 저렴한 가격대의 와인도 많이 나오고, 와인바 등 와인을 즐길 수 있는 곳이 많아지면서 와인은 대중적인 주류 반열에 오른 듯합니다.

포도를 발효시킨 와인은 비타민, 미네랄, 탄닌, 폴리페놀 등이 풍부합니다. 와인에 함유된 항산화 물질인 레스베라트롤은 암세포가 생기는 것을 억제해 암으로부터 우리 몸을 지켜주는 보디가드 역할을 합니다.

와인은 고기나 생선 요리를 할 때도 유용하게 쓰입니다. 레드 와인에서 떫을 맛을 내는 탄닌은 고기의 지방질을 분해해 육질을 연하게 만듭니다. 하지만 탄닌은 해산물과 만나면 비린내를 더 강하게 합니다. 그래서 생선 요리에는 레드와인보다 화이트와인을 곁들이는 것이 좋습니다.

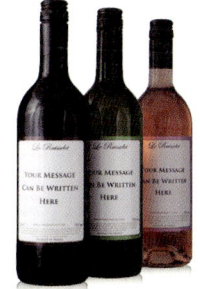

와인의 효능을 보려면 하루에 한 잔 정도만 마시는 것이 좋습니다. 와인의 효능을 핑계 삼아 과음을 하려는 사람들에게 히포크라테스의 말을 전합니다. "적당한 양의 와인을 마셔야 질병을 예방하고 건강을 유지할 수 있다!"

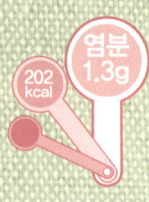
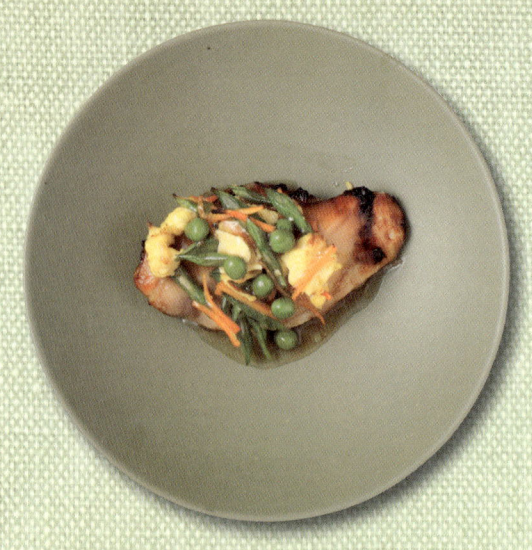

닭고기 달걀 야채 구이

주재료 닭다리살 100g 2덩어리, 당근 2cm, 그린빈 4개, 달걀 1개, 청주 1작은술, 맛술 1작은술, 식용유 1/2작은술, 설탕 1/2작은술, 소금과 간장 약간

소스 재료 멸치 다시마 육수 60cc, 완두콩 10g, 맛술 1/2작은술, 간장 1/6작은술, 녹말물 적당량, 소금 약간

| 만드는 방법 |

❶ 닭고기는 간장과 청주에 30분 정도 재워둔다.
❷ 당근은 얇게 채썰고, 그린빈은 어슷하게 썰어둔다.
❸ 달걀은 맛술을 넣어 잘 풀어둔다.
❹ 예열한 팬에 식용유를 두르고 당근과 그린빈을 넣고 볶다가 설탕, 소금, 간장으로 간을 한다.
❺ 재료가 익으면 풀어둔 달걀을 넣고 조금 더 볶아 달걀 볶음을 만든다.
❻ 예열한 오븐에 종이 호일을 깔고, 닭고기를 8~10분 정도 굽는다.
❼ 냄비를 달군 다음, 소스 재료를 넣고 조린다.
❽ 구워진 닭고기에 달걀 볶음을 얹고 3분 정도 더 굽는다.
❾ 그릇에 닭고기를 담고, 소스를 뿌려 마무리한다.

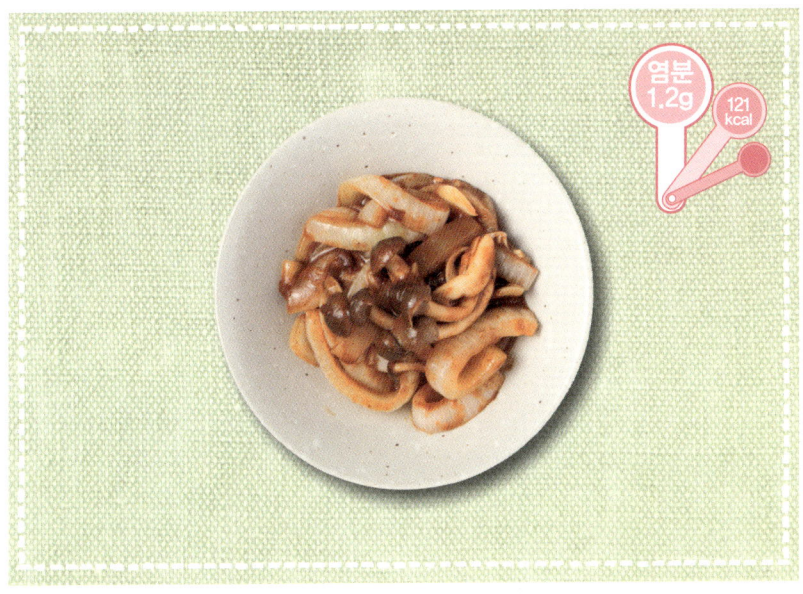

염분 1.2g 121 kcal

양파 데미글라스 소스 조림

주재료 양파 1개, 느타리버섯 1/2팩, 마늘 1/2조각, 버터 1/2작은술
양념 재료 데미글라스 소스 120g, 물 30cc, 레드와인 1/2작은술, 소금과 후추 약간

TIP 양파 데미글라스 소스 조림에는 맛의 풍미를 돋우기 위해 레드와인을 넣었습니다. 국물을 좀 더 자작하게 만들면 스테이크 소스로도 손색없습니다.

| 만드는 방법 |

① 양파는 굵게, 마늘은 얇게 채썬다.
② 느타리버섯은 한 가닥씩 떼어둔다.
③ 냄비를 달군 다음, 버터를 두르고 채썬 양파와 마늘을 볶는다.
④ 양파가 투명해지면 느타리버섯을 넣는다.
⑤ 야채에 데미글라스(demi-glace) 소스와 물, 레드와인, 소금, 후추를 넣고 한소끔 끓인 다음 마무리한다.

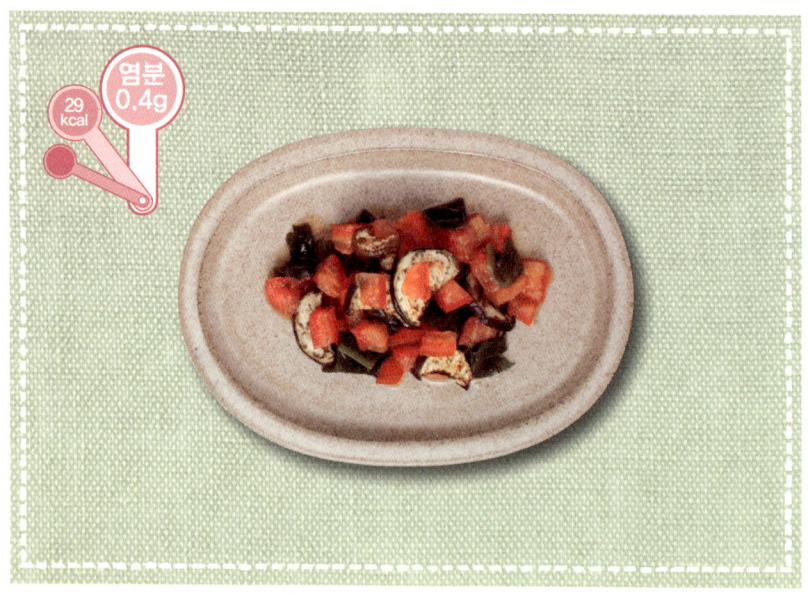

가지 토마토 무침

주재료 가지 1개, 토마토 1/2개, 말린 미역 약간
양념 재료 폰즈 소스 1/2큰술, 설탕 2/3작은술, 참기름 약간

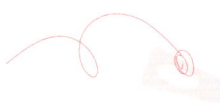

> **TIP**
> 폰즈 소스는 간장과 감귤류의 과즙을 배합하여 만든 일본식 초간장입니다. 간장 5큰술, 레몬즙(또는 유자즙) 2큰술, 물 3큰술을 섞으면 손쉽게 폰즈 소스를 만들 수 있습니다.

| 만드는 방법 |

❶ 가지는 길게 반으로 자른 다음 폭 1센티미터 정도의 반달 모양으로 자른다.
❷ 예열한 오븐에 종이 호일을 깔고, 가지를 3~5분 정도 굽는다.
❸ 토마토는 씨를 빼고 가로세로 1센티미터 크기로 깍둑썰기 한다.
❹ 말린 미역은 물에 불린 다음, 물기를 꼭 짜고 대강 자른다.
❺ 가지와 토마토, 미역에 폰즈 소스와 설탕, 참기름을 넣고 버무린 다음 그릇에 담는다.

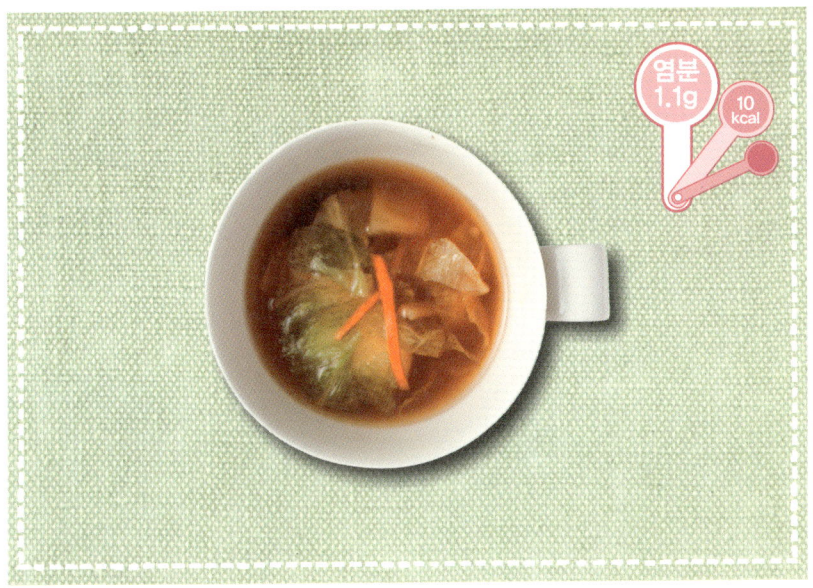

김칫국

주재료 김치 20g, 멸치 다시마 육수 300cc, 대파 5cm, 다진 마늘과 소금 약간

| 만드는 방법 |

❶ 김치는 양념을 조금 씻어내고, 한입 크기로 자른다.
❷ 대파는 송송 썬다.
❸ 냄비에 멸치 다시마 육수를 넣고 끓이다가 김치와 대파, 다진 마늘을 넣는다.
❹ 국물이 끓어오르면 소금으로 간을 하고 마무리한다.

김치는 비타민과 유산균, 식이섬유가 풍부한 건강식품입니다. 하지만 요리 과정에서 젓갈이나 소금이 들어가기 때문에 나트륨 함량이 다소 높습니다. 김치를 요리할 때는 양념을 조금 씻어 사용할 것을 권합니다.

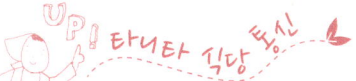

화이트와인 비네거는 화이트와인으로 만든 식초입니다. 맛이 산뜻하고 깔끔해 샐러드나 피클, 가벼운 요리 등에 곁들입니다. 쌉쌀한 맛이 나는 레드와인 비네거는 고기나 조림용 소스로 많이 사용됩니다. 레드와인 비네거가 없을 때는 발사믹식초를 넣어도 됩니다.

불끈불끈 기운이 솟아나는
연어 구이 정식

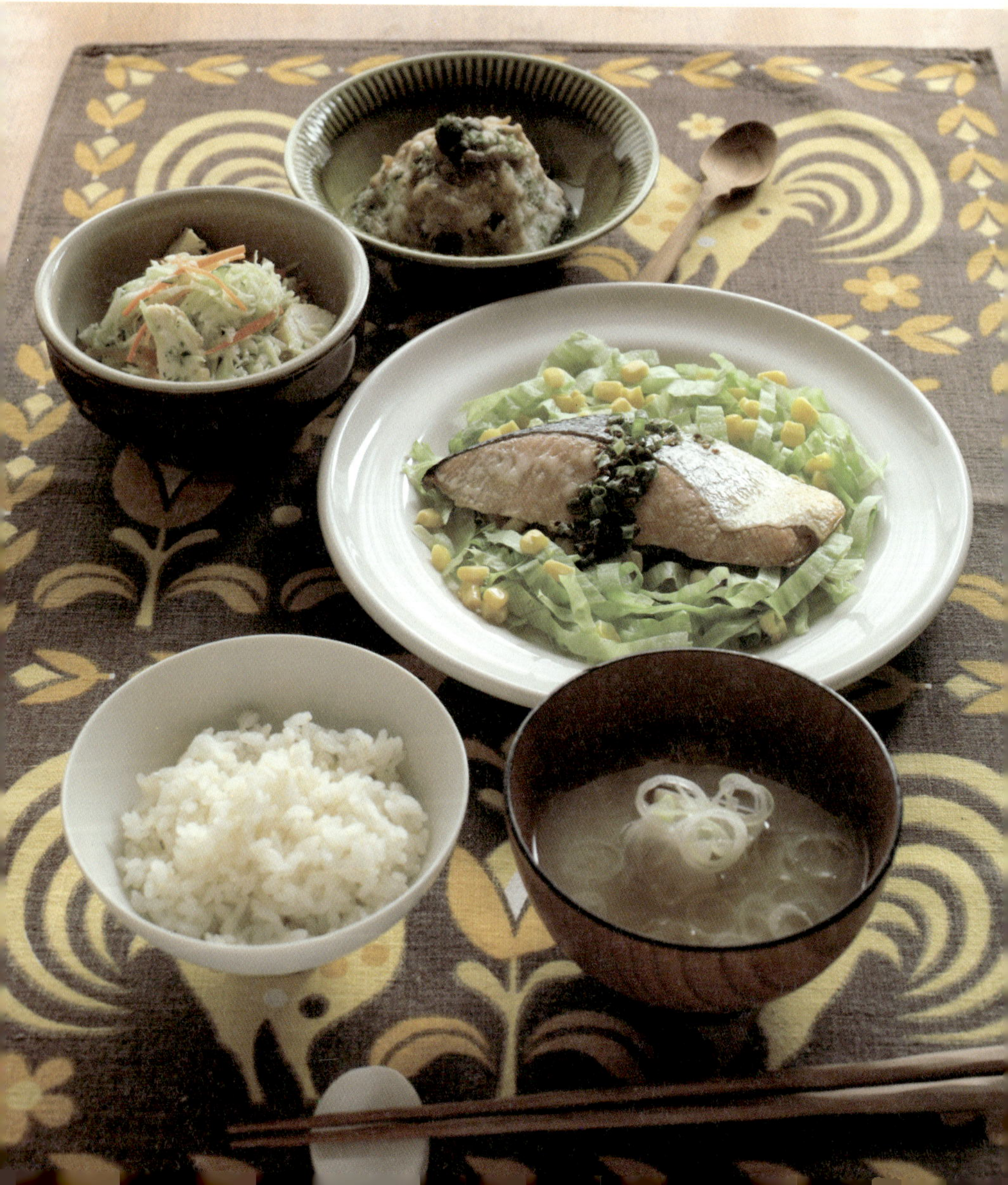

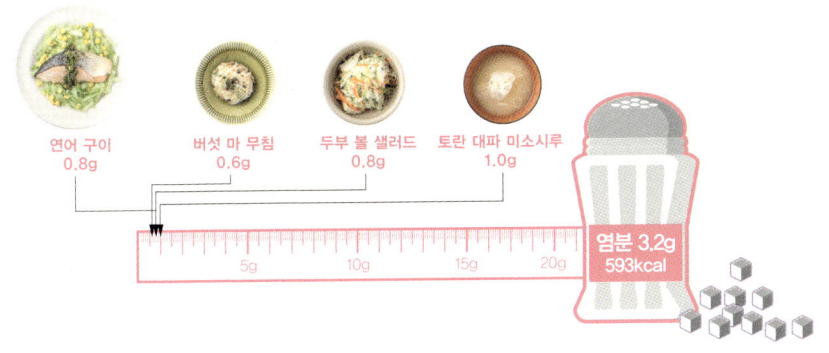

여러분이 타니타 식단을 시작한지도 15일째네요. 몸에 크고 작은 변화를 느끼며 즐거운 마음으로 요리하고 계시겠죠? 하지만 왠지 몸이 허해졌다고 느끼는 사람도 있을 것입니다. 심리적인 요인 탓일 수도 있고, 몸이 익숙한 상태로 돌아가고 싶어 하기 때문일 수도 있습니다. 이 시기를 잘 버텨내면 건강한 식습관이 몸에 자리 잡게 될 거예요. 오늘은 몸이 허할 때 먹으면 좋은 천연 자양강장 식품 마를 소개하려고 합니다.

땅의 기운을 듬뿍 받아서일까요? 뿌리식품인 마는 피로 회복과 면역력 증진에 좋은 사포닌, 비타민B, 칼슘, 필수아미노산, 식이섬유 등이 풍부합니다. 피곤할 때 에너지 드링크를 많이 찾으시지요? 하지만 카페인 농축액에 가까운 에너지 드링크를 마셔 피로를 일시적으로 지연시키는 것보다 자연 식품인 마로 원기를 충전하는 것이 건강에 더 좋습니다.

마의 껍질을 벗기면 나오는 끈적끈적한 점액 물질은 뮤신이라는 당단백질 성분입니다. 뮤신은 단백질 흡수를 촉진하고, 위산으로부터 위벽을 보호해 위궤양이나 위염을 예방합니다. 또 뮤신의 미끈거리는 성질은 장과 음식물 사이의 마찰을 줄여 장을 편안하게 합니다.

마는 특유의 미끈거리는 식감 때문에 생으로 먹는 것을 부담스러워하는 사람들이 있습니다. 하지만 마에 포함된 영양소는 열을 가하면 쉽게 파괴되기 때문에 되도록 생으로 먹는 것이 좋습니다. 자, 이제부터 호랑이 기운이 솟아나는 마 요리를 만들어 볼까요.

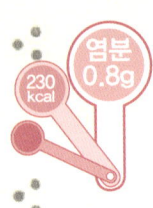

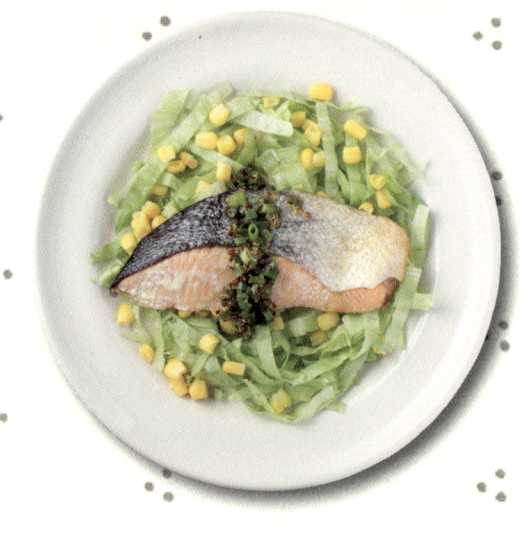

연어 구이

주재료 연어 90g 2덩어리, 캔옥수수 60g, 양상추 2장, 올리브유 1작은술, 소금과 후추 약간
소스 재료 쪽파 1뿌리, 올리브유 1/2큰술, 홀그레인 머스터드 1큰술, 레몬즙 2작은술,
  설탕 1/2작은술, 소금과 후추 약간

| 만드는 방법 |

❶ 연어는 소금과 후추를 뿌려 재워둔 다음 올리브유를 바른다.
❷ 양상추는 굵게 채썰고 쪽파는 송송 썬다.
❸ 캔옥수수는 안에 담긴 물을 제거하고, 옥수수알만 준비한다.
❹ 예열한 오븐에 종이 호일을 깔고, 연어를 10~15분 동안 굽는다.
❺ 양념 재료를 잘 섞어 소스를 만든다.
❻ 그릇에 양상추와 옥수수, 연어를 보기 좋게 담고, 그 위에 만들어둔 소스를 뿌린다.

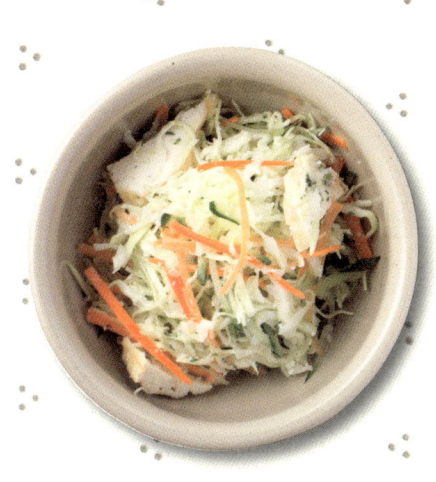
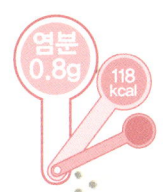

두부 볼 샐러드

주재료 양배추 2장, 당근 2cm, 오이 1/2개, 파마산치즈 1큰술, 식용유 적당량,
프렌치드레싱 2작은술, 파슬리가루 약간, 소금 약간

두부 볼 재료 두부 2/3모, 말린 표고버섯 2개, 당근 5cm, 양파 1/2개, 밀가루 1큰술,
맛술 1/2작은술, 간장 1/2작은술, 소금과 후추 약간

| 만드는 방법 |

❶ 두부는 으깨어 면포에 싼 다음, 물기를 꼭 짠다.
❷ 말린 표고버섯은 물에 불려서 물기를 짠 다음, 밑동을 자른다.
❸ 표고버섯, 당근, 양파를 잘게 다진다.
❹ 으깬 두부와 다진 야채에 나머지 두부 볼 재료를 넣고 잘 버무린 다음 둥글게 빚는다.
❺ 170~180도씨(반죽을 기름에 한 두 방울 떨어뜨렸을 때 2~3초간 가라앉았다 떠오를 때의 온도)의 기름에 두부 볼을 튀긴다. 두부 볼이 연한 갈색이 되면 건져낸다.
❻ 양배추, 당근, 오이는 얇게 채썰어 소금을 넣고 조물조물 무쳐둔다.
❼ 두부 볼을 먹기 좋은 크기로 잘라 채썬 야채와 파마산치즈, 프렌치드레싱, 파슬리가루를 넣고 버무린다.

TIP
올리브유 1큰술, 식초 1/4큰술, 다진 양파 1작은술, 설탕 1작은술, 소금과 후추를 약간 넣어 잘 섞어주면 프렌치드레싱이 완성됩니다.

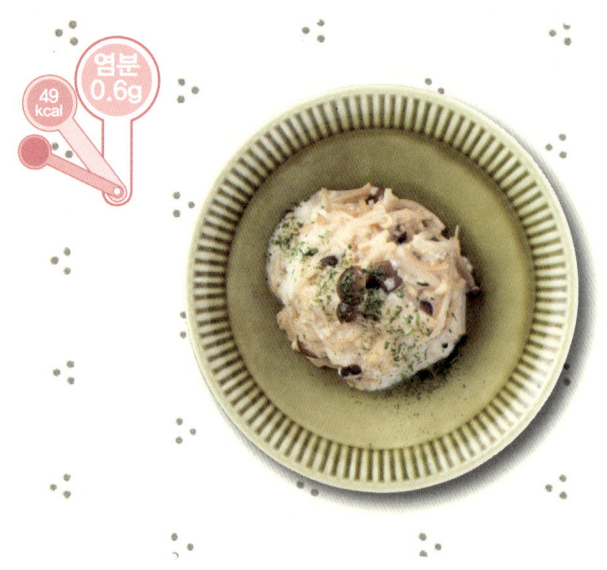

버섯 마 무침

주재료 팽이버섯 1/4팩, 느타리버섯 1/4팩, 마 60g, 식용유 1/2작은술
양념 재료 청주 1작은술, 맛술 1작은술, 간장 1작은술, 파래가루 약간, 소금 약간

TIP
마는 흙이 묻어 있는 상태에서 신문지로 싼 다음 랩으로 한 번 더 감싸 냉장고에 보관하세요. 마를 썰어서 보관하면 색이 변하고 고유의 향이 날아갑니다.

| 만드는 방법 |

① 팽이버섯은 가닥가닥 떼어서 절반으로 자르고, 느타리버섯도 한 가닥씩 떼어둔다.
② 마는 껍질을 벗긴 다음 갈아 둔다.
③ 냄비에 식용유를 두른 다음, 팽이버섯과 느타리버섯을 넣고 살짝 볶다가 양념 재료를 넣고 조린다.
④ 조린 버섯과 마를 버무려 그릇에 담고 파래가루를 뿌려 마무리한다.

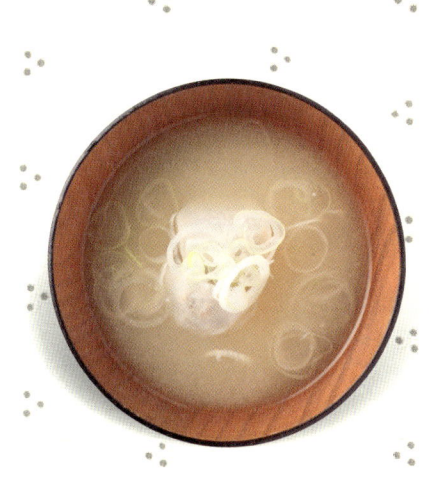
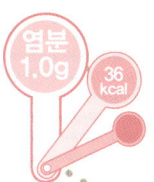

토란 대파 미소시루

주재료 토란 1/3개, 대파 10cm, 멸치 다시마 육수 300cc, 미소된장 2작은술

TIP
토란은 다시마와 궁합이 맞습니다. 다시마에 함유된 알긴산(다시마의 끈적끈적한 성분)이 토란의 아린 맛을 잡아주기 때문입니다.

| 만드는 방법 |

① 대파는 송송 작게 썬다.
② 토란은 껍질을 벗기고 한입 크기로 썰어 쌀뜨물에 담가 아린 맛을 없앤다.
③ 냄비에 멸치 다시마 육수를 넣고 끓인 다음, 토란을 넣고 한소끔 더 끓인다.
④ 젓가락으로 토란을 찔렀을 때 쑥 들어가면 미소된장을 풀어넣고 불을 끈다.

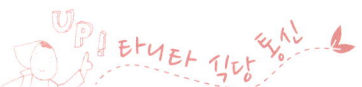

다이어트를 하다보면 갑자기 변비가 생길 수 있습니다. 요리하고 남은 마로 변비에 좋은 사과 마 주스를 만들어 볼까요. 마와 사과는 깨끗이 씻어 껍질을 제거하고 작게 썰어주세요. 믹서기에 잘게 썬 사과와 마, 우유, 꿀 약간을 넣고 갈면 사과 마 주스가 완성됩니다. 취향에 따라 사과 대신 파인애플, 바나나, 키위 등의 과일을 넣어도 좋습니다.

DAY 16

세포 속부터 건강해지는

간장 소스를 곁들인 돼지고기 정식

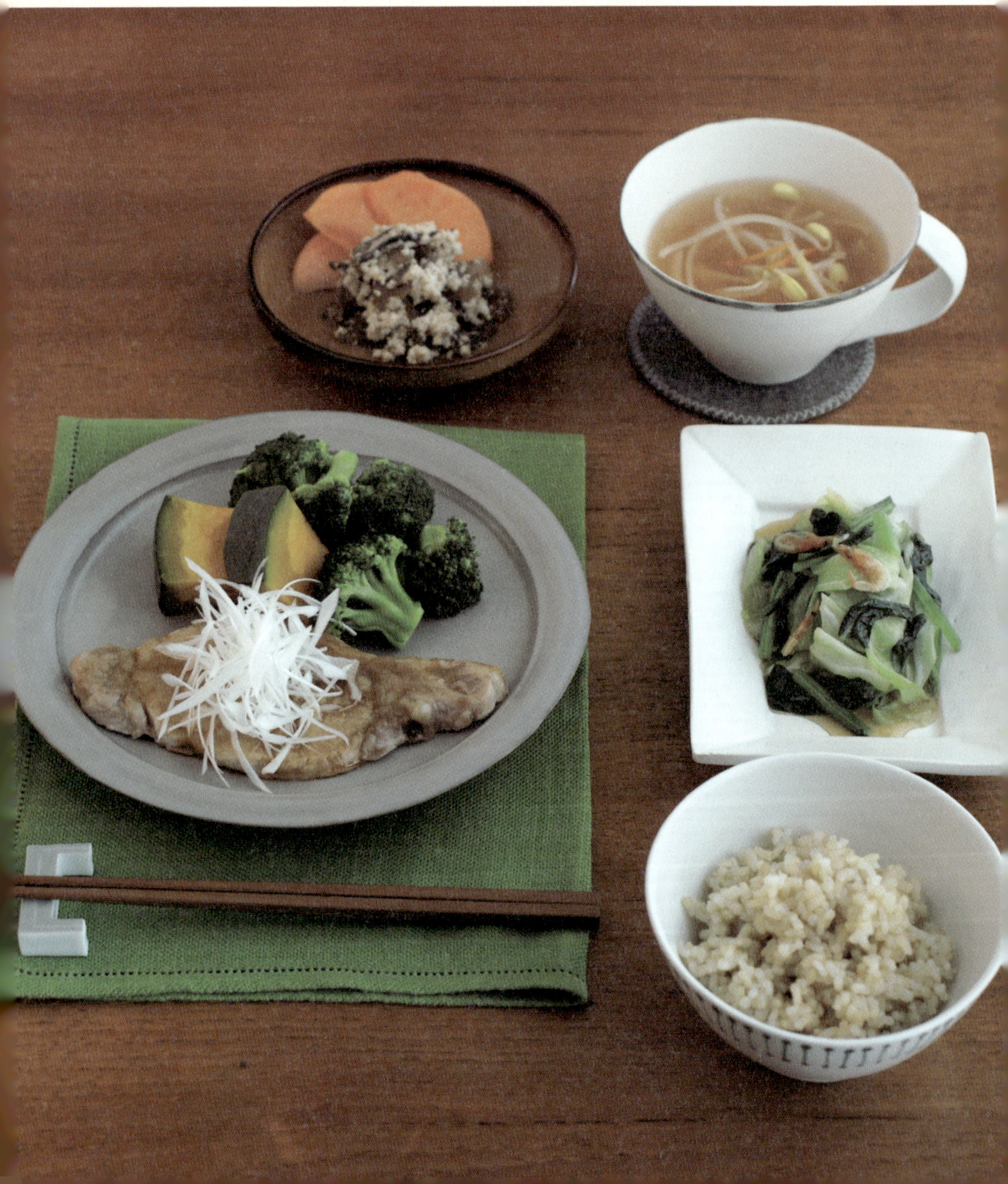

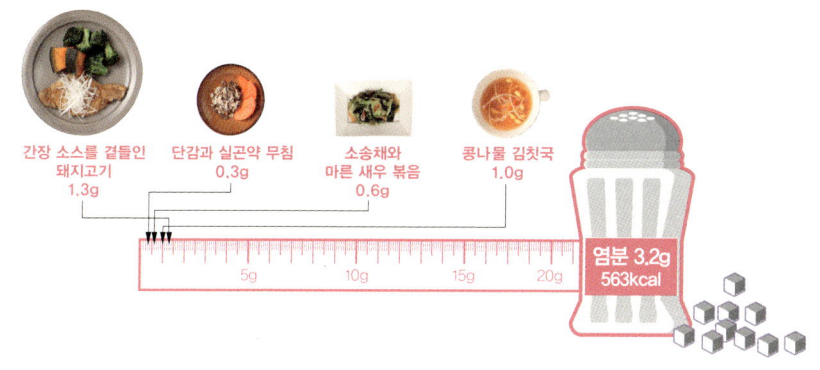

부드럽고 맛이 담백한 새우는 남녀노소 모두가 좋아하는 식품입니다. 새우는 날씨가 쌀쌀해지기 시작하면 살이 통통하게 올라 10월이면 맛이 절정에 달합니다. 영양이 얼마나 꽉꽉 찼는지 '가을 새우는 굽은 허리도 펴게 만든다'는 속담도 있습니다.

새우는 100그램당 82칼로리로 돼지고기(241칼로리)보다 칼로리가 낮습니다. 또 단백질 함량은 높고 지방 함량은 낮습니다. 새우 속 단백질에는 메타오닌, 리신을 비롯해 우리 몸에서 합성되지 않아 음식물을 통해서만 섭취할 수 있는 여덟 가지 필수아미노산이 골고루 들어 있습니다.

콜레스테롤이 많다고 새우를 피하는 사람들이 많지요? 하지만 새우에 함유된 콜레스테롤은 우리 몸의 세포막을 구성하는 '착한 콜레스테롤'인 HDL 콜레스테롤입니다. 게다가 새우에 많이 들어 있는 타우린, 키토산, 키틴 등의 물질은 혈중 콜레스테롤 농도를 낮추는 효과가 있습니다.

새우는 뼈와 근육 형성에 필요한 키토산이 풍부해 성장기 아이들에게 좋습니다. 키토산은 상처가 났을 때 새로운 세포를 만들어 회복 속도를 빠르게 하고, 암세포의 성장을 억제하는 효능도 있습니다. 새우를 먹을 때 대부분 껍질과 꼬리는 그냥 버리는데요. 키토산은 새우 껍질과 꼬리에 특히 많습니다. 마른 새우를 통으로 갈아 조미료로 만들어두면, 새우의 맛과 영양을 남김없이 먹을 수 있습니다.

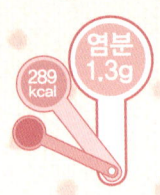
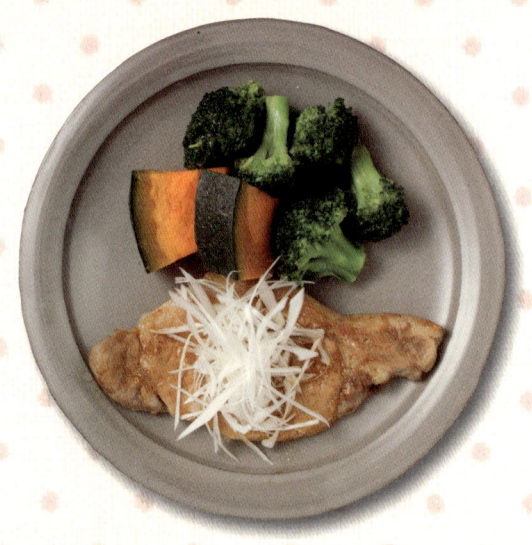

간장 소스를 곁들인 돼지고기

주재료 돼지고기 등심(두껍게 썬 것) 100g 2덩어리, 단호박 100g, 브로콜리 1/3개, 대파 5cm, 소금과 후추 약간
소스 재료 고추냉이 1작은술, 간장 1/2큰술

| 만드는 방법 |

❶ 돼지고기는 힘줄을 제거하고, 소금과 후추로 밑간을 한다.
❷ 대파는 하얀 부분만 얇게 채썬다.
❸ 브로콜리는 한입 크기로 떼어낸 다음, 끓는 물에 살짝 데친다.
❹ 단호박은 한입 크기로 자른 다음, 랩으로 싸서 전자레인지에 8분 정도 돌려 찐다.
❺ 예열된 오븐에 종이 호일을 깔고, 돼지고기를 10~15분 정도 굽는다.
❻ 고추냉이와 간장을 잘 섞어 돼지고기에 바른다.
❼ 그릇에 돼지고기를 담고 대파로 장식한 다음 단호박과 브로콜리를 곁들여 마무리한다.

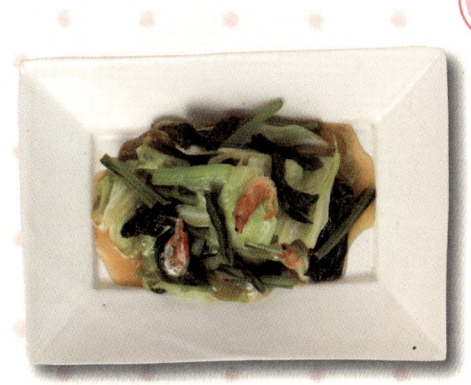

소송채와 마른 새우 볶음

주재료 소송채 1줌, 양배추 2장, 마른 새우 반 줌, 식용유 1/2작은술, 녹말물 적당량
양념 재료 두반장 약간, 맛술 1작은술, 간장 1/2큰술, 청주 1작은술

TIP
마른 새우는 팬에 식용유를 두르지 않고 살짝 볶은 다음, 면포에 싸서 비비면 수염이나 주둥이의 뾰족한 부분을 쉽게 제거할 수 있습니다.

| 만드는 방법 |

❶ 소송채는 적당히 자르고, 양배추는 얇게 썬다.
❷ 달궈진 냄비에 식용유를 두르고 두반장을 넣고 볶다가 매운 향이 나기 시작하면 소송채와 양배추를 넣고 볶는다.
❸ 마른 새우와 나머지 양념 재료를 넣고 좀 더 볶는다.
❹ 재료가 어느 정도 익으면 녹말물을 넣어 양념을 걸쭉하게 만들고 마무리한다.

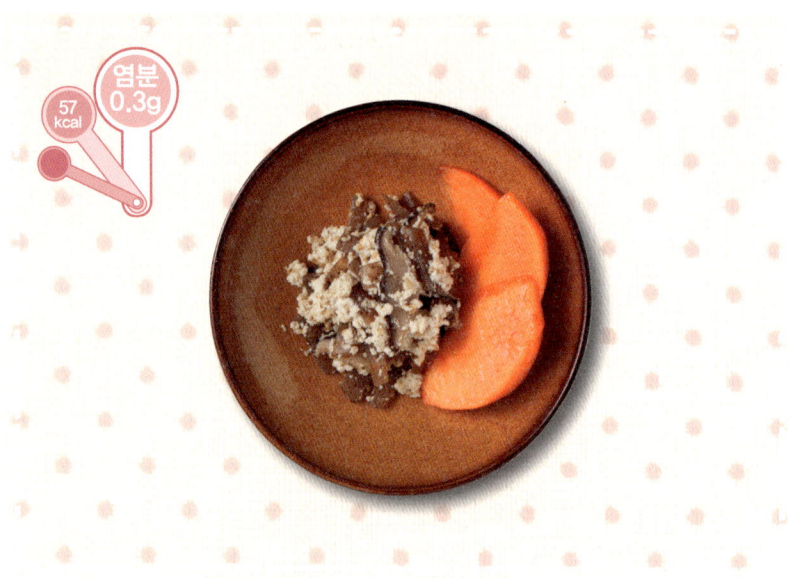

단감과 실곤약 무침

주재료 단단한 두부 1/6모, 단감 40g, 실곤약 40g, 말린 표고버섯 1/2개, 표고버섯 불린 물 적당량, 참깨 1작은술
양념 재료 설탕 1작은술, 간장 1작은술

> **TIP**
> 표고버섯에 함유된 에리다데민이란 물질은 콜레스테롤 수치를 낮춰주고, 돼지고기의 냄새를 없애줍니다. 에리다데민은 말린 버섯을 물에 우려낼 때 녹아나오므로 버섯을 불렸던 물은 버리지 말고 국이나 찌개에 넣습니다.

| 만드는 방법 |

1. 두부는 물기를 꼭 짠 다음 으깨서 참깨와 섞는다.
2. 실곤약은 1센티미터 길이로 썰어서 끓는 물에 데친다.
3. 데친 실곤약은 찬물에 여러 번 헹궈 특유의 냄새를 없앤 다음 물기를 뺀다.
4. 말린 표고버섯은 물에 담가 불린 다음 얇게 썬다. 표고버섯을 불린 물은 조금 남겨둔다.
5. 단감은 껍질을 벗기고 반달 모양으로 얇게 썬다.
6. 실곤약, 표고버섯, 표고버섯을 불린 물, 양념 재료를 잘 섞은 다음 으깬 두부와 버무린다.
7. 그릇에 실곤약 무침을 담고 단감을 곁들여 마무리한다.

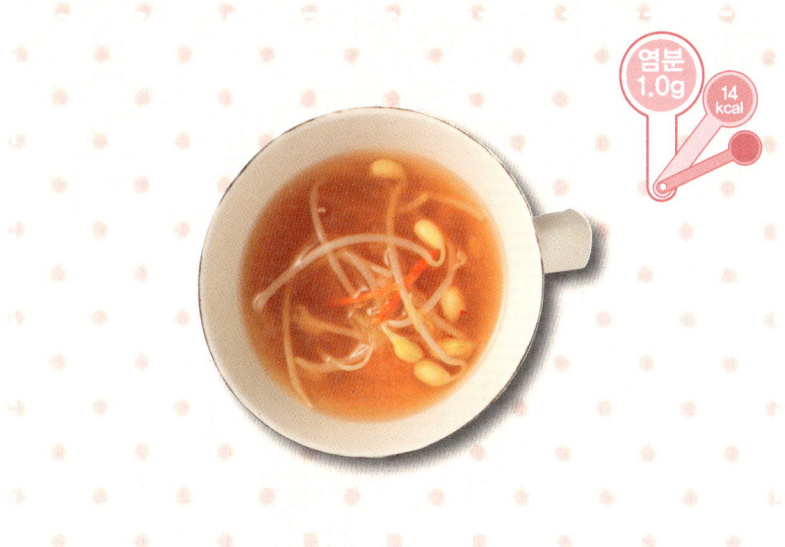

콩나물 김칫국

주재료 김치 10g, 콩나물 2줌, 대파 5cm, 멸치 다시마 육수 300cc, 소금과 후추 약간

| 만드는 방법 |

❶ 김치는 양념을 털어낸 다음 얇게 썰고, 대파는 어슷어슷 채썬다.
❷ 냄비에 멸치 다시마 육수를 넣고 끓이다가 김치와 대파를 넣는다.
❸ 한소끔 끓으면 콩나물을 넣고 살짝 더 끓인 다음, 소금과 후추로 간을 한다.

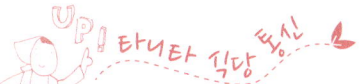

마른 새우를 활용해서 감칠맛 나는 육수를 만들어 볼까요.
① 다시마(10그램)는 젖은 행주로 이물질을 닦고 물 1리터에 30분간 불린다.
② 냄비에 다시마 불린 물과 마른 새우, 다시마를 넣고 끓이다가 국물이 끓어오르면 다시마를 건져낸다.
③ 국물을 한소끔 더 끓인 다음, 마른 새우도 건져낸다.
마른 새우에서 감칠맛을 내는 성분은 핵산 계통의 아미노산으로, 글루타민산을 함유한 다시마와 함께 요리하면 풍미가 더욱 좋아집니다.

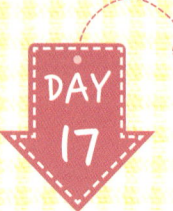

알레르기 질환을 예방하는
와인 소스를 얹은 꽁치 구이 정식

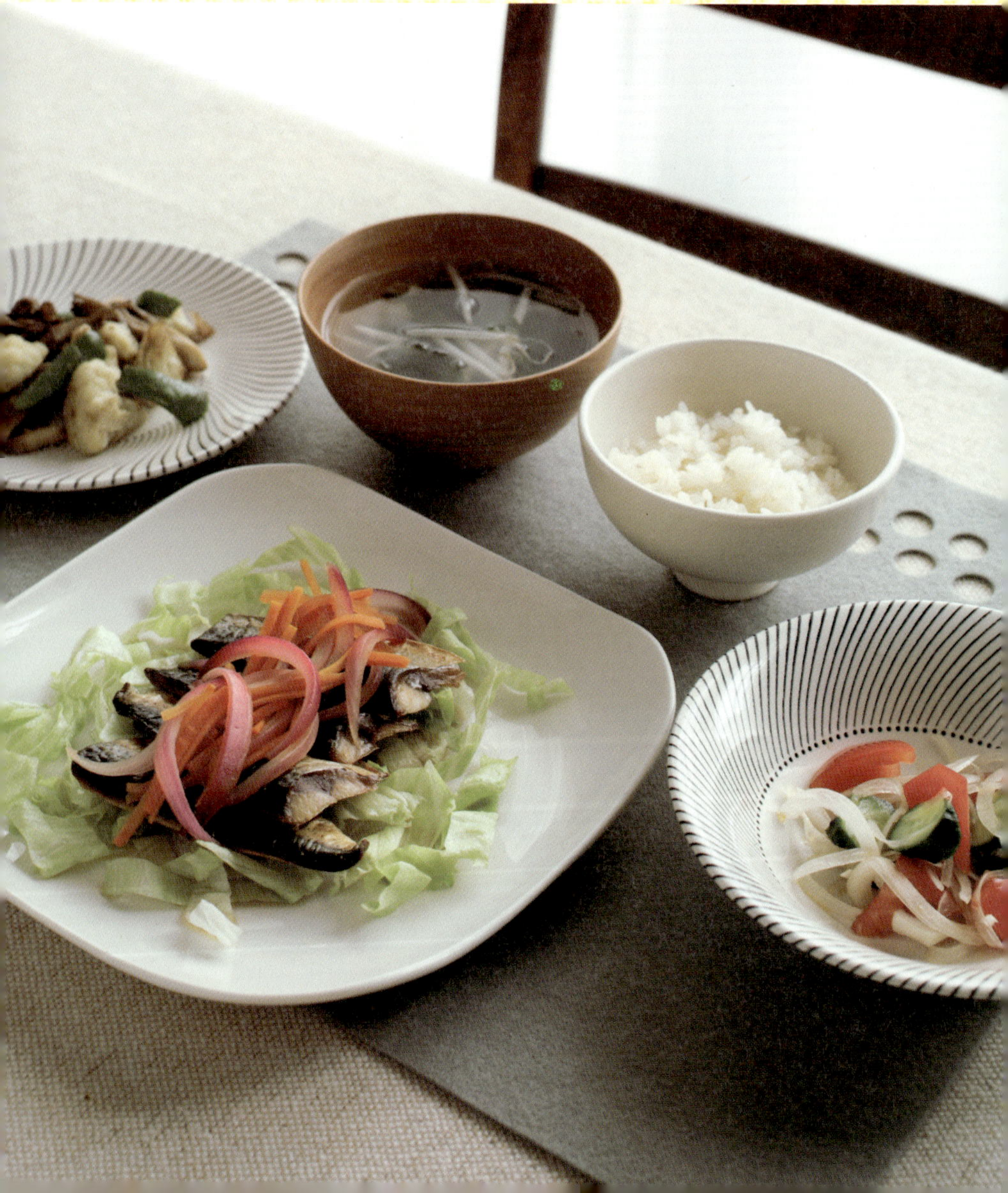

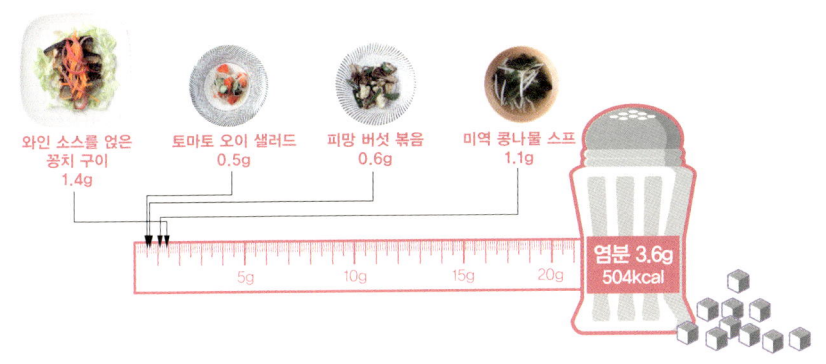

　　　　　요즘 아토피 피부염이나 알레르기성 비염 등 알레르기 질환으로 고생하는 사람들이 부쩍 많아졌습니다. 알레르기 질환의 원인은 여러 가지가 있겠지만 그 중 하나가 면역력 저하입니다. 그래서 오늘은 면역력을 강화시키는 식품을 소개하겠습니다.

양파, 대파, 마늘처럼 당근도 요리할 때 빠지지 않는 식품입니다. 당근의 주황빛이 요리의 식감을 살려주기 때문입니다. 하지만 직원들이 반납한 그릇에는 항상 당근이 남아 있습니다. 면역력 강화에 당근만큼 좋은 식품이 없는데도 말이지요.

당근은 베타카로틴이라는 성분 때문에 주황색을 띠는데, 이 성분에 면역력을 높이는 비밀이 숨어 있습니다. 베타카로틴은 강력한 항산화제로 활성산소의 발생을 억제하고, 발암 물질과 독성 물질을 무력화해 면역력을 높여주는 역할을 합니다.

당근에 풍부한 펙틴이라는 식물성 식이섬유도 발암 물질과 중금속을 몸밖으로 배출시키는데 탁월한 효과가 있습니다. 또 펙틴은 유산균이 대장에서 잘 자라게 도와줘 더부룩함을 없애고 변비를 예방합니다.

요리의 부재료에만 머물렀던 당근이 다르게 보이지 않나요? 홍삼처럼 비싼 약재를 먹는다고 하루아침에 면역력이 좋아지지는 않습니다. 면역력 강화는 요리에 들어 있는 당근을 매일매일 남김없이 먹는 것에서부터 시작됩니다.

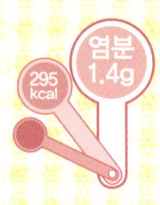
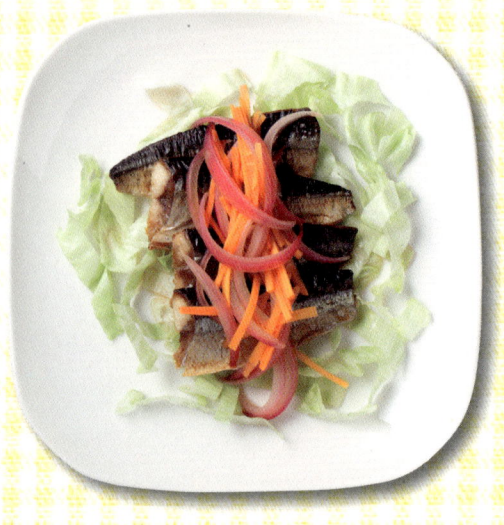

와인 소스를 얹은 꽁치 구이

주재료 꽁치 2마리, 당근 4cm, 양상추 2장, 자색양파 1/5개, 소금과 후추 약간
소스 재료 식초 2작은술, 간장 1/2큰술, 설탕 1작은술, 물 40cc, 화이트와인과 소금 약간

| 만드는 방법 |

1. 꽁치는 머리를 떼고 반으로 갈라 등뼈를 발라낸 다음, 두 토막으로 자른다.
2. 손질한 꽁치는 소금과 후추에 재워둔다.
3. 당근과 자색양파는 얇게 채썰고, 양상추는 먹기 좋은 크기로 잘라둔다.
4. 예열한 오븐에 종이 호일을 깔고, 꽁치를 10분~15분 정도 굽는다.
5. 냄비에 소스 재료와 당근, 자색양파를 넣고 익을 때까지 끓인다.
6. 접시에 양상추를 펼쳐놓고 꽁치를 담은 다음, 와인 소스를 끼얹어 마무리한다.

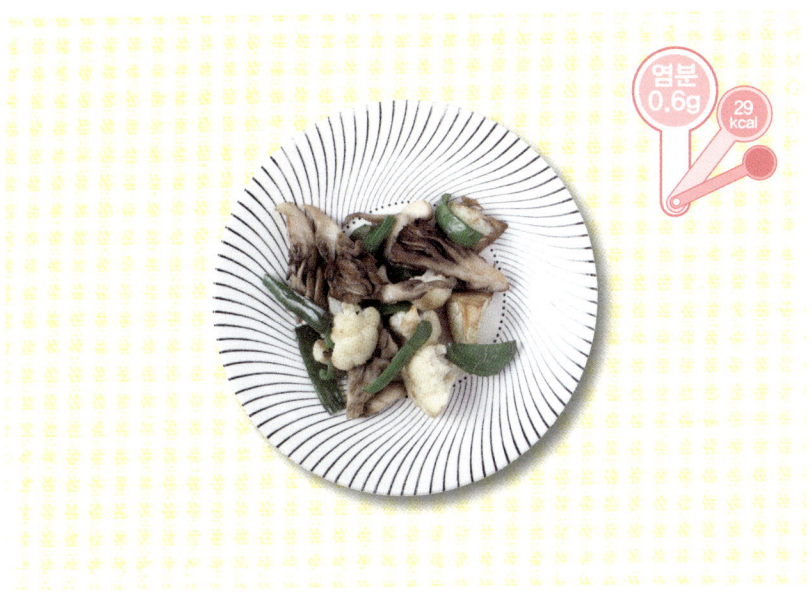

피망 버섯 볶음

주재료 피망 1개, 잎새버섯 1/2팩, 콜리플라워 1/6개, 버터 1/2작은술
양념 재료 간장 2/3작은술, 소금과 후추 약간

콜리플라워는
꽃봉오리가 크고 깨끗하며
싱싱한 것이 좋습니다.
작은 잎이 돋아난 것은
많이 자란 것이니 가급적
피하세요.

| 만드는 방법 |

❶ 콜리플라워는 작게 잘라서 끓는 물에 살짝 데친다.
❷ 피망은 1센티미터 두께로 자르고, 잎새버섯은 붙어 있는 부분을 가닥가닥 잘 떼어낸다.
❸ 냄비에 버터를 두르고 콜리플라워와 잎새버섯, 피망을 넣고 볶다가
   뚜껑을 덮고 약한 불에서 익힌다.
❹ 야채가 익으면 간장과 소금, 후추로 간을 하고 마무리한다.

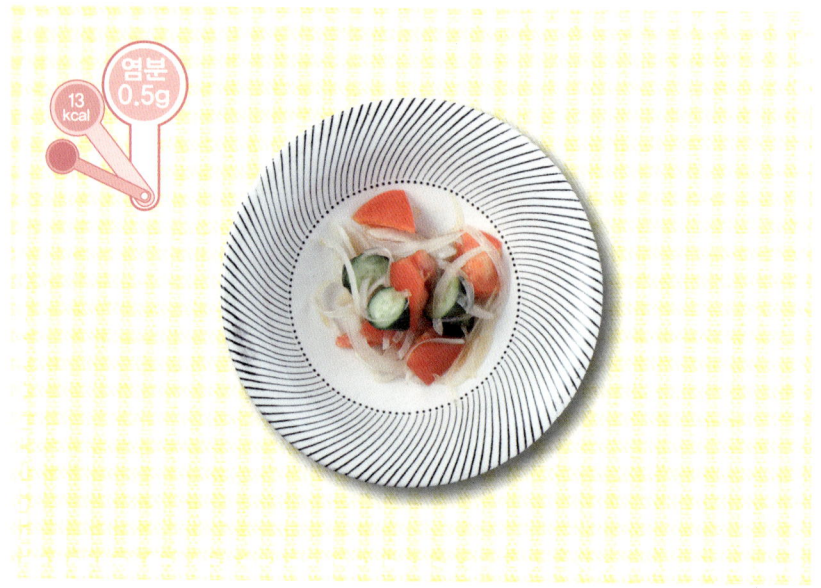

토마토 오이 샐러드

주재료 토마토 1/4개, 오이 1/2개, 양파 1/10개
양념 재료 멸치 다시마 육수 10cc, 식초 1/2큰술, 간장 2/3작은술

> 토마토 오이 샐러드 재료를 활용해
> 톡 쏘는 맛과 시원한 국물이 일품인
> 냉국을 만들어 볼까요.
> 토마토는 껍질을 벗겨 한입 크기로 썰고,
> 오이와 양파는 얇게 채썹니다. 손질한 재료에
> 다시마 육수(2컵), 식초(4큰술), 올리고당(1큰술),
> 소금(약간), 얼음을 넣으면 여름철
> 별미 토마토 오이 냉국이
> 완성됩니다.

| 만드는 방법 |

① 오이는 한입 크기로 도톰하게 자른다.
② 양파는 얇게 채썰고 물에 헹궈 매운맛을 제거한 다음, 물기를 뺀다.
③ 토마토는 한입 크기로 자른다.
④ 양파, 오이, 토마토에 멸치 다시마 육수, 식초, 간장을 넣고 버무린다.

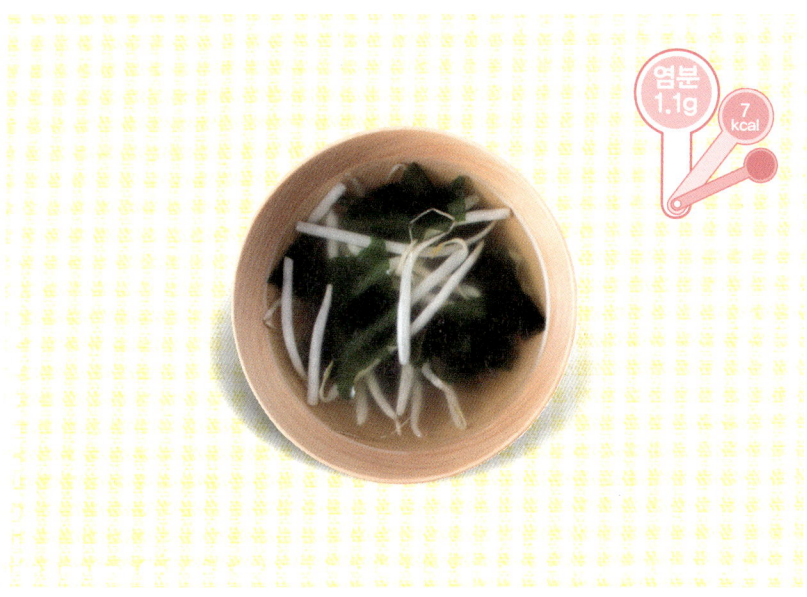

염분 1.1g
7 kcal

미역 콩나물 스프

주재료 콩나물 1줌, 말린 미역 약간, 물 300cc, 치킨스톡 약간, 후추 약간

| 만드는 방법 |

❶ 말린 미역은 물에 담가 불린 다음 물기를 짜고, 한입 크기로 자른다.
❷ 냄비에 물과 치킨스톡을 넣고 끓이다가, 미역과 콩나물을 넣고 뚜껑을 연 상태로 강한 불에서 한소끔 끓인다.
❸ 후추를 넣어 마무리한다.

TIP
콩나물은 피로 회복과 숙취 해소에 좋은 아스파라긴산이 풍부합니다. 요리하고 남은 콩나물은 씻지 말고 비닐에 넣어 냉장 보관하세요.

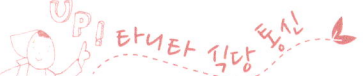
타나타 식당 톡신 UP!

당근은 색이 진하고, 표면이 매끄러우며 형태가 곧은 것이 좋습니다. 당근은 신문지에 싸서 냉장 보관하세요. 이때 사과나 배와는 멀리 떨어진 곳에 보관해야 합니다. 사과와 배가 익는 과정에서 배출되는 에틸렌가스가 주변에 있는 과일과 채소의 숙성을 촉진해 금방 무르고 시들게 만들기 때문입니다.

DAY 18

몸과 마음의 힐링이 필요할 땐
폰즈 소스를 얹은
닭고기 구이 정식

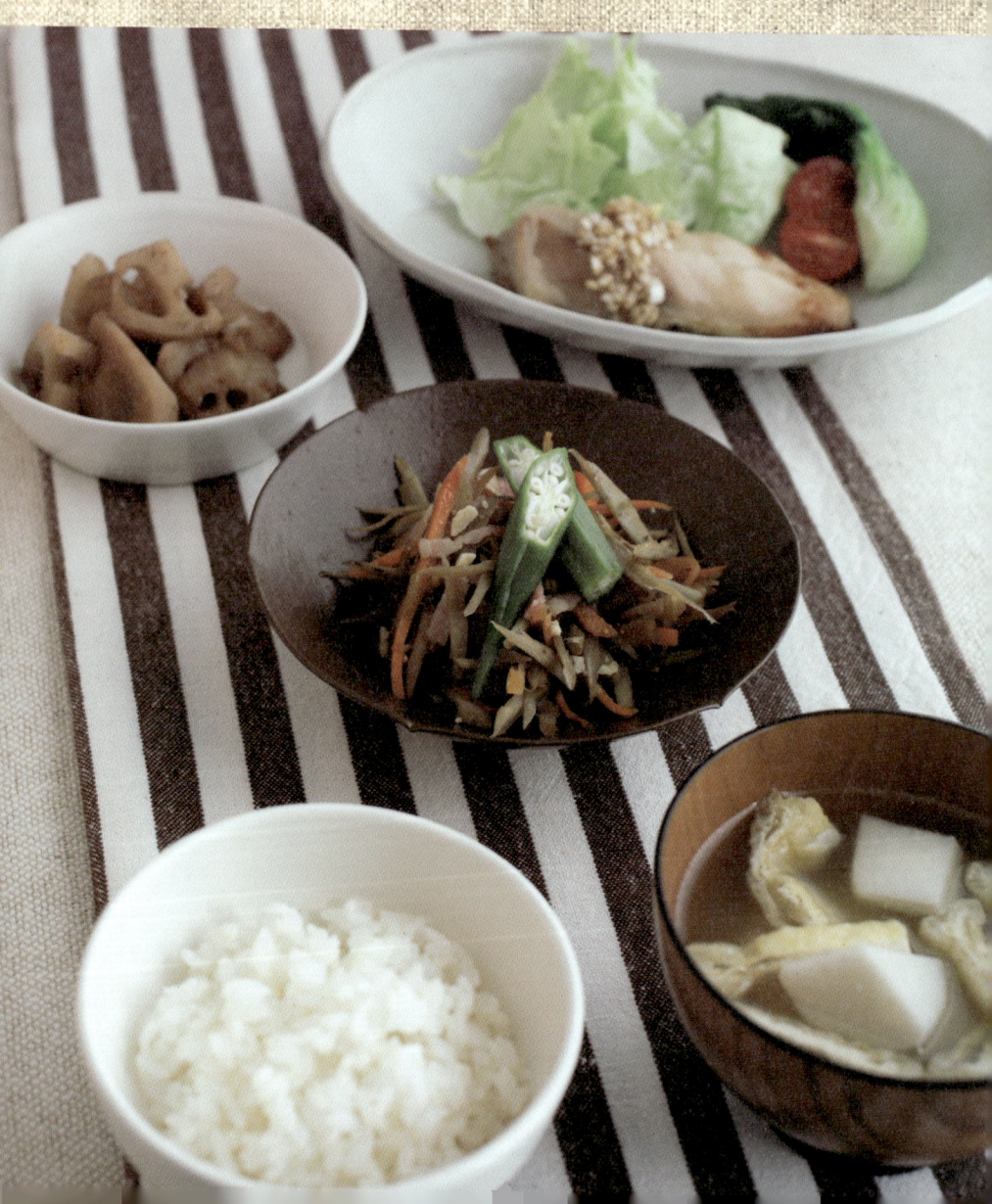

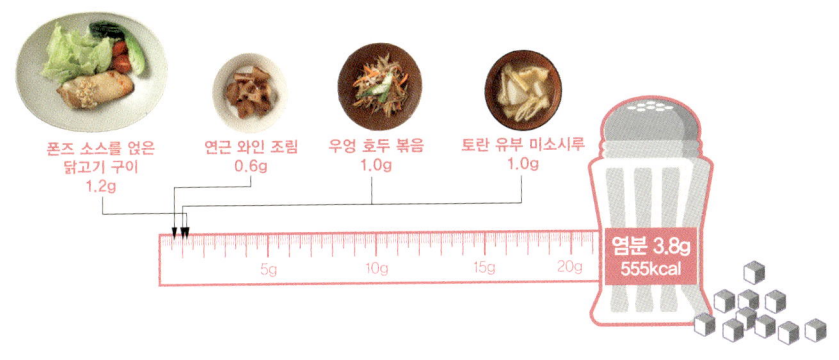

　　요즘 '웰빙'과 '로하스'라는 키워드가 화두가 되면서 사찰 음식이 주목받고 있습니다. 사찰 음식은 제철에 나는 채소를 주로 사용하고 천연조미료로 담백하게 간을 해 타니타 레시피와도 비슷한 점이 많습니다.
사찰 음식에 자주 애용되는 식품 중 하나가 연근입니다. 연꽃의 뿌리인 연근은 불교에서 '극락'과 '장수'를 상징합니다. 연근에 함유된 아스파라긴산은 스트레스를 풀어주고 흥분된 마음을 가라앉혀줍니다. 연근을 자를 때 나오는 끈적끈적한 점액 물질인 뮤신은 소화를 돕습니다. 연근은 정신을 수양하는 시간이 많고 활동량이 적어 소화가 잘 되지 않는 수행자들에게 꼭 맞는 채소입니다.
연근의 쌉싸름한 맛은 단닌이라는 성분 때문입니다. 녹차, 레드와인, 감에도 들어 있는 탄닌은 지혈 효과가 뛰어납니다. 연근즙을 솜에 묻혀 피가 난 곳에 대고 있으면 피가 빨리 멈춥니다.
일본 구마모토의 향토 요리인 연근 튀김은 연근의 구멍에 매운 겨자를 섞은 된장을 넣어 튀김옷을 입혀 튀겨낸 것입니다. 에도 시대에 허약한 구마모토성 병사들을 위해 고안된 음식이라고 합니다.
연못 위에 유유히 떠있는 연꽃만 아름다운 줄 알았더니, 진흙에 묻힌 뿌리는 우리 몸에 더 없이 이롭네요.

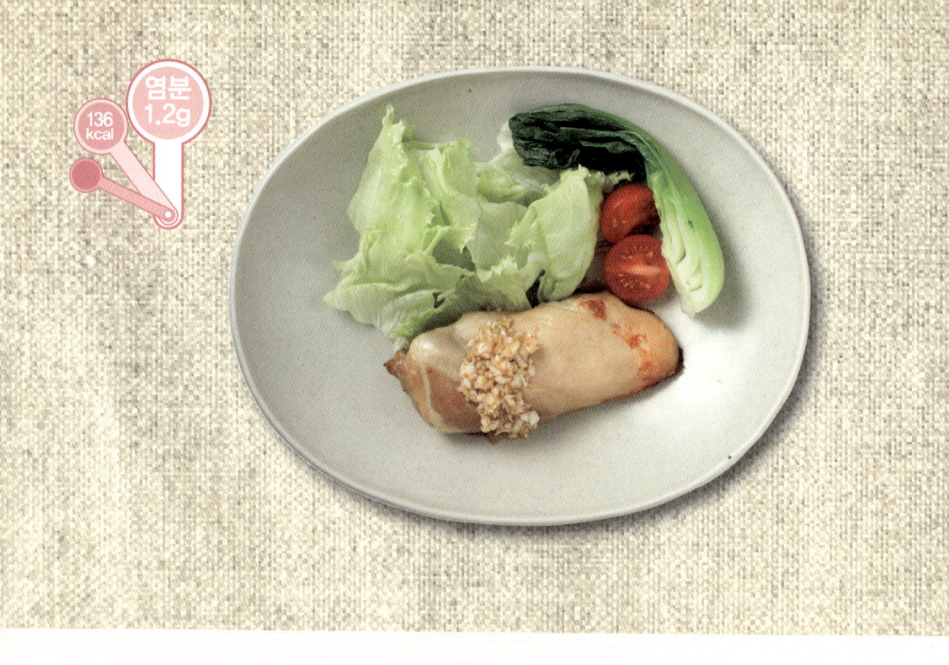

폰즈 소스를 얹은 닭고기 구이

주재료 닭다리살 100g 2조각, 대파 5cm, 청주 1작은술, 방울토마토 2개, 양상추 2장, 청경채 1포기, 소금과 후추 약간
소스 재료 간장 1큰술, 물 2큰술, 청주 1작은술, 유자청 1작은술

| 만드는 방법 |

❶ 닭다리살은 소금과 후추, 청주로 밑간을 한다.
❷ 대파는 흰 부분만 잘게 다진다.
❸ 간장, 물, 청주, 유자청을 넣어 폰즈 소스를 만들고, 다진 대파와 섞어 둔다.
❹ 방울토마토는 절반으로 자르고, 양상추는 적당히 찢어둔다.
❺ 청경채는 세로로 잘라서 끓는 물에 데친 다음, 물기를 짠다.
❻ 예열한 오븐에 종이 호일을 깔고, 닭다리살을 10~15분 정도 굽는다.
❼ 그릇에 닭다리살을 담고 폰즈 소스를 끼얹은 다음 양상추, 방울토마토, 청경채를 곁들인다.

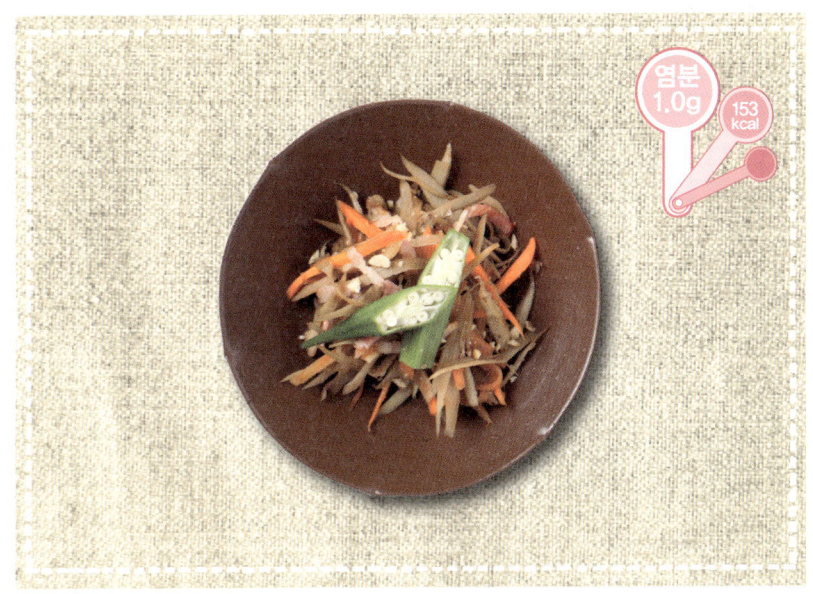

우엉 호두 볶음

주재료 우엉 1/2개, 호두 8g, 베이컨 20g, 당근 4cm, 오크라 10g, 식용유 1/2작은술
양념 재료 설탕 1작은술, 맛술 1/2큰술, 간장 1/2큰술

호두는 노화 방지에 좋은 비타민E와 콜레스테롤 수치를 떨어뜨리고 기억력을 높여주는 리놀렌산이 풍부하게 함유되어 있습니다.

| 만드는 방법 |

❶ 베이컨과 당근은 얇게 썬다.
❷ 우엉은 채썬 다음 물에 담가 쓴맛을 제거하고, 끓는 물에 살짝 데친다.
❸ 오크라는 끓는 물에 데쳐서 어슷하게 절반으로 자른다.
❹ 호두는 대강 부순 다음, 팬에 식용유를 두르지 않고 볶는다.
❺ 가열된 팬에 식용유를 두르고 우엉과 당근, 베이컨을 볶는다.
❻ 재료가 어느 정도 익으면 호두와 양념 재료를 넣고 조린다.
❼ 완성된 재료를 그릇에 담고 오크라로 장식해 마무리한다.

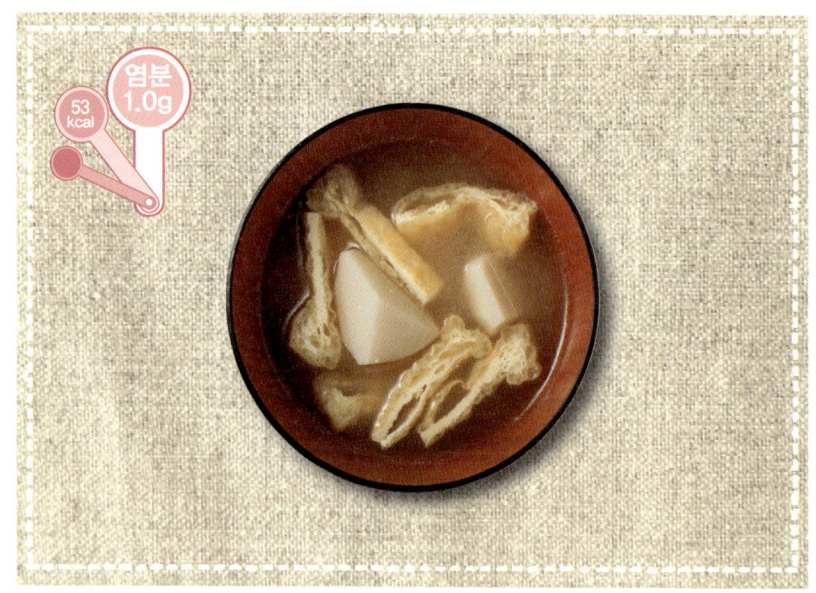

토란 유부 미소시루

주재료 토란 1/3개, 유부 10g, 가쓰오부시 육수 300cc, 미소된장 2작은술

| 만드는 방법 |

① 토란은 껍질을 벗겨 한입 크기로 자른 다음, 소금물에 담가 아린 맛을 없앤다.
② 유부는 끓는 물에 살짝 데쳐 기름기를 뺀 다음, 물기를 꼭 짜고 1센티미터 두께로 채썬다.
③ 냄비에 가쓰오부시 육수를 넣고 끓이다가 토란과 유부를 넣는다.
④ 젓가락으로 토란을 찔렀을 때 쑥 들어가면 미소된장을 풀어 한소끔 끓인 다음 마무리한다.

TIP

쫄깃한 식감의 유부는 기름에 튀긴 두부입니다. 유부를 끓는 물에 살짝 데치거나 체에 밭쳐 뜨거운 물을 끼얹거나, 키친타월로 눌러주면 기름기를 어느 정도 줄일 수 있습니다.

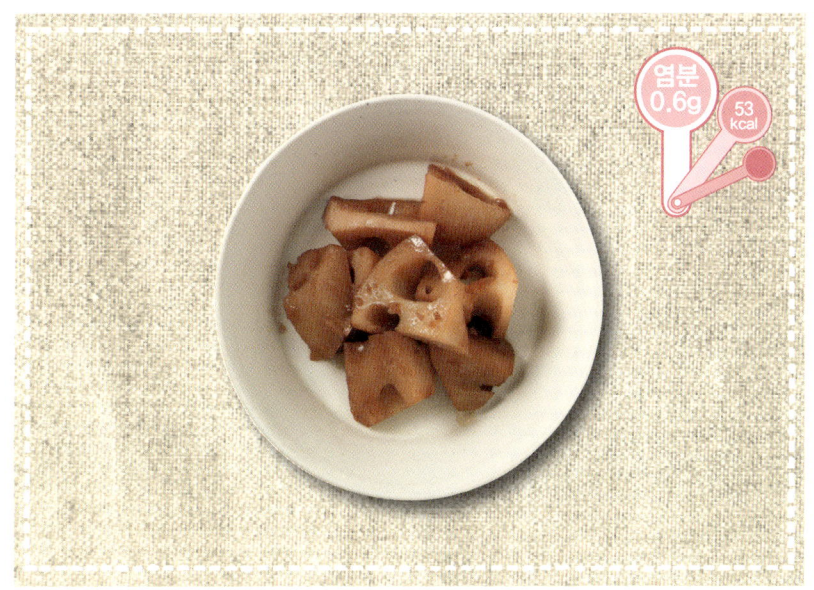

연근 와인 조림

주재료 연근 1/2개, 올리브유 1/2작은술, 다진 마늘 약간
양념 재료 레드와인 2작은술, 멸치 다시마 육수 100cc, 간장 1작은술

| 만드는 방법 |

❶ 연근은 한입 크기로 잘라서 끓는 물에 살짝 데친다.
❷ 냄비에 올리브유를 두르고 다진 마늘을 볶아 향을 낸 다음, 연근을 넣고 조금 더 볶는다.
❸ 연근이 어느 정도 익으면 레드와인, 멸치 다시마 육수, 간장을 넣고 조린다.

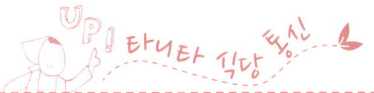

올리브유 외에도 자주 사용하는 식용유의 효능과 용도를 알아볼까요.
- 포도씨유 : 카테킨과 비타민E가 풍부해 항산화 효과가 뛰어나다. 발연점이 높아 튀김 요리에 좋다.
- 카놀라유 : 유채꽃에서 추출한 식용유로 오메가3 지방산이 많아 심장병을 예방한다. 맛과 향이 담백해 튀김, 볶음, 무침 등의 요리에 두루 사용한다.
- 해바라기씨유 : 무기질과 비타민이 풍부해 노화 방지에 좋다. 튀김이나 드레싱에 곁들인다.

DAY 19

간의 피로를 풀어주는
명란 소스 연어 구이 정식

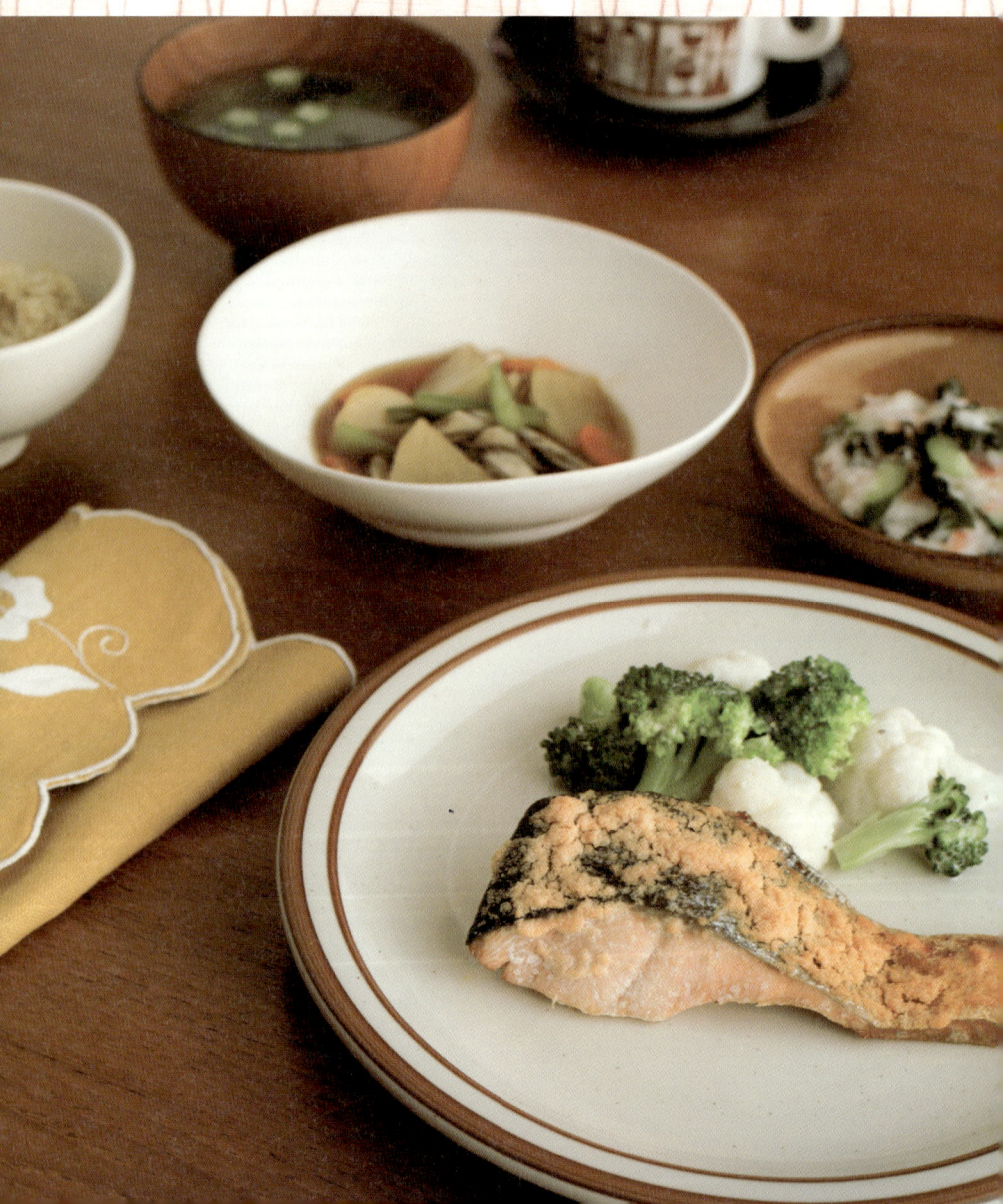

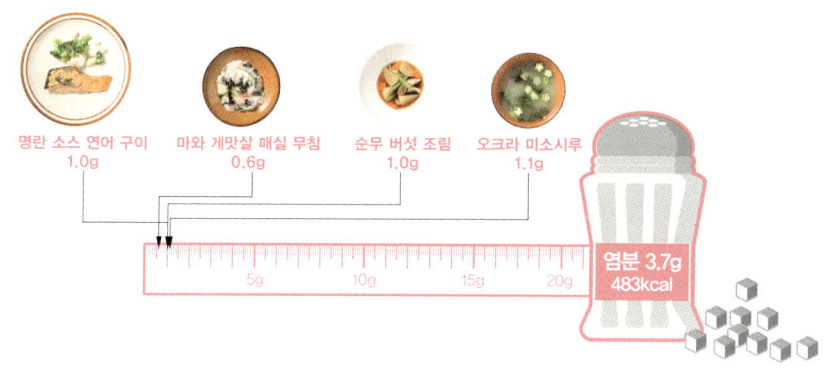

몸이 천근만근 무겁고, 아무리 자도 피곤함이 가시지 않나요? '푹 쉬면 나아지겠지'라고 대수롭지 않게 여겼다가 24시간 주변을 맴도는 피로 때문에 고생하는 사람들이 많습니다. 오늘은 그런 사람들을 위한 식품 처방전을 내리려고 합니다.

우리 몸속에서 가장 큰 장기인 간은 해독을 담당하는 기관입니다. 하지만 잦은 음주와 스트레스 때문에 몸에 독소가 많이 쌓이면, 간은 제 기능을 하지 못하고 독소를 방치하게 됩니다. 몸속에 쌓인 독소는 면역력을 떨어트리고 우리 몸이 피로를 느끼게 합니다. 즉 만성피로를 해결하려면 간의 피로부터 풀어야 합니다.

순무에는 클루코시놀레이트라는 성분이 들어 있습니다. 이 성분은 간암을 유발하는 아플라톡신을 해독하는 작용이 뛰어납니다. 또한 면역 세포인 백혈구 수치를 늘리는 역할을 합니다. 순무에 함유된 이소티오시아네이트는 발암 물질의 분비를 억제하고 살균 작용이 뛰어납니다.

갈증을 해소하고 기침을 멈추게 하는 작용이 있는 순무는 목이 쉬었을 때 갈아 마시면 좋습니다.

순무는 일반 무보다 달콤하고 은은한 겨자향이 나면서 청량감이 있습니다.

오늘은 작고 동글동글한 순무로 하루 종일 고생한 간의 피로를 풀어 보겠습니다.

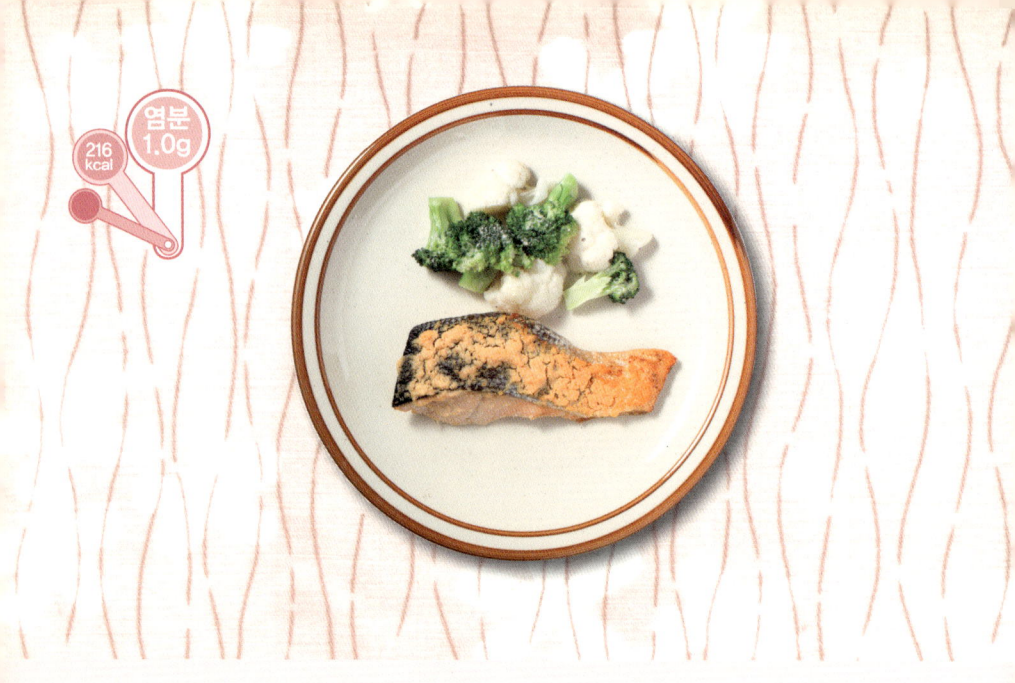

명란 소스 연어 구이

주재료 생연어 90g 2덩어리, 브로콜리 1/4개, 콜리플라워 1/3개, 시저 드레싱 1큰술, 소금과 후추 약간
소스 재료 명란젓 20g, 하프 마요네즈 2작은술

| 만드는 방법 |

❶ 연어에 소금과 후추를 뿌려둔다.
❷ 명란젓은 칼로 속만 긁어 낸 다음 하프 마요네즈와 섞어 소스를 만든다.
❸ 브로콜리와 콜리플라워는 송이를 작게 떼어내고 끓는 물에 데친 다음, 시저 드레싱으로 버무린다.
❹ 연어에 명란 소스를 바른다.
❺ 예열된 오븐에 종이 호일을 깔고 연어를 8분 정도 굽다가 꺼내서, 연어 위에 종이 호일을 덮은 다음 7분 정도 더 굽는다.
❻ 접시에 연어를 담고, 브로콜리와 콜리플라워를 곁들인다.

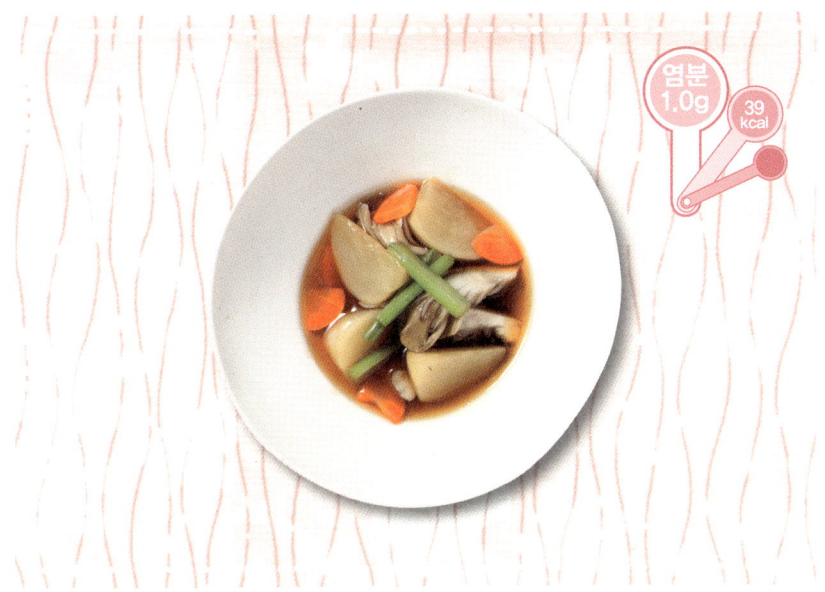

순무 버섯 조림

주재료 순무 150g, 잎새버섯 1/2팩, 당근 2cm, 녹말물 적당량
양념 재료 멸치 다시마 육수 100cc, 청주 1작은술, 간장 2작은술, 설탕 1/4작은술, 맛술 1작은술

TIP
조림 요리 맨 마지막에 녹말물을 넣으면 국물이 걸쭉해지고 요리에 윤기가 흐릅니다.

| 만드는 방법 |

① 순무는 부채 모양으로 자르고, 줄기는 3센티미터 길이로 잘라 끓는 물에 데친다.
② 당근도 부채 모양으로 자르고, 잎새버섯은 한 가닥씩 떼어둔다.
③ 냄비에 양념 재료를 넣고 끓이다가 순무와 순무 줄기, 당근을 넣는다.
④ 재료가 어느 정도 익으면 잎새버섯을 넣고 조린다.
⑤ 국물이 줄어들면 녹말물을 넣어 국물을 걸쭉하게 만든 다음 마무리한다.

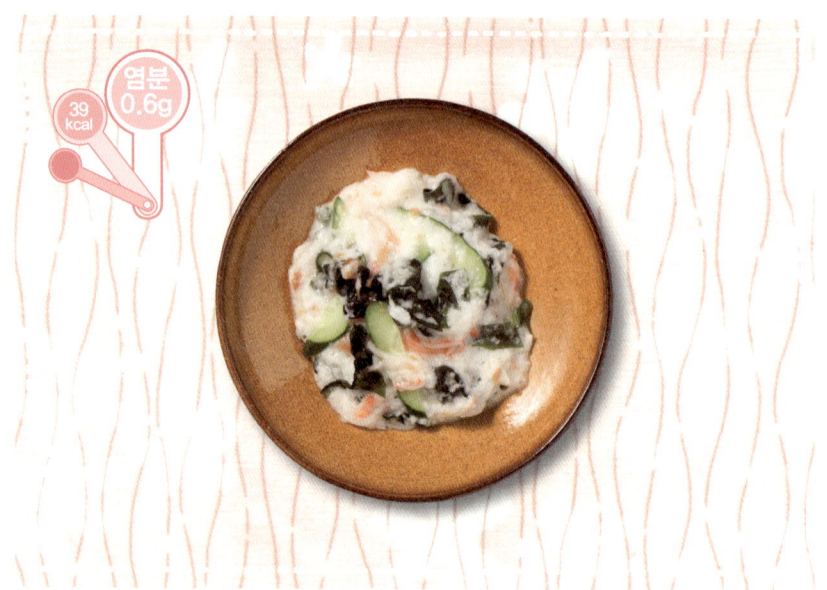

마와 게맛살 매실 무침

주재료 마 80g, 오이 1/5개, 게맛살 20g, 말린 미역 약간, 매실 효소 약간

| 만드는 방법 |

① 마는 껍질을 벗겨 강판에 간다.
② 오이는 어슷어슷 얇게 썬다.
③ 게맛살은 가늘게 찢는다.
④ 말린 미역은 물에 불린 다음, 물기를 꼭 짜고 한입 크기로 썬다.
⑤ 오이, 게맛살, 미역은 갈은 마와 매실 효소를 넣고 버무린 다음 그릇에 담는다.

TIP

사람의 침에는 아밀라아제라는 소화 효소가 들어 있습니다. 매실의 신맛은 침의 분비를 촉진시켜 소화 불량을 해소합니다.

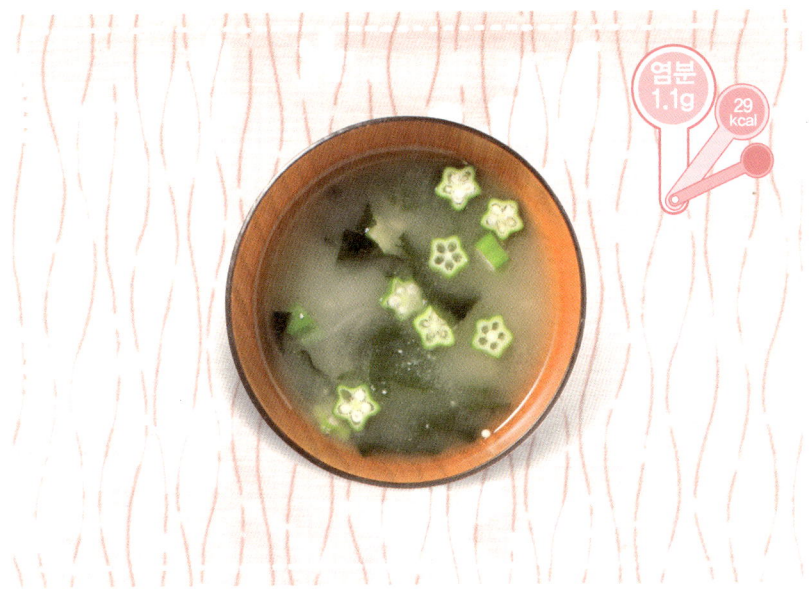

오크라 미소시루

주재료 오크라 4개, 가쓰오부시 육수 300cc, 말린 미역 약간, 미소된장 2작은술

| 만드는 방법 |

1. 오크라는 끓는 물에 데친 다음 작게 자른다.
2. 말린 미역은 물에 불린 다음, 물기를 꼭 짜고 한입 크기로 썬다.
3. 미역과 오크라를 그릇에 담는다.
4. 냄비에 가쓰오부시 육수를 넣고 끓이다가 미소된장을 풀고 조금 더 끓인 다음, 그릇에 국물을 붓는다.

TIP 오크라는 꼭지가 싱싱하고 선명한 녹색을 띠는 것을 고릅니다.

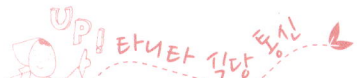

명태 알인 명란은 비타민E가 풍부해 노화 방지에 좋습니다. 요리하고 남은 명란젓으로 계란찜을 만들면 밥반찬으로 그만입니다. 우선 계란 두 개, 물 한 컵, 명란젓 30그램, 당근 1센티미터, 양파 1센티미터를 준비하세요. 당근과 양파는 잘게 다집니다. 달걀을 잘 푼 다음 명란젓과 다진 야채, 물을 넣고 섞어주세요. 내열 유리 용기나 사기그릇에 재료를 담아 전자레인지에 3분 정도 돌려주면 명란 계란찜이 완성됩니다.

DAY 20

'나이 시계'를 거꾸로 돌리는 토마토와 닭고기 조림 정식

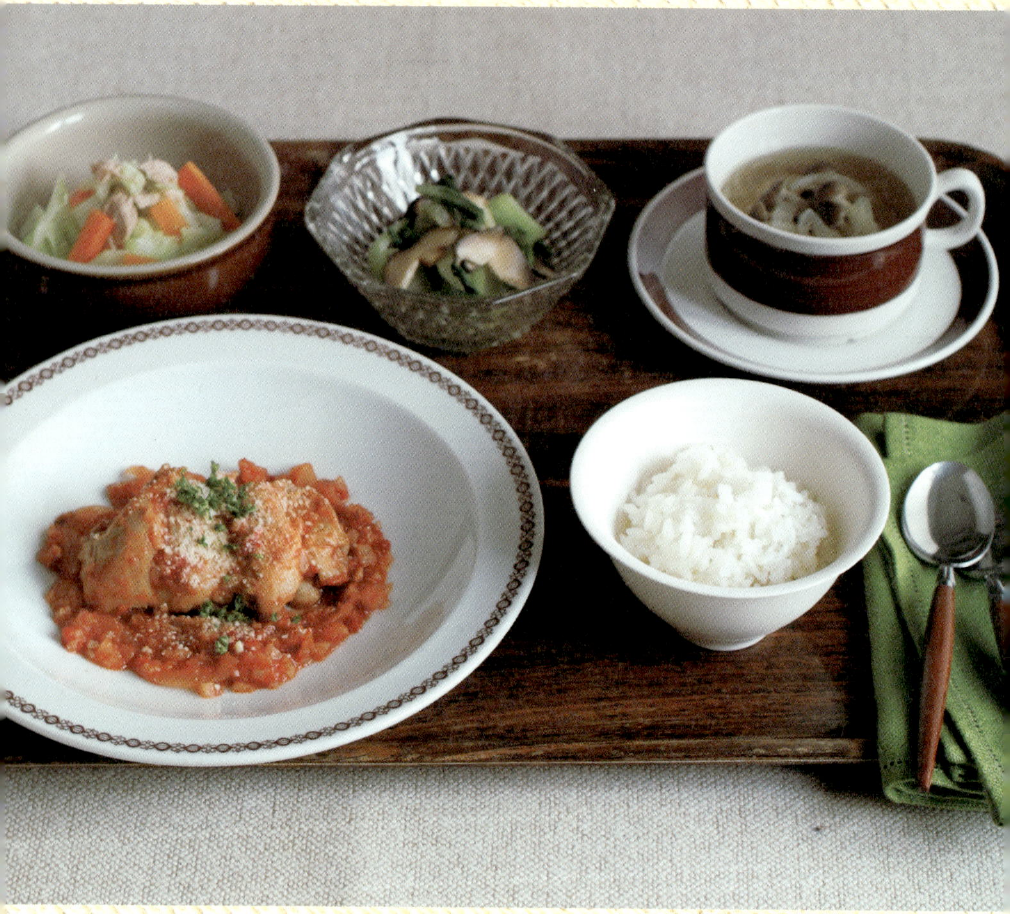

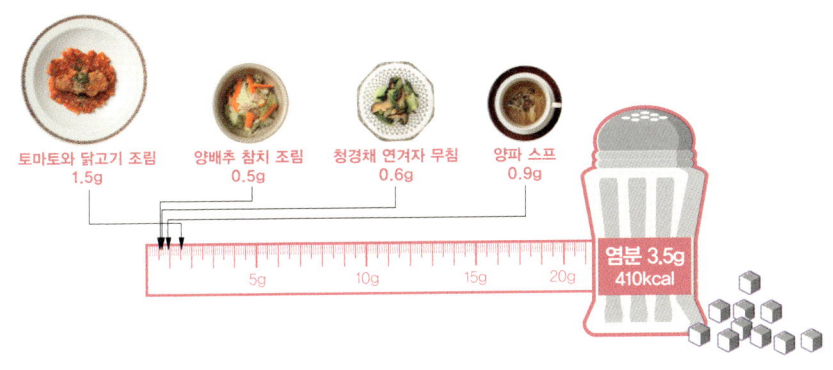

　　　　　　　나이가 들어서도 완벽한 몸매를 유지하는 스타들을 보면 감탄이 절로 나옵니다. 그들의 몸매 관리 비결은 무엇일까요? 몇몇 스타들이 밝힌 무결점 몸매 관리 비법에는 뜻밖에도 우리가 즐겨먹는 식품이 포함되어 있었습니다. 바로 토마토입니다.

8등신 몸매의 소유자 카메론 디아즈는 아침식사로 토마토만 먹는다고 합니다. 마흔이 넘었지만 여전히 탄력적인 몸매를 자랑하는 제니퍼 애니스톤은 식사를 하기 전에 항상 토마토를 먼저 먹어 포만감을 높인다고 합니다. 덕분에 그녀는 쉽게 식사량을 줄일 수 있었다고 하네요. 토마토는 100그램당 14칼로리일 정도로 칼로리가 낮은 반면, 포만감이 큰 다이어트 식품입니다.

토마토에서 붉은색을 내는 색소인 라이코펜은 대표적인 안티에이징(anti-aging) 성분입니다. 먹고, 자고, 숨쉬고, 소화하는 등 일상적으로 행하는 신체 활동 과정 중에 우리 몸속에서는 생체 조직을 공격하고 세포를 망가뜨리는 활성 산소가 생성됩니다. 몸속의 '배기가스'라고 할 수 있는 활성 산소가 많아지면 노화 시계의 속도도 빨라집니다. 토마토에 풍부한 라이코펜은 활성산소를 억제해 노화를 방지합니다. 라이코펜은 열을 가하면 우리 몸에 흡수되기 좋은 상태로 바뀌기 때문에 토마토는 조리 과정에서 영양이 더 풍부해집니다.

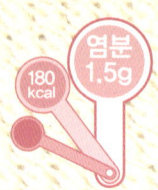
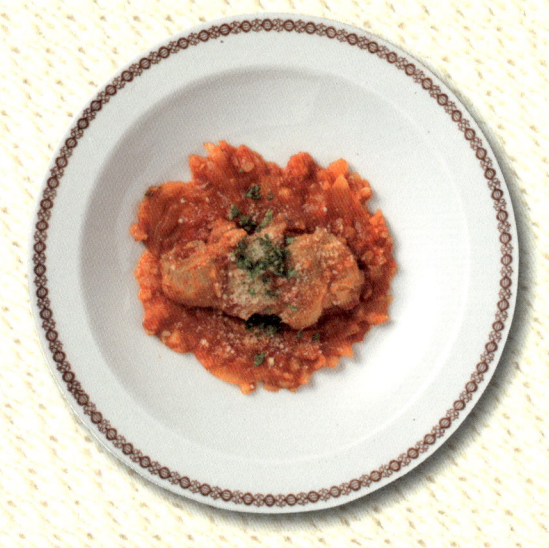

토마토와 닭고기 조림

주재료 닭다리살 100g 2덩어리, 홀토마토(캔) 100g, 셀러리 1/2개, 양파 1/5개, 마늘 1/2조각,
식용유 1/2큰술, 파마산치즈가루 2/3큰술, 파슬리가루 약간, 소금과 후추 약간
소스 재료 레드와인 2작은술, 물 100cc, 치킨스톡 약간

| 만드는 방법 |

❶ 닭다리살은 소금과 후추를 뿌려 재워둔다.
❷ 셀러리와 양파는 잘게 다지고, 마늘은 얇게 채썬다.
❸ 홀토마토(껍질 벗긴 토마토)는 으깬다.
❹ 팬을 달군 다음 닭다리살이 노릇노릇해질 때까지 구워 그릇에 담아둔다.
❺ 팬에 식용유를 두르고 마늘과 양파, 셀러리를 볶는다.
❻ 팬에 볶은 야채, 닭다리살, 으깬 홀토마토, 소스 재료를 넣은 다음 뚜껑을 덮고 20분 정도
    조리다가 소금과 후추로 간을 한다.
❼ 완성된 조림을 접시에 담고, 파마산치즈가루와 파슬리가루를 뿌려 마무리한다.

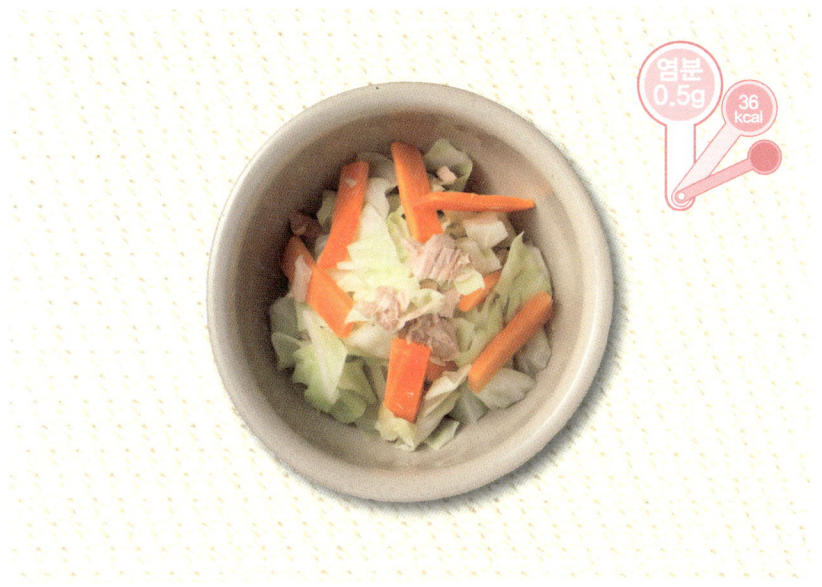

양배추 참치 조림

주재료 양배추 3장, 당근 4cm, 캔참치 20g, 마늘 1/2조각, 화이트와인 1/2큰술, 물 700cc, 치킨스톡 약간, 소금과 후추 약간

주석으로 도금된 캔은 산소와 접촉하면 부식하기 때문에 남은 참치는 유리나 플라스틱 용기에 옮겨 보관하는 것이 좋습니다.

| 만드는 방법 |

❶ 양배추와 당근은 한입 크기로 자르고, 마늘은 얇게 채썬다.
❷ 참치는 기름기를 빼고 잘게 부순다.
❸ 냄비에 물과 치킨스톡을 넣고 한소끔 끓인 다음 참치, 당근, 양배추, 마늘, 화이트와인을 넣는다.
❹ 재료를 한소끔 더 끓인 다음 약한 불에서 10~20분 정도 조린다.
❺ 소금과 후추로 간을 맞추고 마무리한다.

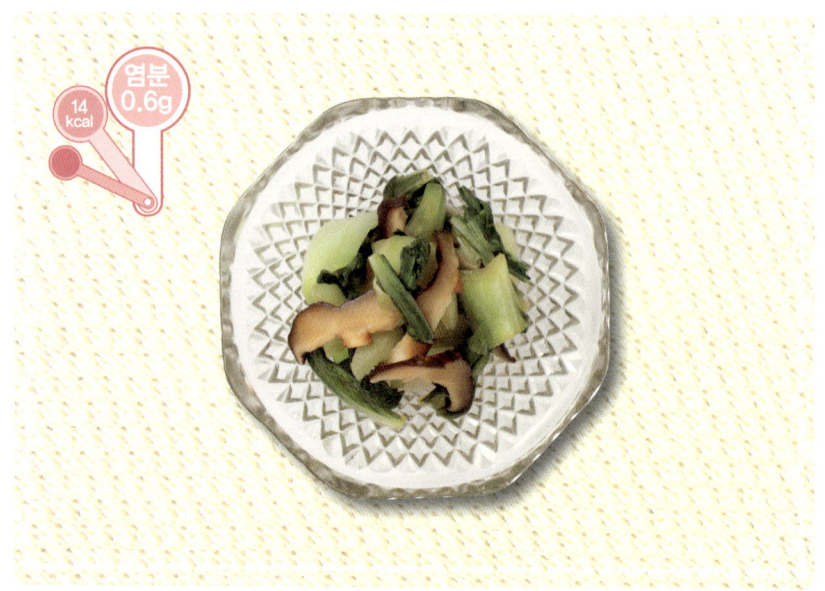

청경채 연겨자 무침

주재료 청경채 1개, 말린 표고버섯 1개
양념 재료 연겨자 1작은술, 레몬즙 1/2작은술, 화이트와인 1/2작은술, 간장 1작은술

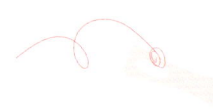

TIP
매운 맛을 싫어하는 사람들은 연겨자 대신 홀그레인 머스터드를 넣어 요리해도 좋습니다.

| 만드는 방법 |

❶ 청경채는 대강 잘라서 끓는 물에 살짝 데친 다음, 물기를 짠다.
❷ 말린 표고버섯은 미지근한 물에 넣고 불린다.
❸ 표고버섯은 끓는 물에 살짝 데친 다음, 밑동을 자르고 얇게 채썬다.
❹ 청경채와 표고버섯에 양념 재료를 넣고 버무린다.

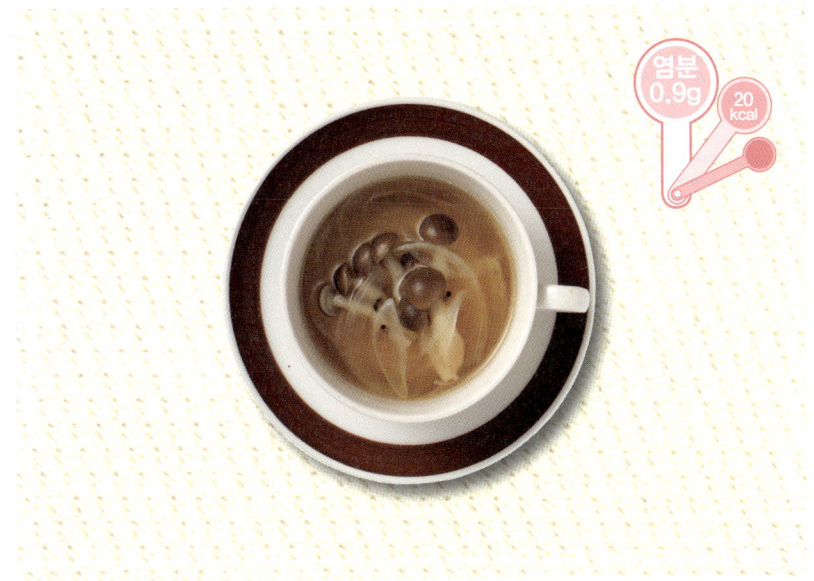

양파 스프

주재료 양파 1/4개, 느타리버섯 1/5팩, 버터 1/2작은술, 물 300cc, 치킨스톡 약간, 후추 약간

| 만드는 방법 |

❶ 양파는 얇게 채썰고, 느타리버섯은 한 가닥씩 떼어둔다.
❷ 냄비에 버터를 녹인 다음 양파와 느타리버섯을 볶다가 물과 치킨스톡을 넣는다.
❸ 국물이 한소끔 끓으면 후추를 넣는다.

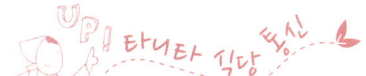

어쩔 수 없이 짠 음식을 많이 먹었다면, 나트륨을 몸밖으로 빨리 배출시킬 수 있는 식품을 먹으면 도움이 됩니다. 칼륨은 세포 안으로 들어가면 나트륨을 세포 밖으로 내뫂니다. 우리가 평소 먹는 과일에는 칼륨이 풍부합니다. 식후에 디저트로 커피나 과자 대신 과일을 먹는 게 여러모로 좋겠지요.

〈칼륨이 많이 함유된 과일(100g 기준)〉

바나나	335mg	멜론	374mg	키위	271mg
석류	260mg	참외	221mg	딸기	170mg
자두	146mg	배	142mg	포도	136mg

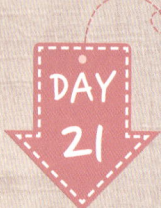

DAY 21

더부룩한 속을 '뻥' 뚫어주는
미소된장 소스를 얹은 삼치 구이 정식

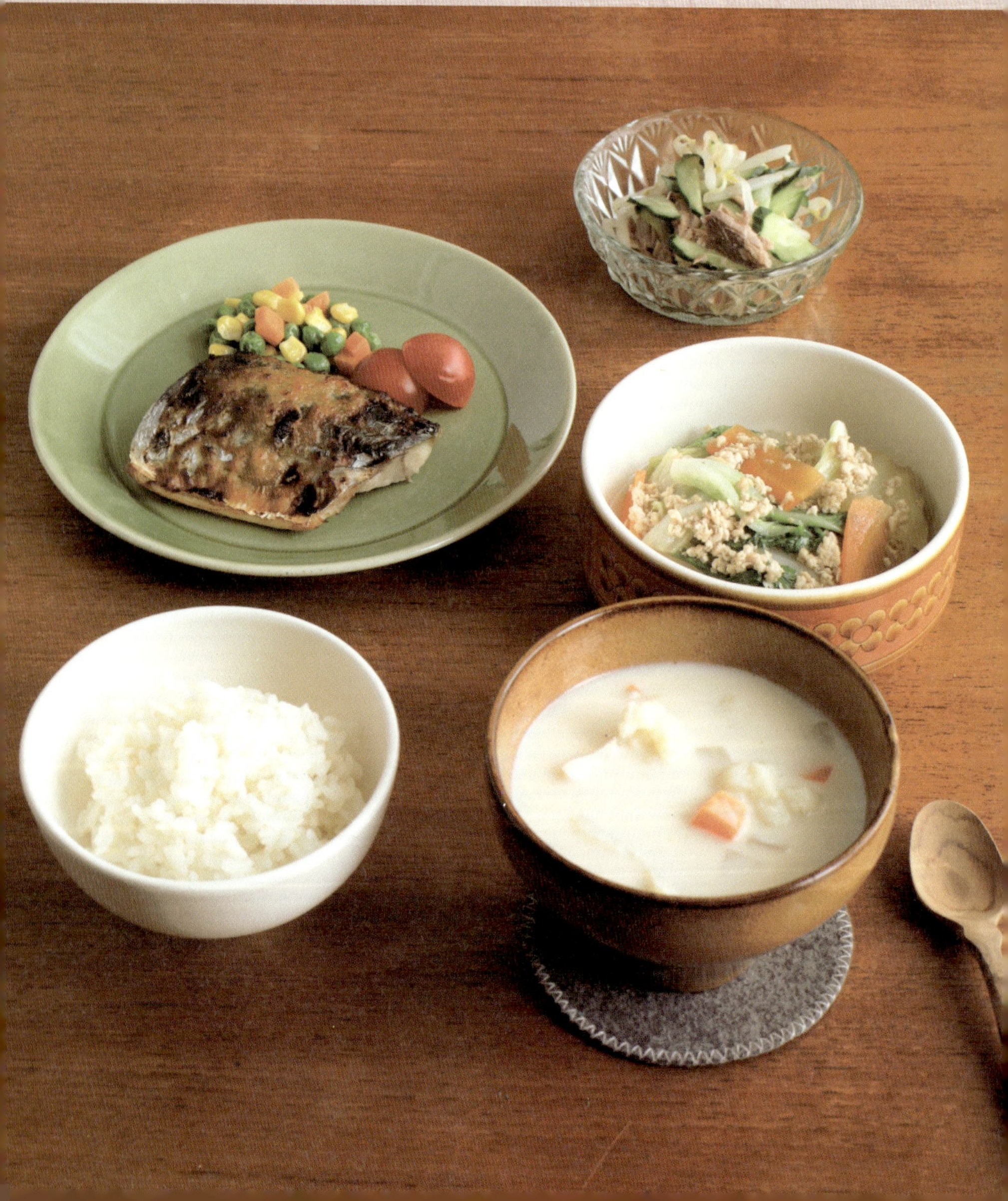

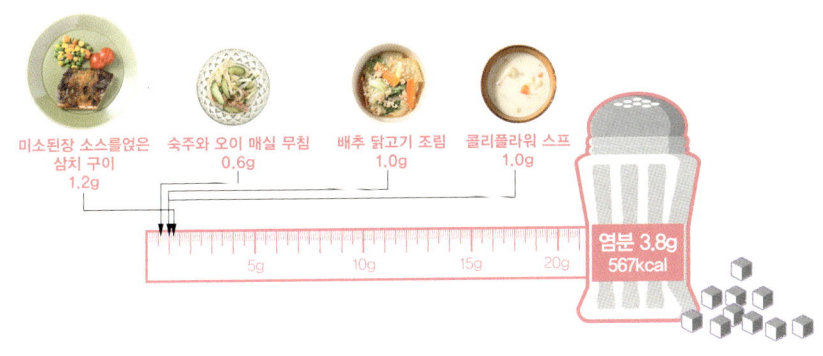

몸이 피곤해지면 식욕이 떨어지기 마련입니다. 다이어트 중이라면 이 때가 살을 뺄 수 있는 절호의 기회라고 생각할 수도 있습니다. 하지만 끼니를 거르는 습관은 우리 몸을 살이 쉽게 찌는 체질로 바꿉니다. 끼니를 자주 거르면 언제 채워질지 모르는 칼로리에 대비해 음식이 들어왔을 때 더 높은 비율로 지방을 축적하기 때문입니다.

여러분의 잃어버린 식욕을 되찾아 줄 식품이 매실입니다. 매실의 새콤한 맛을 생각하니 벌써 입안에 침이 가득 고이네요.

매실은 산성 화합물인 유기산 때문에 신맛이 납니다. 특히 유기산 중 하나인 구연산이 다른 과일에 비해 풍부합니다. 구연산은 섭취한 음식을 몸속에서 에너지로 바꾸는 신진대사 작용을 돕고, 젖산이라는 피로 물질을 분해해 피로 회복에 효과적입니다.

입안에 침이 가득 고이게 하는 매실의 신맛은 소화를 돕습니다. 침이 많이 나오면 침속에 함유된 아밀라아제라는 소화 효소 역시 많이 분비되기 때문입니다. 또 매실의 신맛은 위산을 조절해 과식을 예방합니다.

하지만 몸에 좋은 매실도 잘못 먹으면 독이 됩니다. 매실 씨에는 아미그달린이라는 독성 물질이 있어서 생으로 먹으면 배앓이를 할 수 있습니다. 매실은 발효시키면 독성 물질이 희석되어 안전합니다.

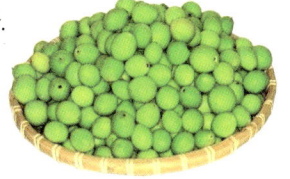

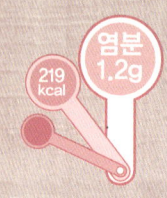
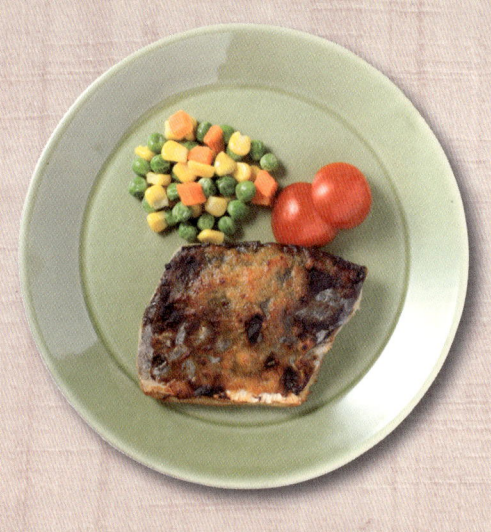

미소된장 소스를 얹은 삼치 구이

주재료 삼치 100g 2덩어리, 캔옥수수 40g, 삶은 완두콩 10g, 당근 1cm, 방울토마토 2개,
청주 1작은술, 버터 1/4작은술, 소금 약간
소스 재료 미소된장 2작은술, 설탕 1/2작은술, 레몬즙 1큰술

| 만드는 방법 |

① 삼치는 청주와 소금을 뿌려 재워둔다.
② 당근은 사방 1센티미터로, 방울토마토는 반으로 자른다.
③ 당근과 옥수수, 완두콩은 전자레인지에 3분 간 돌린 다음 버터를 넣고 버무린다.
④ 예열한 오븐에 종이 호일을 깔고, 삼치를 8분 정도 굽는다.
⑤ 미소된장, 설탕, 레몬즙을 잘 섞어 삼치에 바르고 7분 정도 더 굽는다.
⑥ 그릇에 삼치를 담고, 버터로 버무린 야채와 방울토마토를 곁들인다.

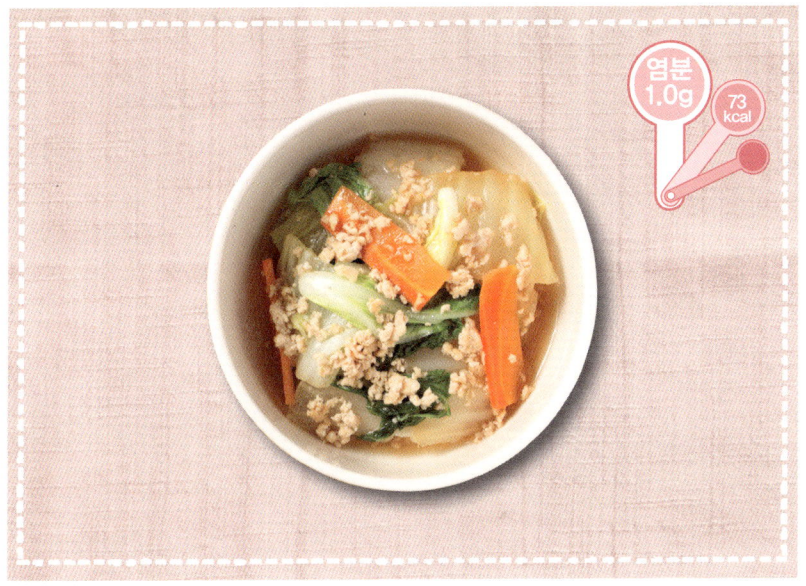

배추 닭고기 조림

주재료 갈은 닭고기 40g, 배추 2장, 당근 2cm, 녹말물 적당량
양념 재료 멸치 다시마 육수 100cc, 청주 2작은술, 간장 1작은술, 소금 약간

TIP
함암 효능이 있는 것으로 알려진 배추의 시니그린 성분은 녹색의 겉잎보다는 노란색의 속잎에 세 배 가량 많이 함유되어 있습니다. 시니그린 함량은 줄기 보다는 잎 가장자리가 가장 많고, 흰 줄기 부분이 가장 적습니다.

| 만드는 방법 |

❶ 배추는 4센티미터 길이로 썬다.
❷ 당근은 직사각형 모양으로 썬다.
❸ 달궈진 냄비에 닭고기를 볶다가 어느 정도 익으면, 배추와 당근을 넣고 조금 더 볶는다.
❹ 볶은 재료에 멸치 다시마 육수, 청주, 간장, 소금을 넣고 한소끔 끓인다.
❺ 마지막으로 녹말물을 넣고 국물이 걸쭉해질 때까지 끓인다.

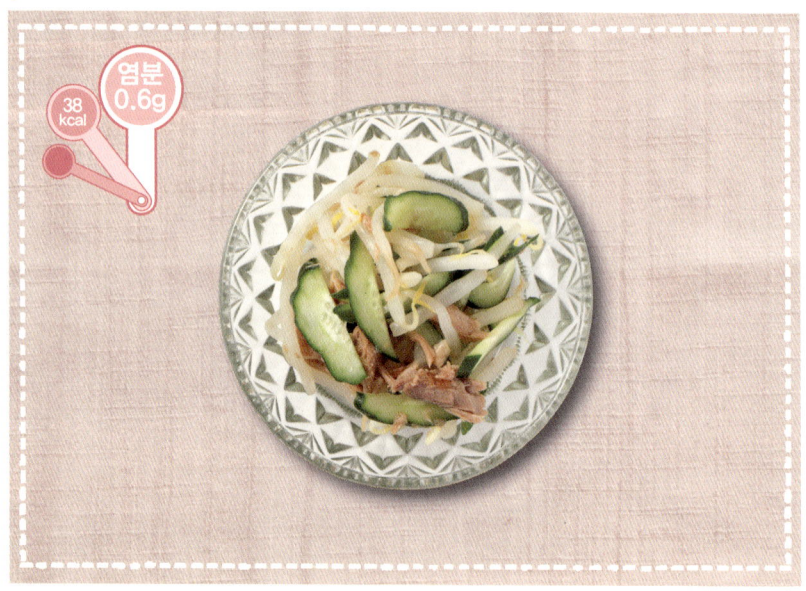

숙주와 오이 매실 무침

주재료 숙주 1/2팩, 오이 1/2개, 캔참치 20g
양념 재료 매실장아찌 큰 것 1개, 멸치 다시마 육수 10cc, 간장 2/3작은술

장아찌나 효소를 만드는
매실은 껍질에 상처가 없고
타원형 모양으로 색이 푸르고
선명한 것이 좋습니다. 크기가
들쭉날쭉한 것은 되도록
피하세요.

| 만드는 방법 |

❶ 숙주는 끓는 물에 20초 정도 데친 다음, 물기를 뺀다.
❷ 오이는 길게 반으로 자른 다음, 어슷어슷 얇게 썬다.
❸ 매실장아찌는 씹는 맛을 느낄 수 있을 만한 크기로 다진다.
❹ 숙주와 오이, 기름 뺀 참치, 다진 매실장아찌, 멸치 다시마 육수, 간장을 잘 버무려 그릇에 담는다.

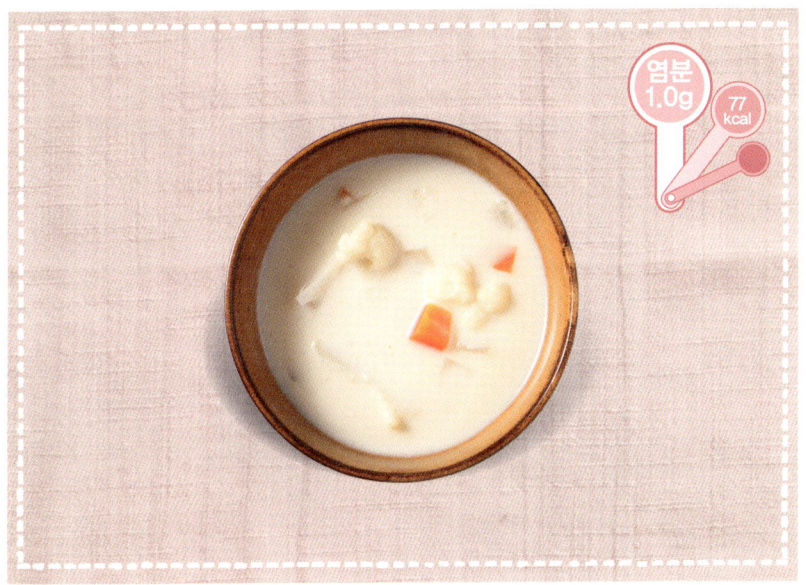

콜리플라워 스프

주재료 콜리플라워 1/6개, 당근 2cm, 양파 1/10개, 버터 1/2작은술
양념 재료 멸치 다시마 육수 150cc, 두유 120cc, 미소된장 2작은술, 밀가루 1작은술

TIP
두유는 저칼로리, 고단백 식품으로 다이어트에도 좋습니다. 하지만 두유를 싫어한다면 우유를 넣어도 좋습니다.

| 만드는 방법 |

❶ 콜리플라워는 한입 크기로, 당근과 양파는 사방 1센티미터 크기로 자른다.
❷ 냄비에 버터를 녹인 다음 양파, 당근, 콜리플라워를 순서대로 넣고 볶는다.
❸ 불을 줄인 다음, 밀가루를 넣고 볶다가 멸치 다시마 육수를 붓는다.
❹ 재료들이 어느 정도 익으면 미소된장과 두유를 넣고 한소끔 끓인다.

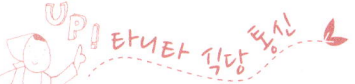

잘 익은 매실로 우메보시(일본식 매실 절임)를 담가 두면 1년 내내 반찬 걱정 없이 먹을 수 있습니다.
① 매실은 깨끗하게 씻어 물기를 제거한 뒤 꼭지를 뗀다.
② 소독한 용기에 매실(10)과 소금(1)을 교대로 켜켜이 넣고, 맨 위는 소금으로 덮는다.
③ 무거운 것으로 매실을 누르고 일주일 정도 절인다. 절인 매실을 햇빛에 3일 정도 말린다.

DAY 22

'변비 해결사' 납시오!

무 소스를 얹은 고등어 구이 정식

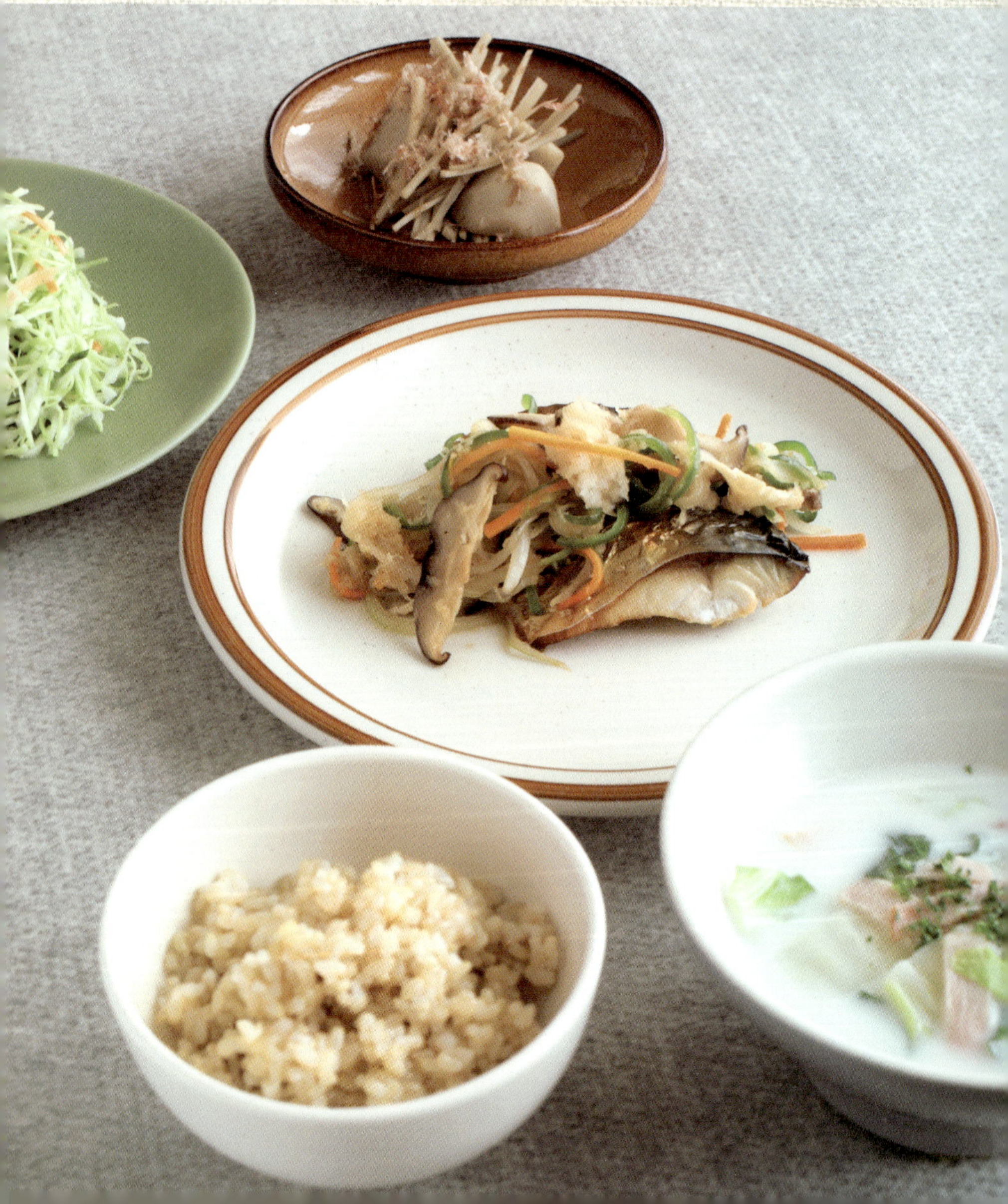

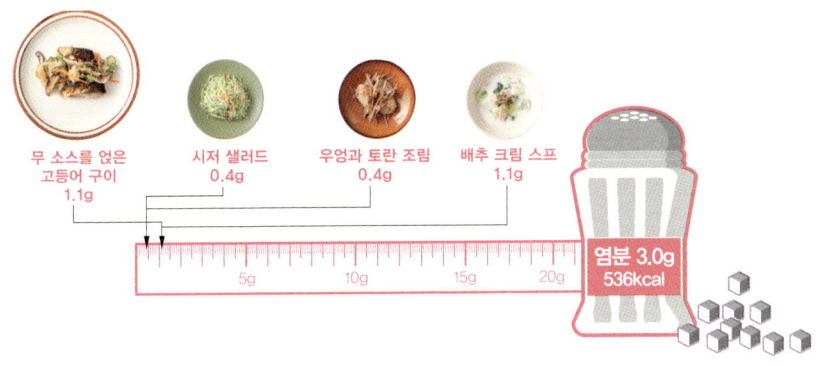

변비는 다이어트를 하거나 편식하는 사람들이 흔히 겪는 말 못할 고충 중 하나입니다. 저도 변비 때문에 화장실에서 끙끙 앓고, 볼록 나온 배를 가리기 급급했던 때가 있었습니다. 하지만 배추를 열심히 먹고 나서는 변비가 말끔히 사라졌습니다.

배추는 북유럽이 원산지입니다. 우리가 먹는 배추는 중국 북부 지방에서 개량되어 한국과 일본에 전파되었습니다. 배추는 칼로리가 낮고 식이섬유가 풍부한 식품입니다. 100그램당 10칼로리로, 칼로리가 양배추(31칼로리)의 삼분의 일밖에 되지 않습니다. 배추에 함유된 식이섬유는 장운동을 활발하게 하고 변이 대장을 통과하는 시간을 줄여 배변을 원활하게 합니다.

배추는 100그램당 칼륨이 37밀리그램 함유된 고칼륨 식품이기도 합니다. 김치를 담글 때 배추를 소금에 절이게 되는데, 배추에 풍부한 칼륨이 나트륨 배출을 돕습니다.

약을 먹어서 숙변을 인위적으로 배출하는 것은 응급처치에 지나지 않습니다. 장기적으로 생활 습관과 식생활을 개선해야만 변비에서 탈출할 수 있습니다. 오늘은 식사 후에 가볍게 동네를 한 바퀴 산책해볼까요. 혈액 순환도 잘되고, 장운동도 활발해져 뱃속에서 기다리던 신호가 올지도 모릅니다.

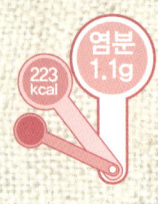
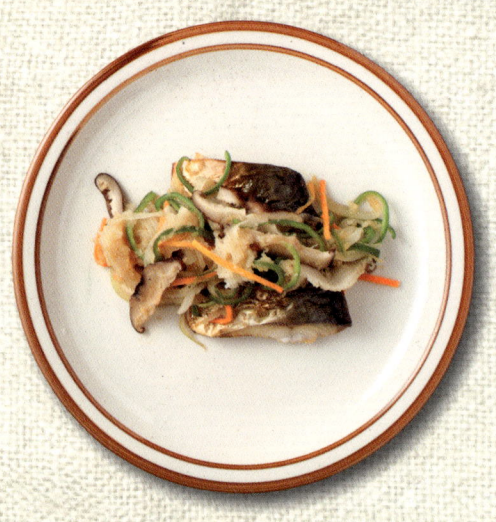

무 소스를 얹은 고등어 구이

주재료 고등어 90g 2조각, 양파 1/3개, 말린 표고버섯 3개, 청주 1/3작은술,
　　　　무 2cm, 피망 1개, 당근 1cm, 간장 1/2큰술, 식용유 1/2작은술, 소금 약간

| 만드는 방법 |

❶ 고등어는 청주와 소금을 뿌려 재워둔다.
❷ 말린 표고버섯은 물에 불린 다음, 물기를 꼭 짜고 얇게 썬다.
❸ 양파, 피망, 당근은 얇게 채썬다.
❹ 무는 갈아서 즙을 살짝 제거한다.
❺ 예열한 오븐에 종이 호일을 깔고, 고등어를 10~15분 정도 굽는다.
❻ 달궈진 냄비에 식용유를 두르고 양파, 피망, 당근, 표고버섯 순으로 넣어서 볶다가 간장을 넣는다.
❼ 마지막으로 갈은 무를 넣고 살짝 더 조린다.
❽ 그릇에 고등어를 담고 무 소스를 얹어 마무리한다.

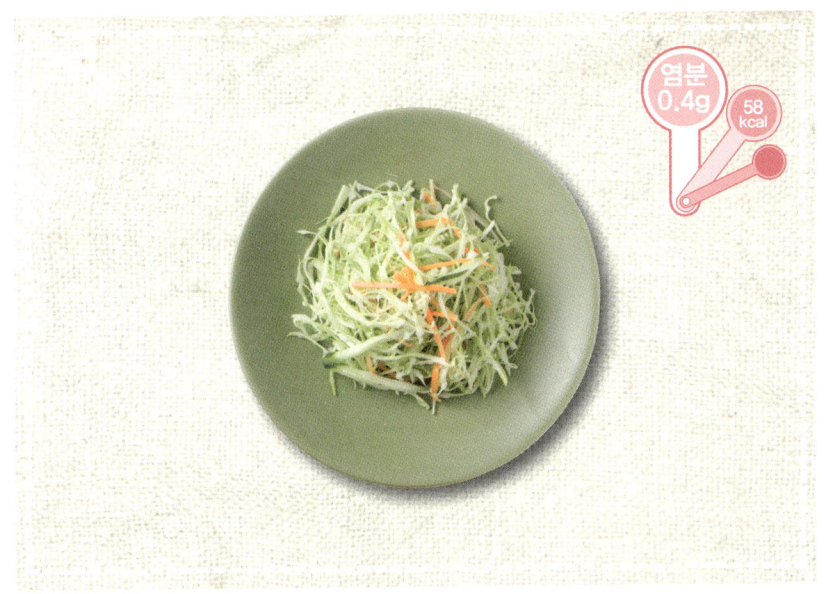

시저 샐러드

주재료 양배추 2장, 당근 1cm, 오이 1/2개
시저 드레싱 재료 하프 마요네즈 2큰술, 다진 양파 1큰술, 다진 마늘 1/2작은술, 레몬즙 1큰술, 파마산치즈가루 1큰술, 후추 약간

TIP
치즈의 왕 이라고 불리는 파마산치즈는 칼슘이 풍부해 골다공증을 예방합니다. 하지만 칼로리가 높으니 조금만 사용합니다.

| 만드는 방법 |
❶ 당근과 오이, 양배추는 얇게 채썬다.
❷ 하프 마요네즈, 다진 양파 등 드레싱 재료를 잘 섞어 시저 드레싱을 만든다.
❸ 채썬 야채를 그릇에 담고, 시저 드레싱을 뿌린다.

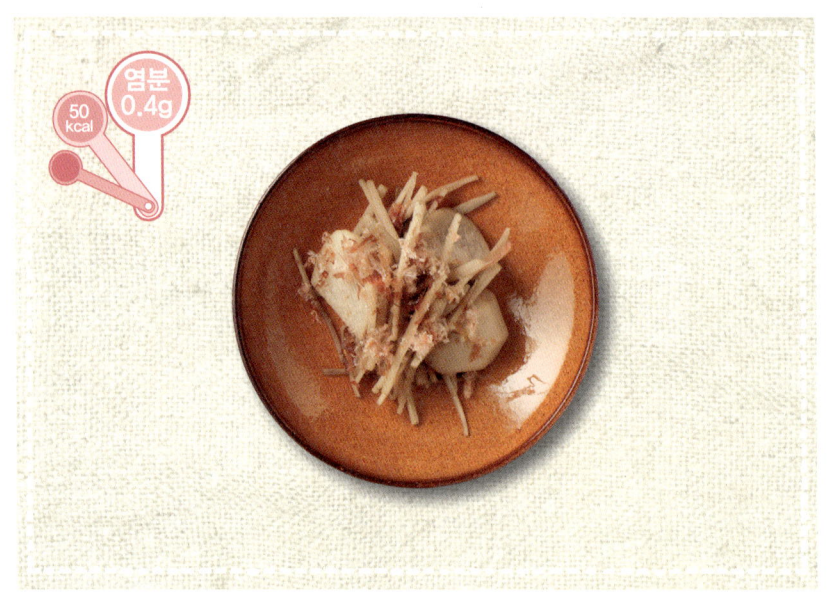

우엉과 토란 조림

주재료 토란 1/2개, 우엉 1/4개, 가쓰오부시 약간
양념 재료 멸치 다시마 육수 100cc, 청주 1작은술, 간장 1작은술, 설탕 1작은술

TIP
토란은 식이섬유가 많아 변비에 좋고, 칼륨이 풍부해 나트륨 배출에 효과적입니다. 맨손으로 토란 껍질을 까면 손이 간지러워질 수 있으니, 껍질을 깔 때는 꼭 장갑을 낍니다.

| 만드는 방법 |

❶ 토란은 한입 크기로 자른 다음, 물에 담가 아린 맛을 없앤다.
❷ 우엉은 채썬 다음 물에 담가 떫은맛을 제거한다.
❸ 냄비에 양념 재료를 넣고 끓이다가 토란과 우엉을 넣고 국물이 없어질 때까지 조린다.
❹ 조린 토란과 우엉을 그릇에 담고 가쓰오부시를 뿌린다.

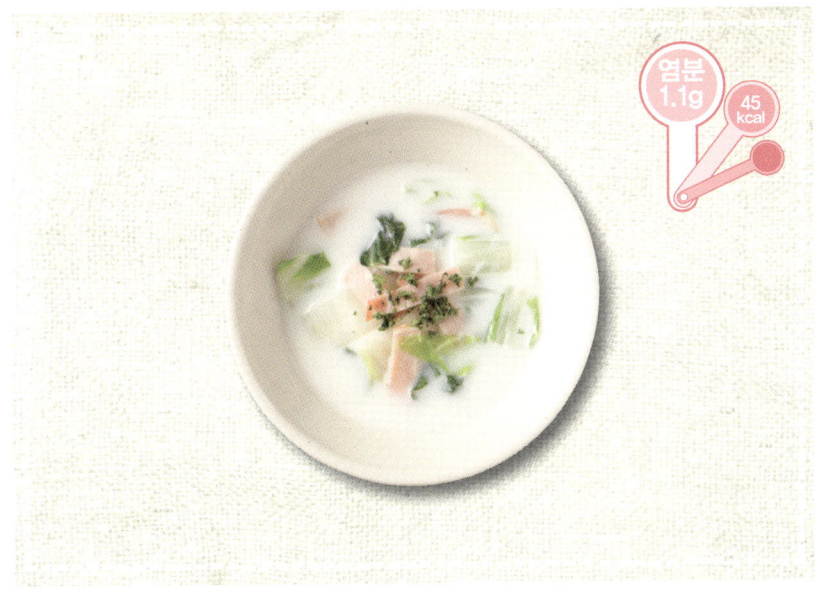

배추 크림 스프

주재료 배추 1/2장, 햄 20g, 물 300cc, 치킨스톡 약간, 후추 약간, 우유 40cc, 녹말물 적당량, 파슬리가루 약간

| 만드는 방법 |

❶ 배추는 한입 크기로 자르고, 햄은 살짝 데친 다음 1센티미터 두께로 자른다.
❷ 냄비에 물을 넣고 끓이다가 치킨스톡을 넣어 육수를 만든다.
　 햄을 넣으면 짠맛이 우러나기 때문에 치킨스톡은 약간만 넣는다.
❸ 후추와 우유를 넣고 한소끔 끓인다.
❹ 녹말물을 넣어 국물을 걸쭉하게 만들고 파슬리가루를 뿌린다.

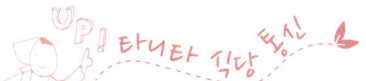

변비로 고생하는 사람들을 위한 요가 동작 한 가지를 알려드리겠습니다. 다리를 어깨너비로 벌리고, 무릎을 약간 구부려 기마 자세를 합니다. 그 상태에서 숨을 내쉬며 손바닥을 쫙 펴고 배꼽 주변을 두들기는 동작을 20~30회 반복합니다. 동작이 끝나면 무릎을 쭉 펴고 선 상태에서 호흡을 정리합니다.

DAY 23

담배 연기에 타들어가는 폐를 살리는
겨자 소스를 얹은 돼지고기 수육 정식

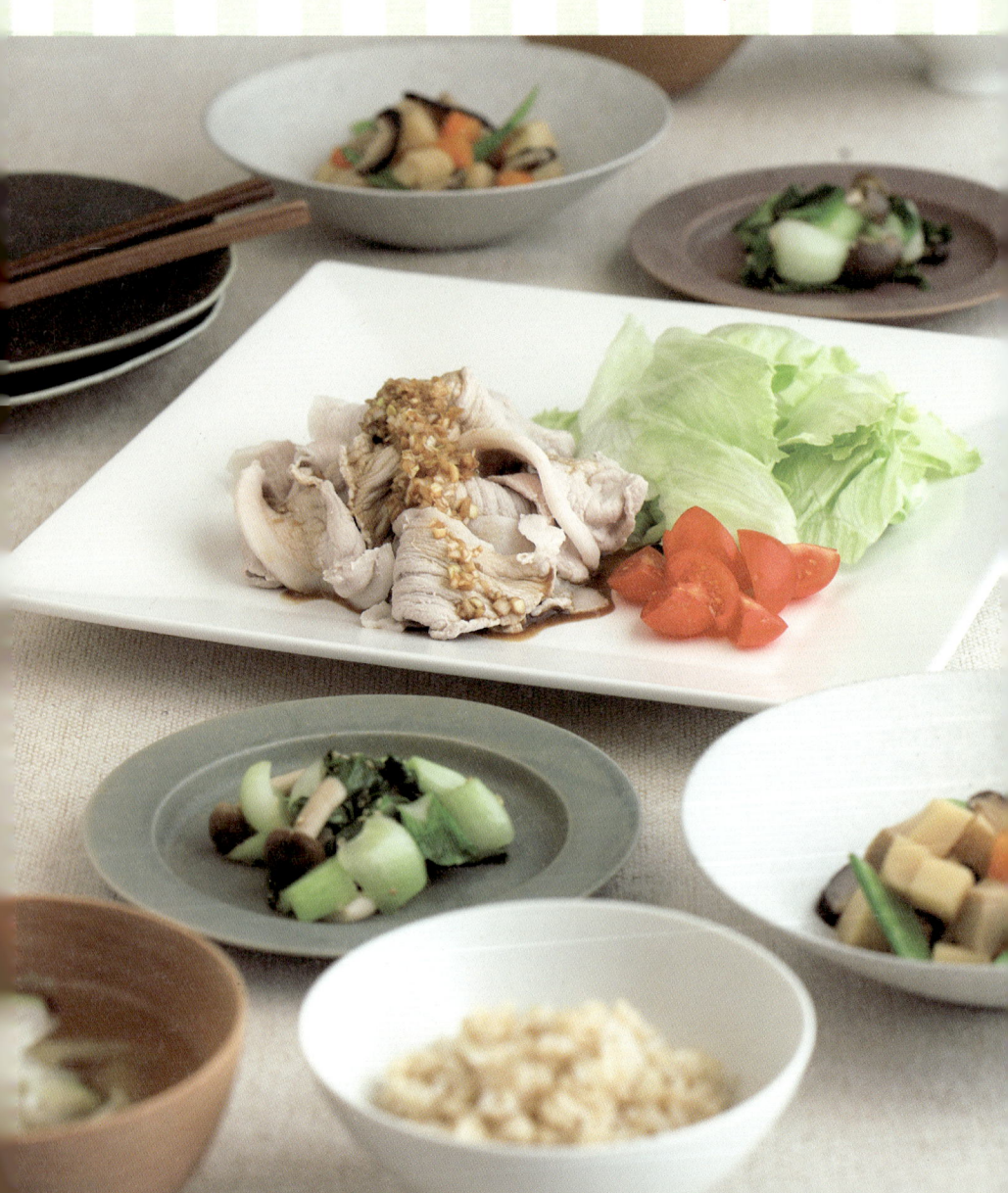

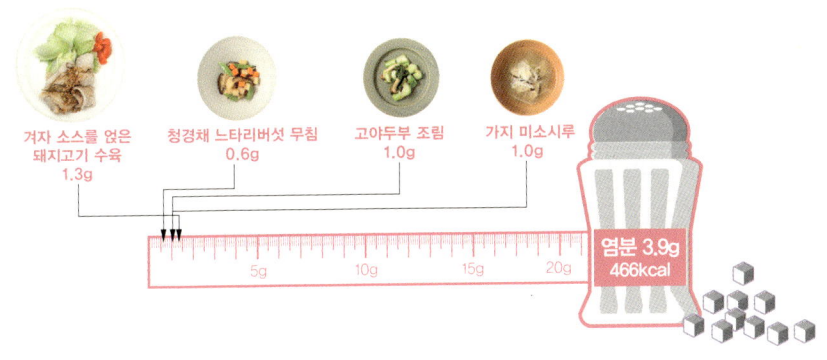

혹시 담배 피우시나요? 아니면 주변에 담배를 피우는 사람이 있어 간접흡연으로 고통받고 계신가요? 건강을 위해서는 금연이 최우선입니다. 하지만 흡연자들의 변명일 수도 있지만, 다이어트만큼 어려운 게 금연이라고 합니다. 오늘은 흡연자들에게 좋은 식품을 소개하겠습니다.

담배 한 개비를 피우면 비타민C가 약 25밀리그램 정도 소모됩니다. 하루에 담배 한 갑(20개비)을 피운다면 비타민C가 500밀리그램이나 파괴되는 셈입니다. 비타민C가 부족하면 쉽게 피로를 느끼고, 피부가 거칠어지며 소화 장애 등을 겪게 됩니다. 그래서 흡연자와 간접흡연자들은 비타민C가 많이 함유된 식품을 섭취하는 것이 좋습니다.

중국 배추의 일송인 청경채는 생김새가 겨울 배추인 봄동을 작게 줄여놓은 것 같습니다. 청경채는 비타민C, 비타민A, 칼륨, 칼슘 등 무기질이 풍부합니다. **특히 청경채에 풍부한 카로틴은 니코틴이나 활성 산소 등 해로운 물질을 몸밖으로 배출하는 역할을 합니다.**

맵거나 짠 음식, 카페인이 들어간 식품이나 알코올은 흡연 욕구를 증가시킨다고 합니다. 매번 금연 다짐이 수포로 돌아가는 사람에게는 잔소리보다 청경채로 담백하게 맛을 낸 요리가 더 효과적일 듯합니다.

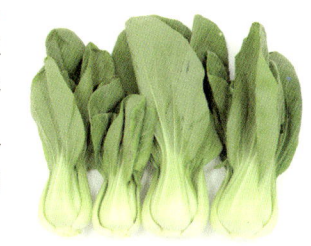

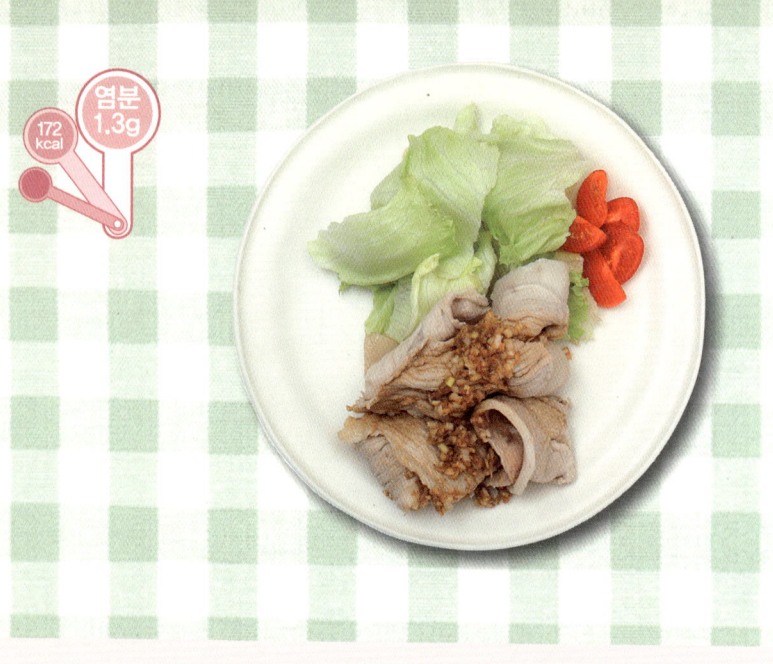

겨자 소스를 얹은 돼지고기 수육

주재료 돼지고기 다리살(얇게 썬 것) 180g, 양상추 2장, 방울토마토 2개, 생강 1조각, 청주 1작은술, 물 적당량

소스 재료 간장 1큰술, 식초 2작은술, 연겨자 1작은술, 대파 10cm, 생강 약간

| 만드는 방법 |

① 양상추는 먹기 좋은 크기로 찢고, 방울토마토는 사 등분한다.
② 생강과 대파는 잘게 다진다.
③ 간장, 식초, 연겨자, 다진 생강과 대파를 섞어 소스를 만든다.
④ 냄비에 물과 생강 한 조각, 청주를 넣고 한소끔 끓이다가 돼지고기를 넣는다.
⑤ 돼지고기가 익으면 건져서 그릇에 담고 양상추와 방울토마토를 곁들인다.
⑥ 겨자 소스는 먹기 직전에 뿌린다.

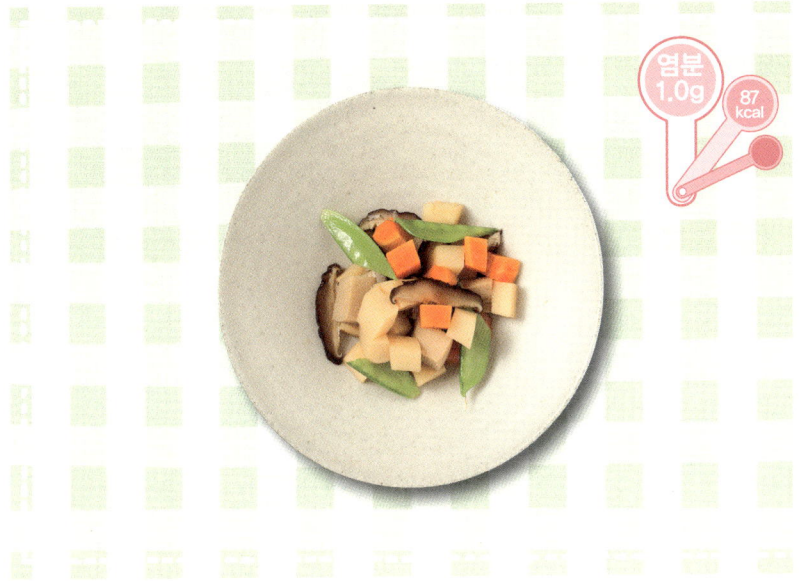

고야두부 조림

주재료 고야두부 1장, 당근 4cm, 죽순 1/4개, 꼬투리 완두 2개, 말린 표고버섯 1개
양념 재료 멸치 다시마 육수 120cc, 간장 1작은술, 설탕 1작은술, 맛술 1작은술,
　　　　　　말린 표고버섯 불린 물 적당량

| 만드는 방법 |

❶ 고야두부는 물에 담갔다가 물기를 꼭 짜고, 1센티미터 크기로 깍둑썬다.
　 고야두부가 없을 때는 두부를 작게 썬 다음 넓은 그릇에 펼쳐 냉동실에 얼려 사용한다.
❷ 죽순과 당근도 1센티미터 크기로 깍둑썬다.
❸ 꼬투리 완두는 어슷하게 절반 크기로 잘라 끓는 물에 데친다.
❹ 말린 표고버섯은 물에 담가 불린 다음, 얇게 썬다. 말린 표고버섯 불린 물은 조금 남겨둔다.
❺ 냄비에 양념 재료를 넣고 한소끔 끓인 다음 고야두부, 당근, 죽순, 표고버섯을 넣고
　 10~15분 정도 끓인다.
❻ 양념이 줄어들면 꼬투리 완두를 넣고 재빨리 섞어 마무리한다.

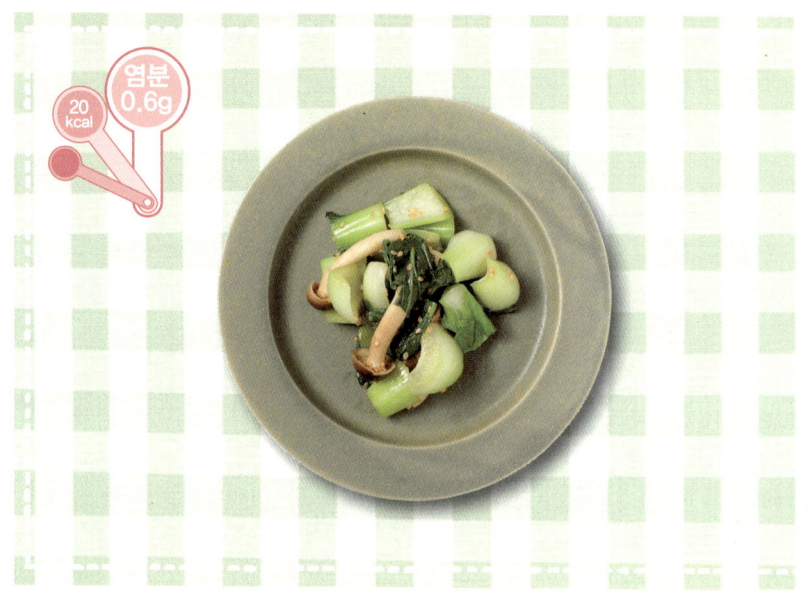

청경채 느타리버섯 무침

주재료 청경채 1개, 느타리버섯 1/4팩
양념 재료 간장 1/2큰술, 참깨 1/2작은술, 참기름 약간

TIP
청경채는 잎이 벌어지지 않고 짙은 녹색을 띠는 것을 고릅니다. 너무 크거나 작은 것보다는 중간 크기인 것이 좋습니다.

| 만드는 방법 |

❶ 청경채는 먹기 좋은 크기로 자른 다음, 끓는 물에 살짝 데쳐 물기를 짠다.
❷ 느타리버섯은 한 가닥씩 떼어 끓는 물에 살짝 데친다.
❸ 청경채와 느타리버섯에 간장과 참기름을 넣고 버무린 다음, 참깨를 솔솔 뿌린다.

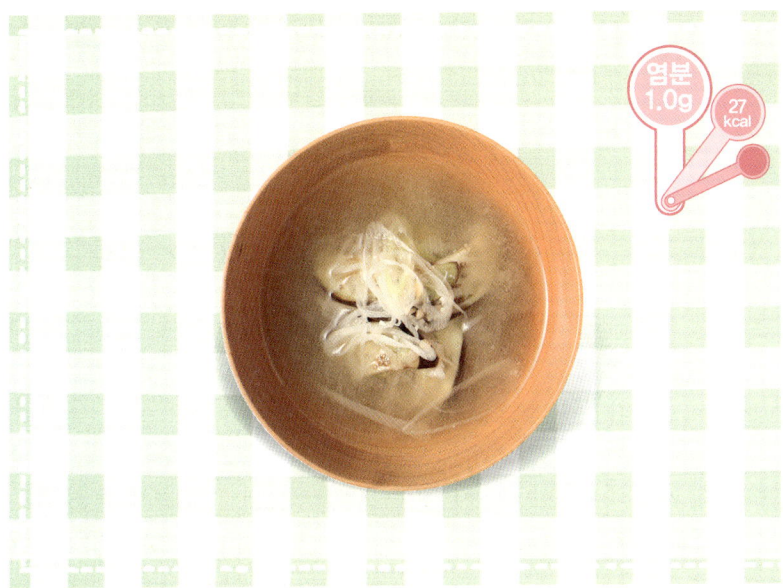

염분 1.0g　27 kcal

가지 미소시루

주재료 가지 1/4개, 대파 10cm, 멸치 다시마 육수 300cc, 미소된장 2작은술

| 만드는 방법 |

① 가지는 절반으로 가른 다음 반달 모양으로 얇게 썬다.
② 대파는 어슷어슷 얇게 채썬다.
③ 냄비에 멸치 다시마 육수를 넣고 끓이다가 가지와 대파를 넣는다.
④ 재료가 어느 정도 익으면 미소된장을 풀어 넣고 마무리한다.

TIP
6~8월이 제철인 가지를 구입해서 잘 말려두면 한 겨울에도 두고두고 먹을 수 있습니다. 작은 가지는 열십자로 긴 칼집을 넣어 막대나 실에 꿰어 통째로 말리고, 큰 가지는 도톰하게 잘라 채반에 넣어 공기가 잘 통하는 곳에서 말립니다.

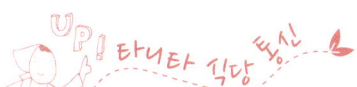

하루에도 몇 번씩 달라지는 체중 때문에 울고 웃으시나요? 우리 몸은 수분량의 변화에 따라 하루에도 체중이 약 2.6킬로그램까지 달라집니다. 그래서 체중은 매일 정해진 시간에 측정하는 것이 가장 좋습니다. 단, 아침에는 몸속에 수분이 적기 때문에 체중은 비교적 몸이 안정된 저녁 식사 전에 측정할 것을 권합니다.

DAY 24

조용히 빠져나가는 당을 지키는
단호박과 돼지고기 볶음 정식

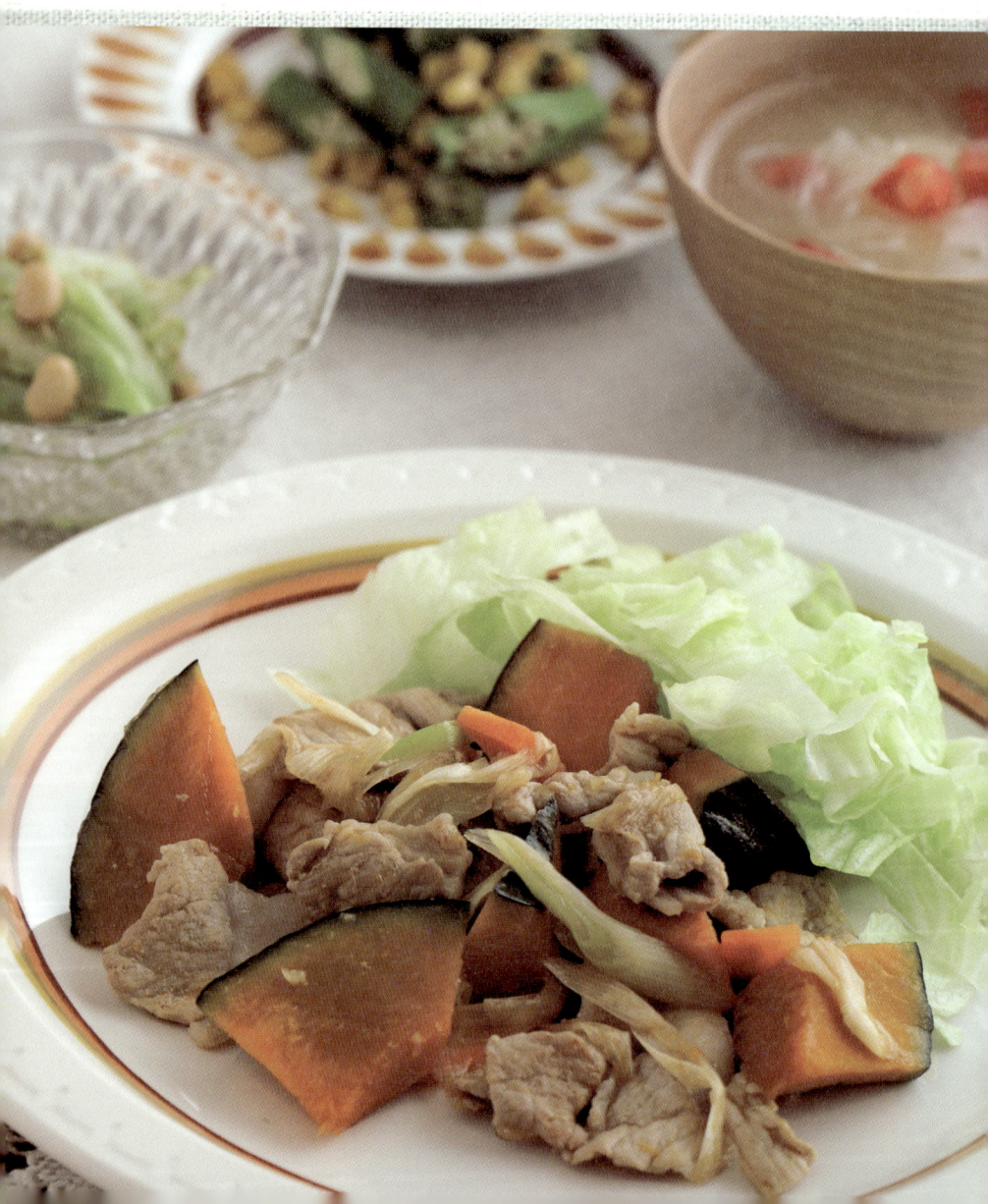

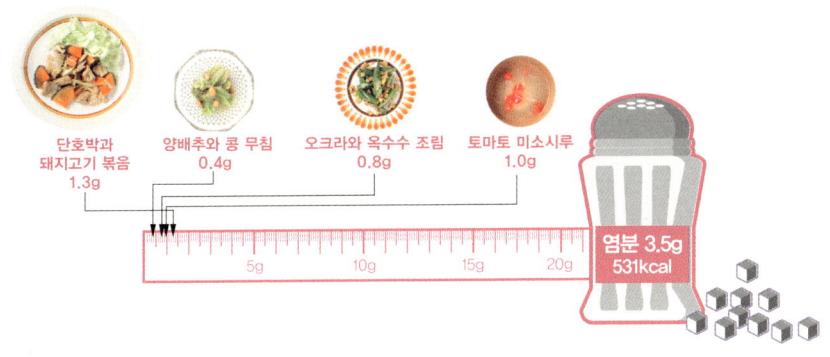

흔히 못생긴 사람을 가리켜 '호박 같다'고 합니다. 크고 울퉁불퉁한 호박의 외형에 빗댄 표현이지요. 하지만 호박의 효능을 알고 나면 생각이 바뀔지도 모르겠습니다.

호박 중에서 설탕이나 꿀 등의 첨가물 없이도 달콤한 맛이 나는 단호박은 찌기만 하면 부드러운 식감이 더해져 그 맛이 웬만한 푸딩이나 과일 못지않습니다. 게다가 단호박의 당질은 소화가 잘되기 때문에 아기 이유식 재료로 좋고, 위장 기능이 약한 사람이 먹어도 부담없습니다. 단호박은 색이 아름다워 과자나 떡을 만들 때 천연 색소 역할을 하기도 합니다.

췌장에 있는 인슐린이라는 호르몬은 혈당을 낮추고, 우리 몸의 에너지원인 당을 간, 근육, 뇌 등의 기관으로 옮겨줍니다. 그런데 인슐린 분비가 원활하지 않아 당이 소변으로 빠져나가버리면 당뇨병에 걸립니다. 단호박에 풍부한 비타민A, 비타민C 등은 인슐린 분비를 도와 당뇨병을 예방합니다.

단호박을 포함한 모든 호박 종류에는 칼륨이 풍부합니다. 칼륨은 이뇨작용을 도와 부기를 가라앉히고, 나트륨 배출을 돕습니다.

'호박 같다'는 표현은 못생긴 사람이 아니라, 속이 꽉 차 내실 있는 사람에게 붙여줘야 할 표현 아닐까요?

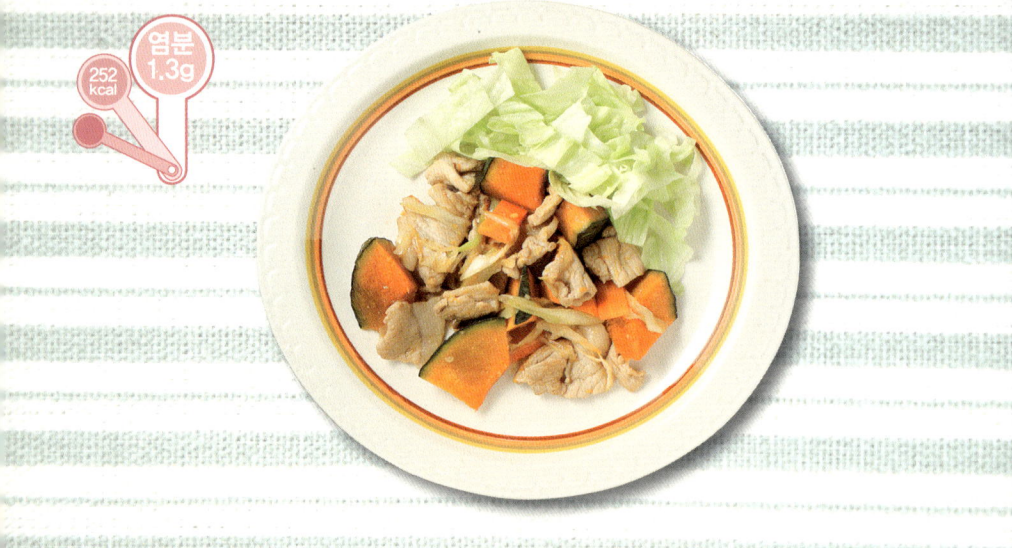

단호박과 돼지고기 볶음

주재료 돼지고기 다리살(얇게 썬 것) 160g, 단호박 140g, 양상추 2장, 당근 2cm, 마늘 1/2조각, 생강 1/2조각, 대파 5cm, 청주 1작은술, 소금 약간, 식용유 1작은술, 녹말물 적당량

양념 재료 굴소스 2작은술, 물 100cc, 청주 1작은술, 설탕 1/2작은술

| 만드는 방법 |

1. 돼지고기는 3센티미터 길이로 잘라서 소금과 청주에 재워둔다.
2. 단호박은 한입 크기로 자른 다음 랩으로 싸서 전자레인지에 8분 정도 돌린다.
3. 당근은 직사각형 모양으로, 양상추는 한입 크기로 자른다.
4. 대파는 어슷어슷 얇게 썰고, 마늘과 생강은 다진다.
5. 팬에 식용유를 두르고 마늘과 생강을 볶은 다음, 돼지고기를 넣고 볶는다.
6. 돼지고기가 어느 정도 익으면 당근, 대파, 단호박을 순서대로 넣고 볶다가 양념 재료를 넣고 조린다.
7. 마지막으로 녹말물을 넣어 걸쭉하게 만든 다음, 접시에 완성된 요리를 담고 양상추를 곁들여 마무리한다.

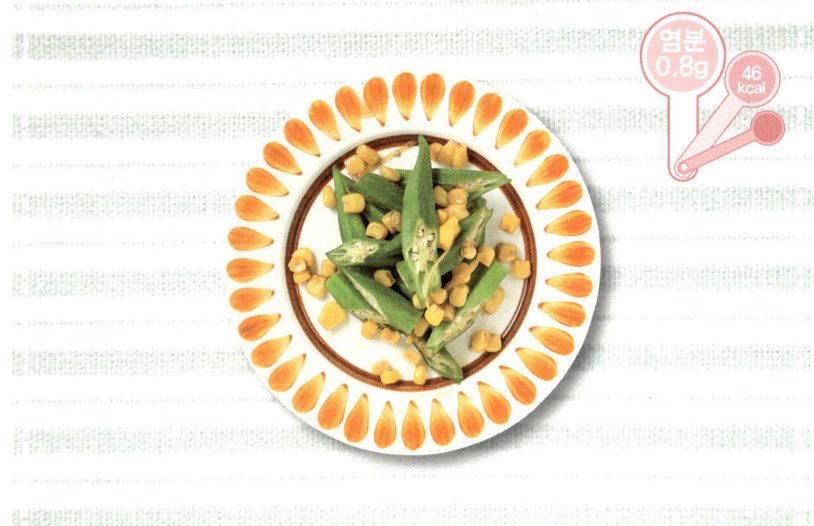

오크라와 옥수수 조림

주재료 캔옥수수 40g, 오크라 12개, 생강 1/2조각
양념 재료 가쓰오부시 육수 100cc, 청주 1작은술, 간장 1/2작은술

Tip

생강은 탄수화물 분해 효소인 디아스타아제와 단백질 분해 효소가 함유되어 있어 뛰어난 소화제 역할을 합니다.

| 만드는 방법 |

① 오크라는 어슷어슷 작게 자른다.
② 생강은 얇게 채썬다.
③ 캔옥수수는 안에 담긴 물을 제거하고, 옥수수알만 준비한다.
④ 냄비에 가쓰오부시 육수, 청주, 간장을 넣고 끓이다가 오크라와 생강, 옥수수를 넣고 조린다.
⑤ 재료가 다 익으면 그릇에 담는다.

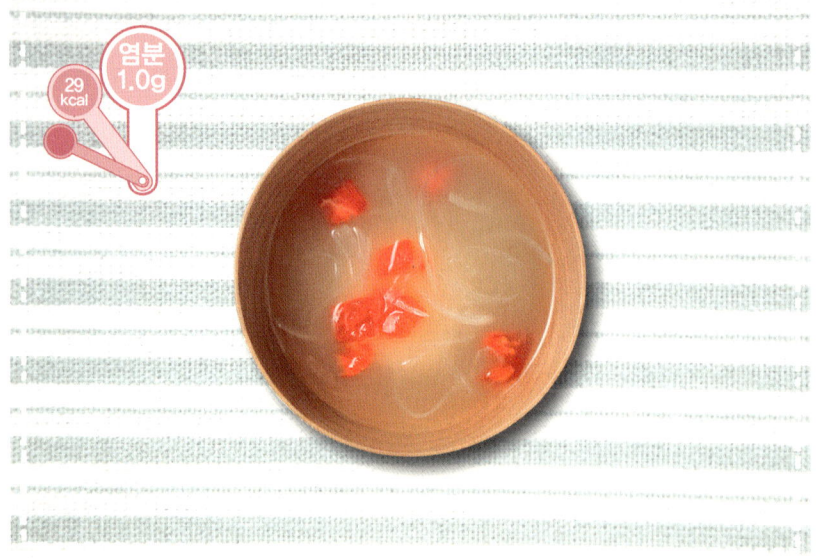

토마토 미소시루

주재료 토마토 1/4개, 양파 1/5개, 미소된장 2작은술, 가쓰오부시 육수 300cc

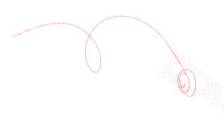

TIP
한국 된장은
오래 끓이면 구수한
맛이 나는 반면 미소된장은
오래 끓이면 떫은맛이
나기 때문에 한소끔만
끓이고 불을 끕니다.

| 만드는 방법 |

① 토마토는 씨를 빼고 깍둑썰어 그릇에 담는다.
② 양파는 얇게 채썬다.
③ 냄비에 가쓰오부시 육수를 넣고 끓이다가 양파를 넣는다.
④ 국물이 한소끔 끓으면 미소된장을 푼 다음 불을 끄고, 그릇에 국물을 붓는다.

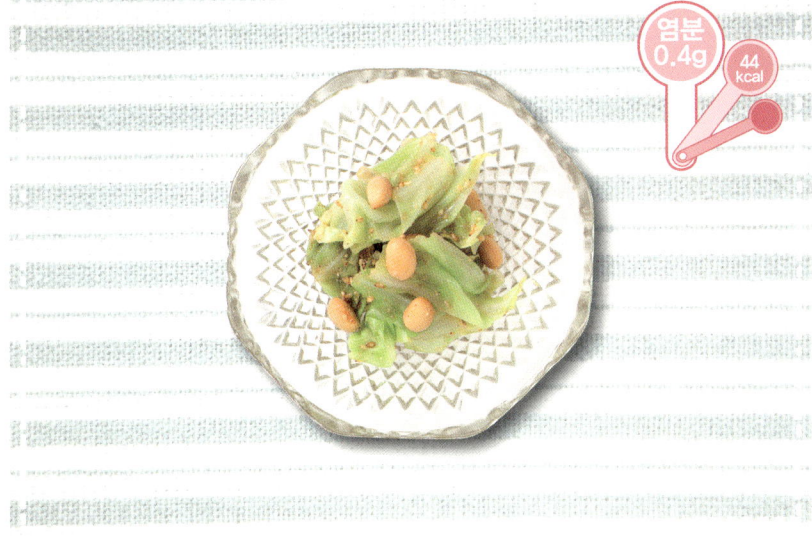

양배추와 콩 무침

주재료 양배추 2장, 삶은 대두 20g
양념 재료 참깨 1작은술, 간장 1작은술, 설탕 1/2작은술

TIP
100그램당 31칼로리인 양배추는 많이 먹어도 살 찔 걱정이 없고, 식이섬유가 풍부해 장운동을 활발하게 합니다.

| 만드는 방법 |

① 양배추는 대강 썰어서 끓는 물에 살짝 데친 다음, 물기를 짠다.
② 양배추와 삶은 대두는 간장, 설탕, 참깨를 넣고 잘 버무린다.

소금은 부기와도 밀접한 관련이 있습니다. 몸속에서 흡수되지 못한 소금은 세포 사이에 남아 물을 붙잡고 놓아주지 않습니다. 물이 세포 사이에 계속 고여 있게 되면, 부기가 심해집니다. 부기가 심한 사람들은 칼륨이 풍부하고 이뇨작용이 뛰어난 호박을 달여 꾸준히 마시면 좋습니다.

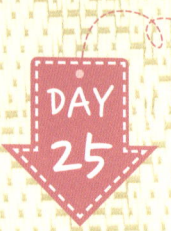

DAY 25

약해진 위를 포근히 감싸주는

요구르트 소스를 얹은 연어 구이 정식

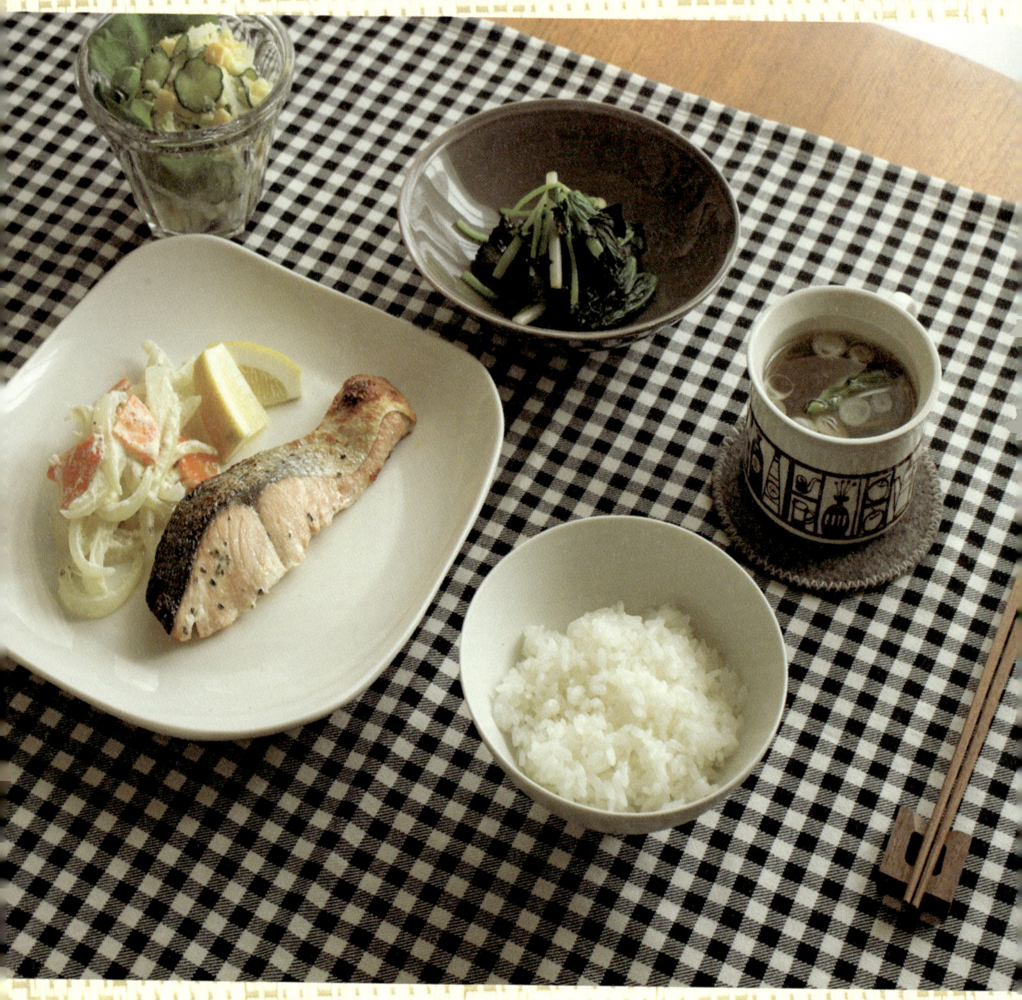

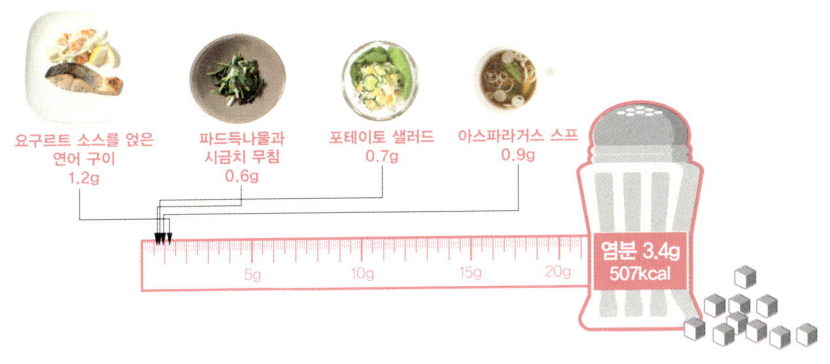

　　　　　　남아메리카가 원산지인 감자는 당시 이 대륙을 탐험하던 유럽 사람들의 눈에 띄어 유럽으로 전해졌다고 합니다.
　감자는 척박한 토양에서도 잘 자라고 단위 면적당 생산성이 높은 작물 중 하나입니다. 18세기 유럽에 불어 닥친 흉작과 곡물파동으로 먹을거리가 부족했던 시기에 감자는 신이 내린 식량이었습니다. 『파우스트』, 『이탈리아 기행』 등의 작품으로 문학사에 기념비적인 족적을 남긴 독일의 시인이자 극작가인 괴테는 못생기고 투박한 감자를 '신의 혜택'으로 칭송하기도 했습니다. 오늘날 감자는 옥수수, 벼, 밀 다음으로 많이 생산되는 식량 작물입니다.
　감자는 탄수화물 외에도 단백질과 식이섬유, 비타민C 등이 풍부합니다. 감자에 들어 있는 비타민C는 채소나 과일에 함유된 비타민과 달리 전분에 둘러싸여 있어 열을 가해도 쉽게 파괴되지 않습니다.
　알칼리성 식품인 감자는 고기나 쌀을 많이 먹어 산성을 띠기 쉬운 우리 몸을 중화시켜 주는 역할도 합니다.
　감자에는 비타민B 결합체인 판토텐산과 아미노산 중 하나인 알기닌 등이 풍부합니다. 알기닌은 위점막을 튼튼하게 하고, 위의 염증을 없애는 효과가 있습니다. 위 기능이 약하거나 위염, 위궤양 등으로 고생하는 사람들은 감자를 많이 먹으면 좋습니다.

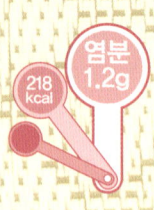
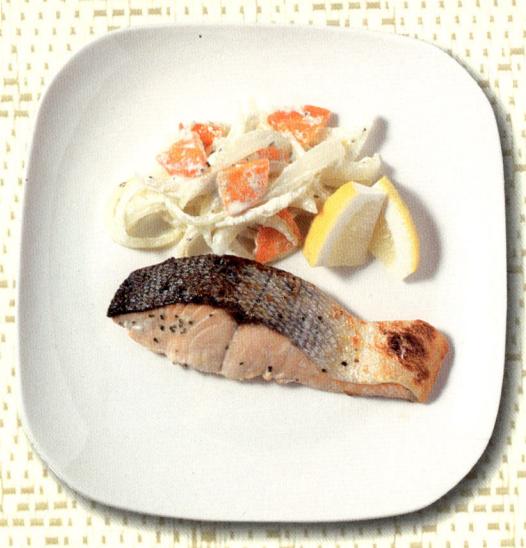

요구르트 소스를 얹은 연어 구이

주재료 생연어 90g 2조각, 양파 1/2개, 당근 2cm, 바질가루 약간, 레몬 1/4개, 올리브유 1/2작은술, 소금 약간
소스 재료 플레인 요구르트 100g, 올리브유 1/2큰술, 소금과 후추 약간

| 만드는 방법 |

❶ 연어는 소금과 바질가루를 뿌려둔다.
❷ 양파는 얇게 채썰고, 당근은 부채 모양으로 자른다.
❸ 소스 재료를 섞어 연어에 바른 다음 30분 이상 재워둔다.
❹ 연어는 소스를 잘 털어낸 다음, 올리브유를 바른다.
❺ 예열한 오븐에 종이 호일을 깔고, 연어를 15분 정도 굽는다.
❻ 연어에서 털어낸 요구르트 소스와 양파, 당근은 강한 불에서 볶아 조린다.
❼ 레몬 1/4 조각을 반으로 자른다.
❽ 접시에 연어를 담고 볶은 양파와 당근, 레몬을 곁들인다.

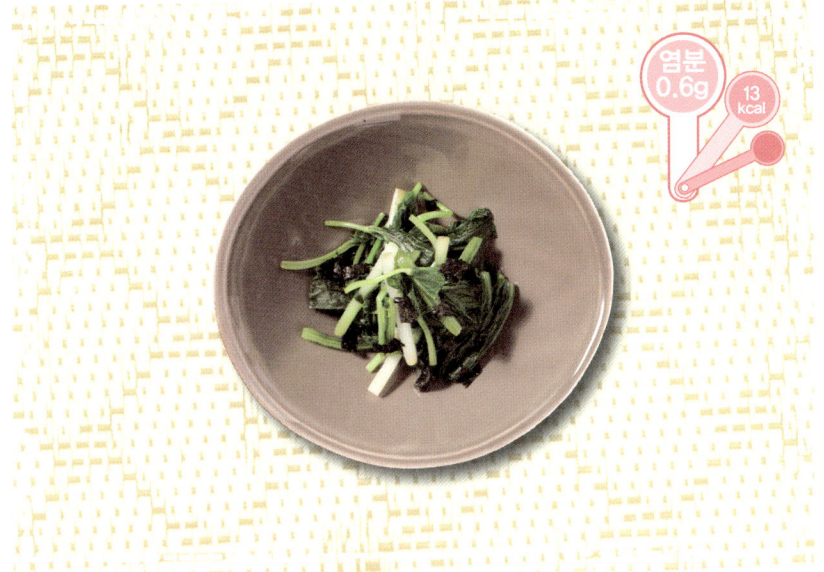

파드득나물과 시금치 무침

주재료 파드득나물 1줌, 시금치 1줌, 구운 김 약간
양념 재료 간장 1/2큰술, 멸치 다시마 육수 20cc

TIP
시중에서 파는 조미김은 소금 간이 되어 있으니, 마른 김을 약한 불에 구워서 사용하는 것이 좋습니다.

| 만드는 방법 |

❶ 파드득나물과 시금치는 끓는 물에 데친 다음 물기를 꼭 짜고 3센티미터 길이로 자른다.
❷ 구운 김은 비닐봉지에 넣고 손으로 비벼 잘게 부순다.
❸ 파드득나물과 시금치, 구운 김에 간장과 멸치 다시마 육수를 넣고 무친다.

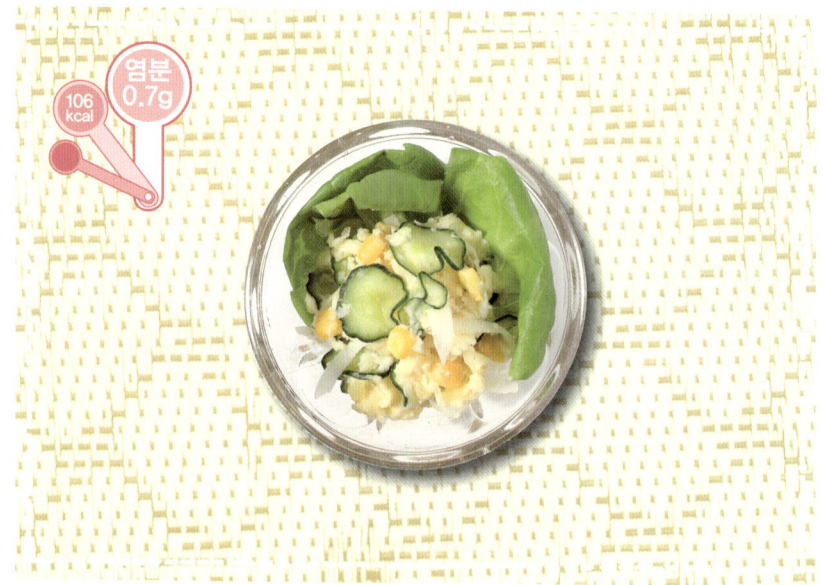

포테이토 샐러드

주재료 감자 140g, 오이 1/2개, 양파 1/10개,
양상추 1장, 상추 2장, 캔옥수수 20g, 소금 약간
양념 재료 하프 마요네즈 4작은술, 소금과 후추 약간

TIP 감자는 표면에 흠집이 적고 매끄러우며 단단한 것이 좋습니다. 감자 싹에는 독성이 있으니 싹이 나면 과감히 도려내고 요리하세요.

| 만드는 방법 |

❶ 감자는 한입 크기로 잘라서 삶은 다음, 숟가락이나 포크로 으깬다.
❷ 오이는 둥글게 썰어 소금으로 조물조물 무친다.
❸ 양파는 얇게 채썰어 물에 씻고 매운맛을 제거한다. 양상추와 상추는 대강 손으로 뜯어 둔다.
❹ 캔옥수수는 안에 담긴 물을 제거하고, 옥수수알만 준비한다.
❺ 으깬 감자, 오이, 양파, 옥수수에 하프 마요네즈와 소금, 후추를 넣고 잘 버무린다.
❻ 양상추와 상추를 그릇에 깔고, 샐러드를 담는다.

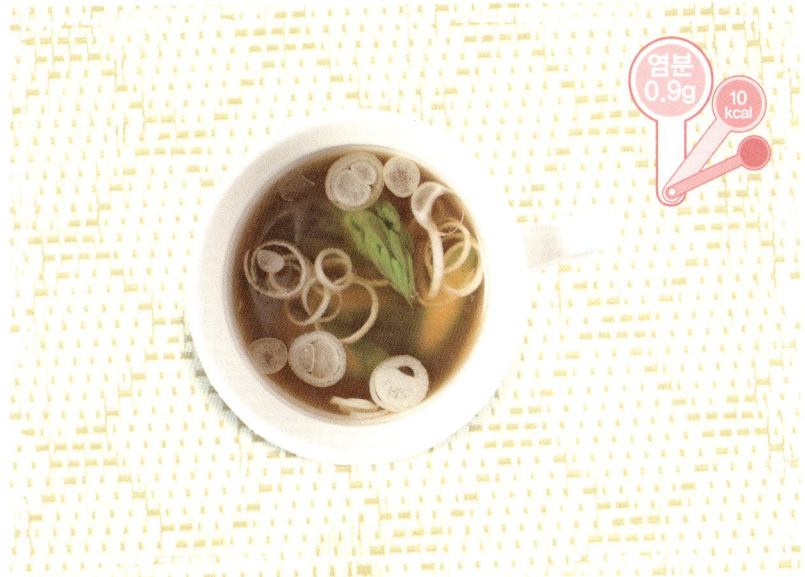

아스파라거스 스프

주재료 아스파라거스 5줄기, 대파 10cm, 물 300cc, 치킨스톡 약간, 후추 약간

| 만드는 방법 |

❶ 아스파라거스는 밑동 부분의 껍질을 벗긴 다음, 어슷어슷하게 썬다.
❷ 대파는 송송 작게 썰어둔다.
❸ 냄비에 물과 치킨스톡을 넣고 끓인다.
❹ 아스파라거스와 대파를 넣고 한소끔 더 끓인 다음 후추를 넣어 마무리한다.

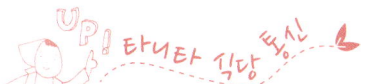

소금을 사용할 때는 맛소금, 꽃소금 같은 화학 소금보다는 천일염이나 구운 소금, 저염 소금을 사용하는 것이 좋습니다. 천일염은 바닷물에서 수분을 증발시킨 것으로 미네랄 함량이 높습니다. 구운 소금은 천일염을 고온에서 굽거나 볶아 간수를 빼기 때문에 짠맛과 쓴맛이 덜합니다. 저염 소금은 짠맛은 유지하면서 나트륨 함량을 줄이고 칼륨과 마그네슘 등의 무기질을 보충했습니다.

DAY 26

태탱하고 촉촉한 꿀피부를 위한

칠리 옥수수 돼지고기 볶음 정식

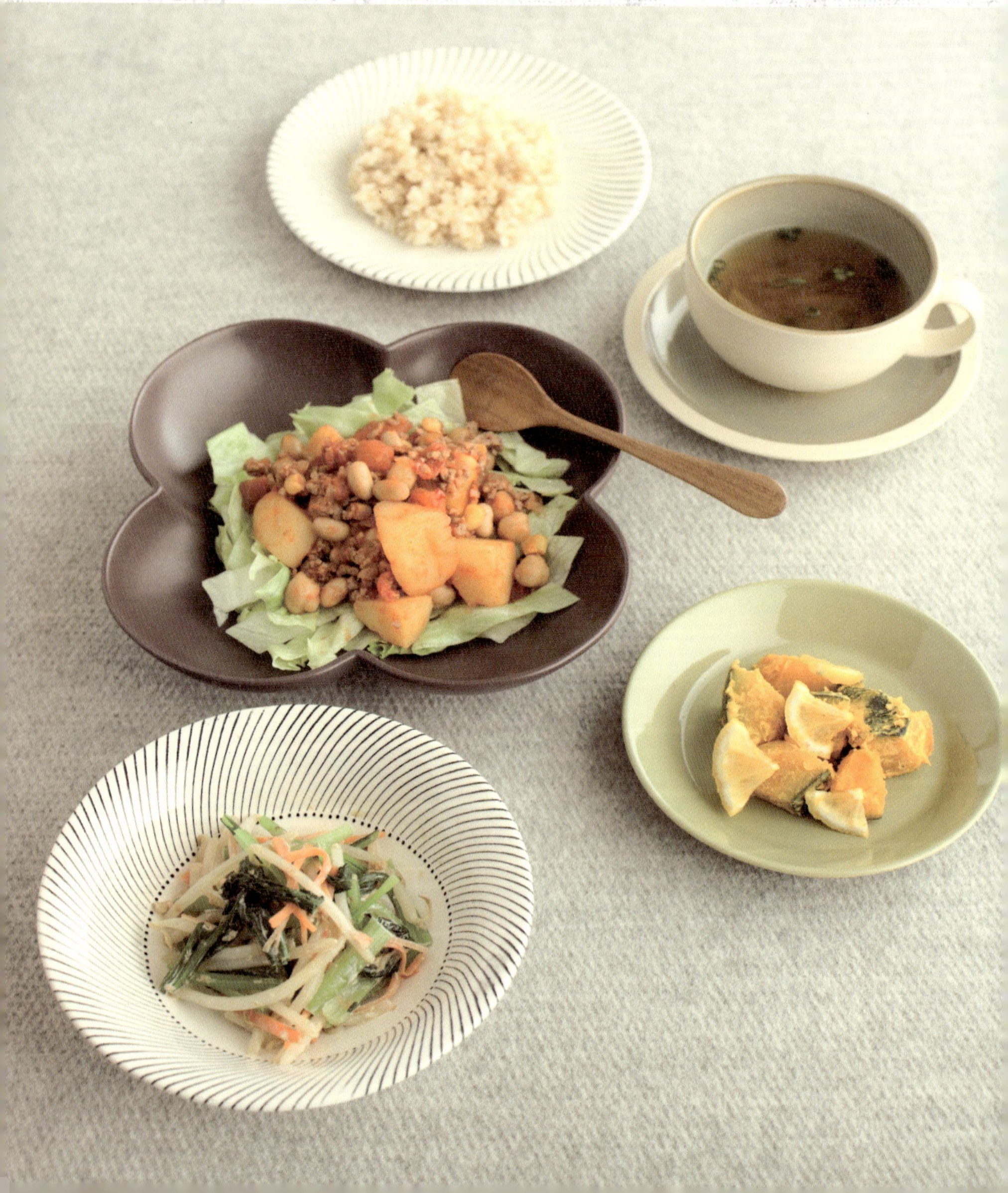

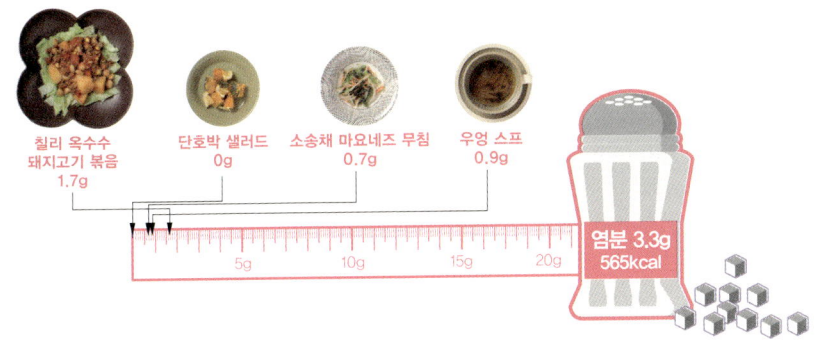

나이가 들면서 거울을 볼 때마다 신경 쓰이는 것 중 하나가 피부입니다. 화장으로 피부 결점을 덮으려 할수록 화장의 두께만 두꺼워지니 속상할 뿐입니다. 탱글탱글하고 촉촉한 '꿀피부'를 갈망하는 사람들을 위해 오늘은 꿀을 이용한 요리를 만들어 보려고 합니다.

건조한 날씨나 피부 자극은 표피 세포의 수명을 단축시켜 각질이 쌓이게 만듭니다. 각질이 쌓이면 피부에 수분과 영양을 충분히 공급하지 못해 피부가 푸석푸석하고 칙칙해집니다.

꿀은 표피 세포에 영양을 전달하는 칼륨, 상처 난 피부의 회복을 돕는 마그네슘, 콜라겐 합성을 도와 피부를 탱탱하게 하는 아연 등 피부에 좋은 미네랄 성분이 풍부합니다. 또 꿀은 수분을 꽉 붙들고 있기 때문에 피부를 촉촉하게 유지하는 데도 그만입니다.

꿀은 '주당'들이 숙취 해소를 위해 애용하는 식품이기도 합니다. 술을 마시면 소변을 볼 때 수분과 함께 미네랄 같은 전해질 물질도 배출됩니다. 그래서 음주 후에는 저혈당과 탈수 증세가 생깁니다. 게다가 우리 몸은 알코올을 분해하기 위해서 당과 수분을 필요로 합니다. 따뜻한 물에 꿀을 타 마시면 당과 수분이 빠르게 공급되면서 숙취가 해소됩니다.

그러고 보면 꿀은 남녀 모두가 사랑할 수밖에 없는 식품인 것 같습니다.

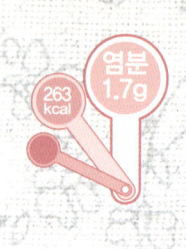
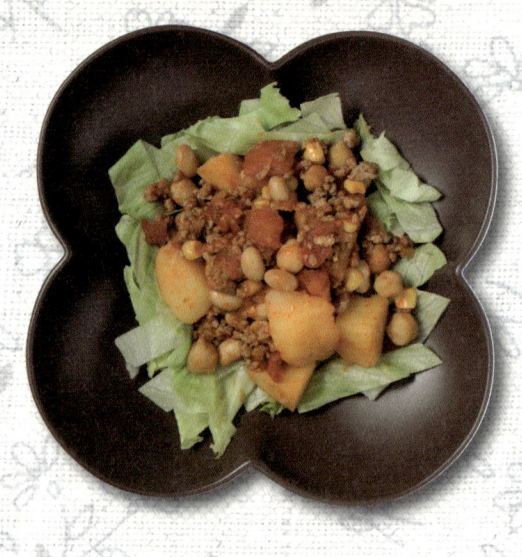

칠리 옥수수 돼지고기 볶음

주재료 갈은 돼지고기(살코기) 100g, 홀토마토(캔) 120g, 양상추 2장, 감자 100g, 캔옥수수 40g, 삶은 병아리콩* 40g, 삶은 대두 40g, 양파 1/3개, 마늘 1/2조각, 물 90cc, 치킨스톡 약간, 레드와인 1작은술, 소금과 후추 약간
양념 재료 칠리파우더 약간, 칠리페퍼 약간, 커민 약간

만드는 방법

❶ 양상추는 대강 자르고, 양파와 마늘은 잘게 다진다.
❷ 감자는 한입 크기로 잘라서 삶는다.
❸ 예열한 팬에 고기를 볶다가 어느 정도 익으면 마늘, 양파, 감자, 양념 재료를 넣고 볶는다.
❹ 재료들이 익으면 옥수수, 병아리콩, 대두, 홀토마토(또는 껍질을 벗긴 토마토), 치킨스톡, 물, 레드와인을 넣고 소금과 후추로 간을 한다.
❺ 양념이 줄어들면 그릇에 양상추를 깔고 볶은 재료를 보기 좋게 담는다.

* '이집트콩'이라고도 불리는 병아리콩은 일반 콩보다 조금 크고, 씨눈 쪽이 병아리의 주둥이처럼 튀어나와 있습니다. 지방이 적고 식이섬유, 아미노산, 아연 등이 풍부해 다이어트에 좋습니다.

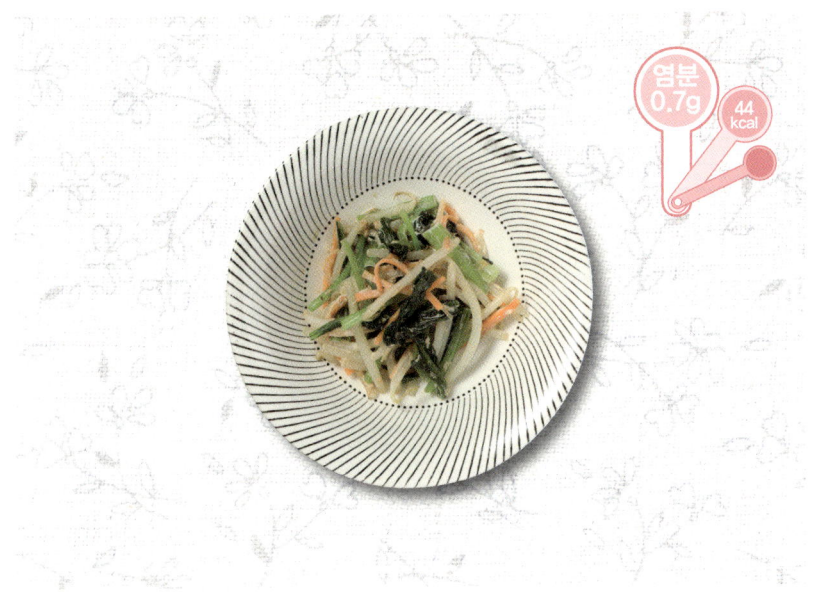

소송채 마요네즈 무침

주재료 소송채 1/2단, 숙주 1/4팩, 당근 2cm, 가쓰오부시 약간
양념 재료 하프 마요네즈 1큰술, 간장 1작은술

TIP
가쓰오부시는 말린 가다랭이를 훈제하여 얇게 썬 가공식품입니다. 아미노산, 비타민, 무기질 등이 풍부한 고단백질, 저칼로리 영양 식품으로, 일본에서는 국물을 내거나 볶음 요리의 고명으로 자주 사용합니다.

| 만드는 방법 |

❶ 소송채는 대강 자르고, 당근은 얇게 채썬다.
❷ 가쓰오부시는 잘게 부순다.
❸ 소송채, 숙주, 당근을 끓는 물에 살짝 데친 다음, 찬물에 헹궈 물기를 짠다.
❹ 데친 야채에 하프 마요네즈와 간장, 가쓰오부시를 넣고 버무린다.

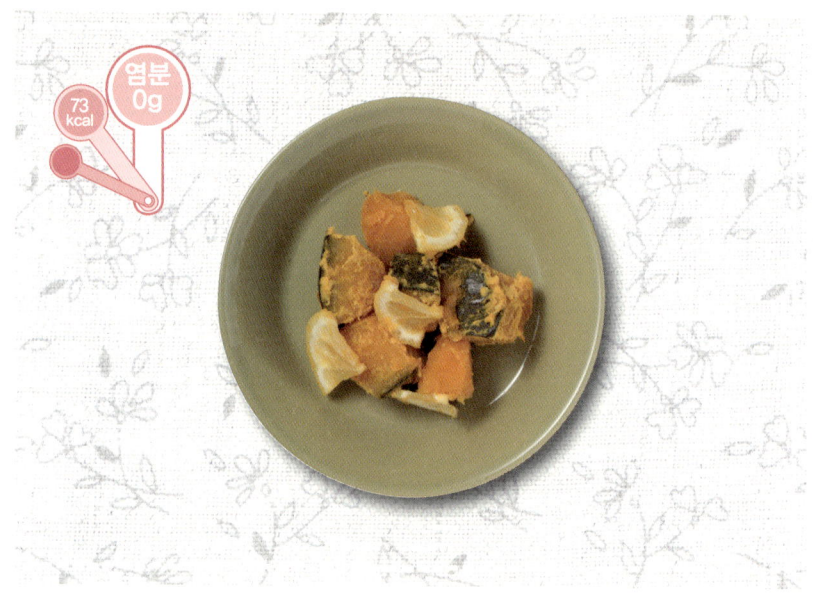

단호박 샐러드

주재료 단호박 120g, 레몬(둥글게 자른 것) 2조각, 꿀 1/2큰술, 레몬즙 1/2작은술

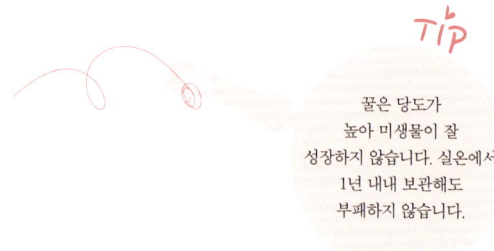

TIP
꿀은 당도가 높아 미생물이 잘 성장하지 않습니다. 실온에서 1년 내내 보관해도 부패하지 않습니다.

| 만드는 방법 |

❶ 단호박은 한입 크기로 잘라 내열 용기에 담고, 랩으로 싸서 전자레인지에 8분 정도 돌린다.
❷ 레몬은 부채 모양으로 얇게 자른다.
❸ 단호박과 레몬, 꿀, 레몬즙을 잘 버무려 그릇에 담는다.

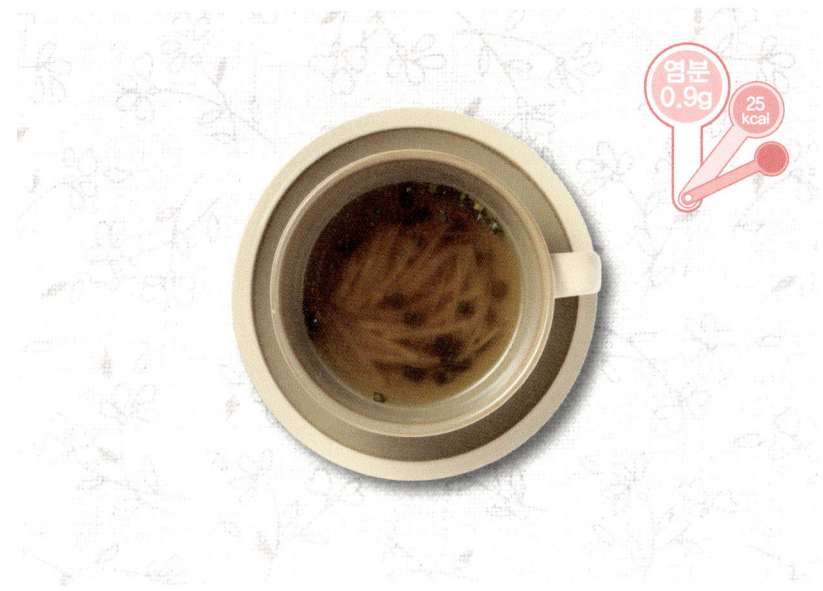

우엉 스프

주재료 우엉 1/3개, 쪽파 2뿌리, 물 500cc, 치킨스톡 약간, 후추 약간

| 만드는 방법 |

① 우엉은 채썬 다음 물에 헹궈 떫은맛을 제거한다.
② 쪽파는 잘게 송송 썬다.
③ 냄비에 물과 치킨스톡을 넣고 끓이다가 우엉을 넣고 한소끔 끓인 뒤, 후추를 넣는다.

TIP
우엉은 혈액 순환을 촉진하고 냉증을 개선하는 효과가 있어 겨울에 먹으면 더 좋은 식품입니다.

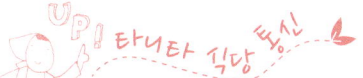

남은 꿀과 당근으로 노폐물을 없애고 피부톤을 맑게 해주는 당근 꿀 클렌저를 만들어 볼까요. 먼저 당근 (1/2개)은 강판에 갈아 즙만 거릅니다. 냄비에 물(한 컵)과 꿀(다섯 큰술)을 넣고 살짝 끓인 다음, 당근즙을 넣고 섞으면 클렌저가 완성됩니다. 클렌저를 화장솜에 덜어 피부결에 따라 화장을 닦아주세요. 당근 꿀 클렌저는 밀폐용기에 넣어 냉장 보관하고, 2주 안에 사용하는 것이 좋습니다.

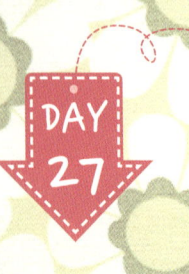

눈 건강을 위한 순무 소스를 얹은 대구 튀김 정식

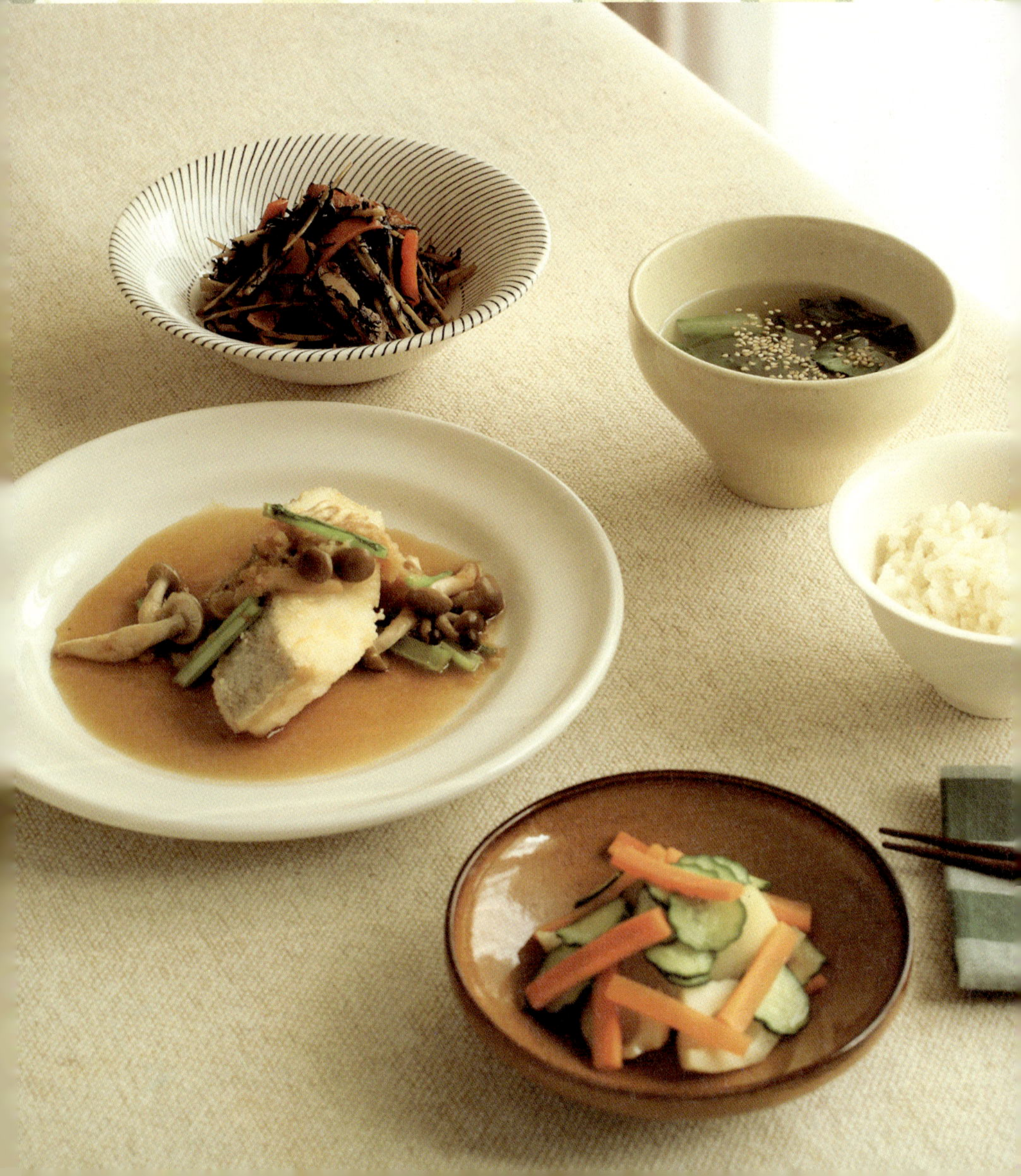

DAY 27

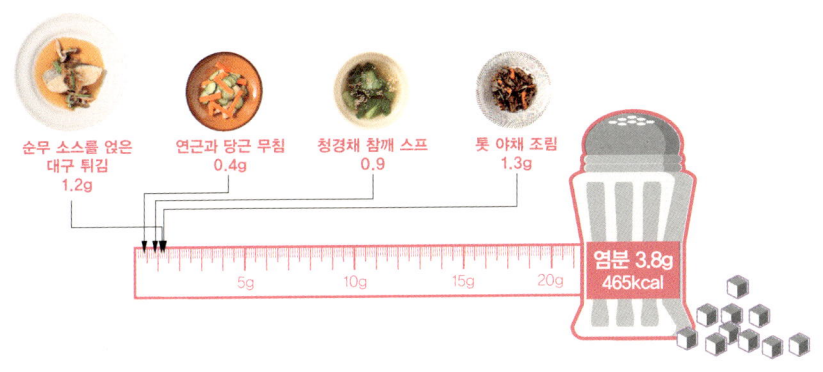

　　　　　　타니타 식단의 단골 식재료인 생선을 요리하는 날은 비린 맛을 없애는 데 총력을 기울입니다. 레몬즙, 청주, 다진 생강 등 '비린내 킬러'를 활용해 비린내를 잡지만 후각이 유난히 예민한 사람들은 등푸른 생선은 비리다고 부담스러워 합니다.

생선이라면 손사래를 치는 사람들도 만족시킬 수 있는 생선이 대구입니다. 대구 요리가 나오는 날은 직원들이 뼈에 붙은 살까지 남김없이 싹싹 먹는 흐뭇한 광경을 볼 수 있습니다.

대구는 입이 커서 대구(大口)라는 이름이 붙었고, 머리가 커서 대두어(大頭魚)라고도 합니다. 흰살 생선인 대구는 지방 함량이 낮아 비린 맛이 덜하고, 소화가 잘되는 고단백 저칼로리 식품입니다. 머리와 입이 크고 울퉁불퉁 못생겼지만 머리, 눈, 껍질, 알, 아가미까지 식재료가 되는 알짜 식품입니다. 대구 머리는 콜라겐과 젤라틴이 풍부해 관절에 좋고, 알에 들어 있는 비타민E는 노화 방지에 좋습니다.

대구의 간에 들어 있는 비타민A는 '눈 건강을 위한 영양소'라고 할 수 있습니다. 비타민A는 망막에 들어온 빛을 뇌신경 신호로 바꾸는 과정에서 중요한 역할을 하는 성분입니다. 비타민A가 부족하면 어두운 곳에서 잘 보이지 않는 야맹증에 걸릴 수 있습니다. 눈이 침침하다 싶을 땐 '대구'를 기억해주세요.

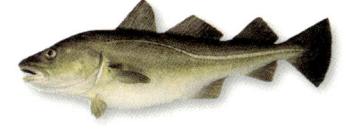

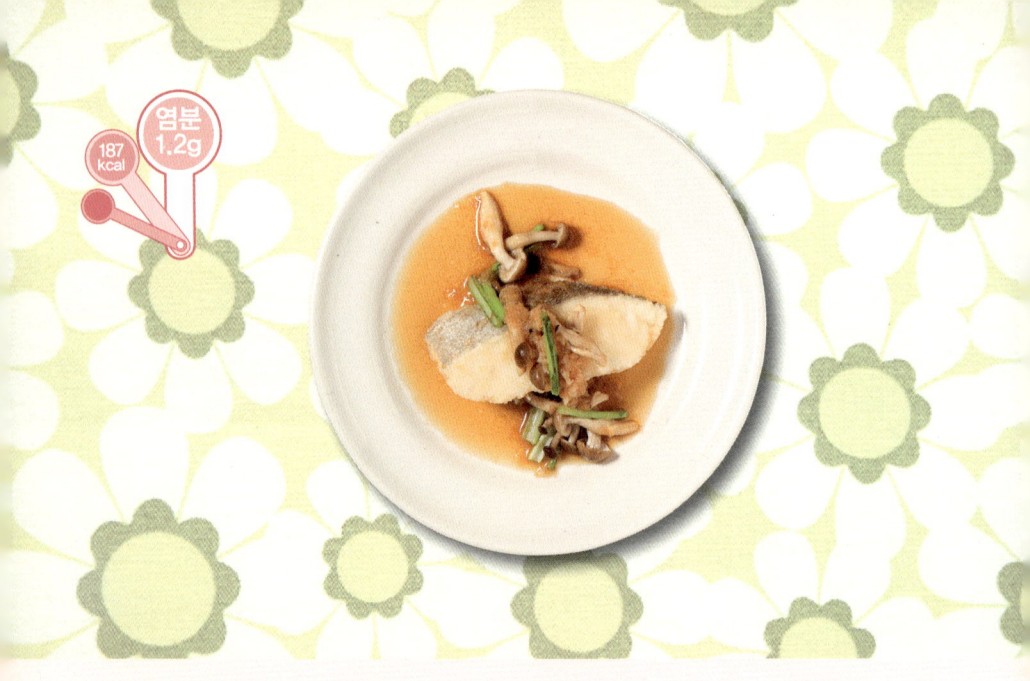

순무 소스를 얹은 대구 튀김

주재료 대구 100g 2덩어리, 순무 70g, 느타리버섯 1/2팩, 녹말 4작은술, 청주 1작은술, 소금 약간, 식용유 적당량
소스 재료 가쓰오부시 육수 60cc, 간장 1/2큰술, 맛술 1작은술

| 만드는 방법 |

❶ 대구는 소금과 청주를 발라 재워둔다.
❷ 순무는 갈아서 즙을 살짝 제거하고, 순무 잎은 3센티미터 길이로 자른다.
❸ 느타리버섯은 한 가닥씩 떼어둔다.
❹ 재워둔 대구는 물기를 제거하고 앞뒤로 녹말을 가볍게 뿌린다.
❺ 170~180도씨(반죽을 기름에 한 두 방울 떨어뜨렸을 때 2~3초간 가라앉았다 떠오를 때의 온도)의 기름에 대구를 튀긴다.
❻ 냄비에 소스 재료를 넣고 한소끔 끓이다가 느타리버섯과 순무 잎을 넣는다.
❼ 소스가 끓으면 갈은 순무를 넣고 약한 불에서 조금만 더 끓인다.
❽ 접시에 대구를 담고, 순무 소스를 끼얹는다.

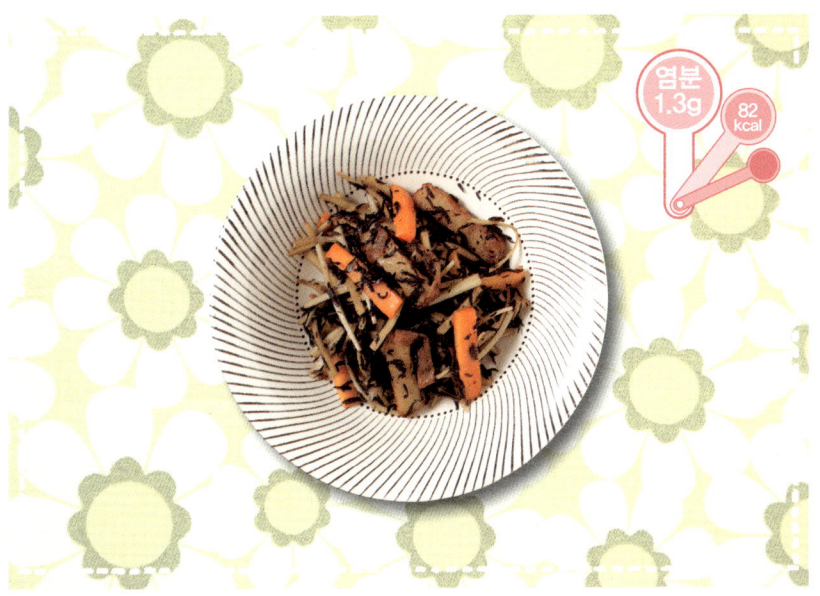

톳 야채 조림

주재료 톳 10g, 당근 4cm, 우엉 1/4개, 어묵 30g, 식용유 1/2작은술
양념 재료 멸치 다시마 육수 100cc, 청주 1작은술, 간장 1/2큰술, 설탕 1작은술, 맛술 1/2작은술

톳은 칼로리가 낮고 식이섬유가 많아 다이어트에 좋은 식품입니다. 칼륨, 칼슘, 아연 등도 풍부해 성인병 예방에 도움이 됩니다.

| 만드는 방법 |

① 톳은 찬물에 담가 30분 동안 불린 다음, 물기를 꼭 짠다.
② 당근과 우엉은 얇게 채썬다.
③ 어묵은 끓는 물에 살짝 데쳐 기름기를 제거한 다음, 얇게 썬다.
④ 가열한 팬에 식용유를 두르고, 당근과 우엉을 순서대로 넣고 볶는다.
⑤ 재료가 어느 정도 익으면 톳과 어묵, 양념 재료를 넣고 육수가 없어질 때까지 조린다.

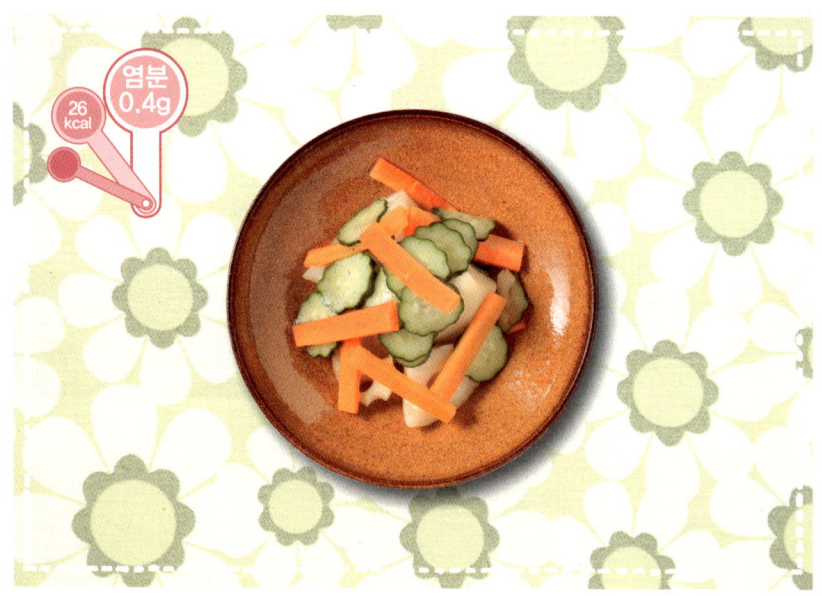

연근과 당근 무침

주재료 연근 40g, 당근 2cm, 오이 1/2개
양념 재료 레몬즙 1작은술, 간장 2/3작은술, 설탕 1/2작은술, 소금 약간

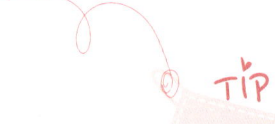

레몬즙 대신 유자즙을
넣어도 좋습니다.
유자는 레몬보다 비타민C가
세 배 이상 풍부해 감기 예방과
피부 미용에
효과적입니다.

| 만드는 방법 |
❶ 연근은 한입 크기로 자르고 끓는 물에 데쳐 떫은맛을 제거한다.
❷ 당근은 얇게 직사각형 모양으로 자른 다음, 끓는 물에 살짝 데친다.
❸ 오이는 둥글둥글 얇게 썬다.
❹ 연근과 당근, 오이에 레몬즙, 간장, 설탕, 소금을 넣고 잘 버무린다.

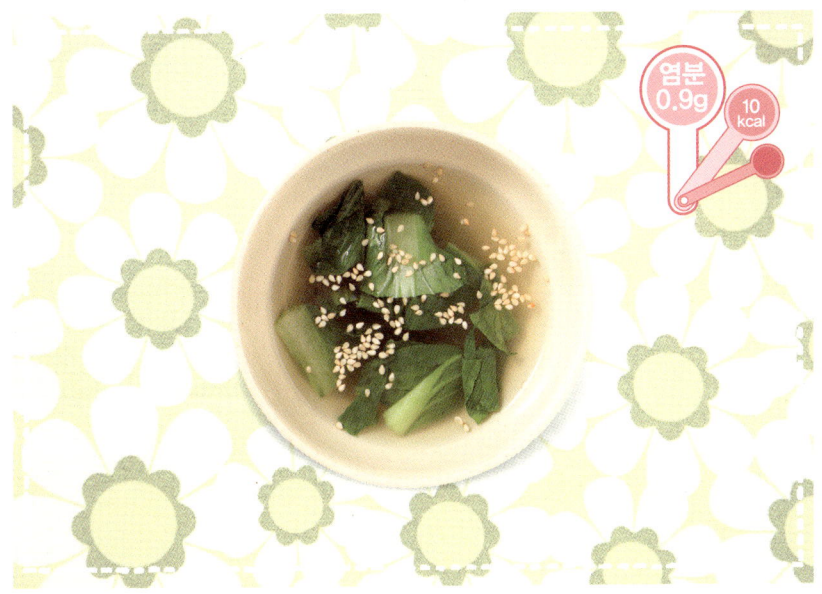

청경채 참깨 스프

주재료 청경채 1줌, 참깨 1작은술, 물 300cc, 치킨스톡 약간, 후추 약간

| 만드는 방법 |

① 청경채는 3센티미터 길이로 잘라서 끓는 물에 살짝 데친 다음, 물기를 꼭 짠다.
② 청경채와 참깨를 그릇에 담는다.
③ 냄비에 물과 치킨스톡을 넣고 끓이다가 후추를 넣은 다음, 그릇에 붓는다.

TIP
참깨는 항산화 작용을 하는 토코페롤을 풍부하게 함유하고 있습니다. 깨는 공기와 닿으면 쉽게 변질되기 때문에 한 번에 많이 볶아 두기보다는 조금씩 볶아서 먹는 것이 좋습니다.

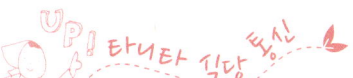

빨리 먹는 습관이 살찌는 지름길이란 것 알고 계신가요? 식사를 하면 만복중추에 신호가 도달하기까지 약 10~20분 정도가 소요됩니다. '배부르다'라는 신호가 전달되기도 전에 정량을 다 먹어 버리면 포만감을 느끼지 못해, 결국 과식을 하게 됩니다. 또 빨리 먹다보면 침이 채 나오기도 전에 삼켜버리게 되고, 위에도 부담을 주기 쉽습니다.

DAY 28
비싼 건강 보조식품이 필요 없는
돼지고기 찹스테이크 정식

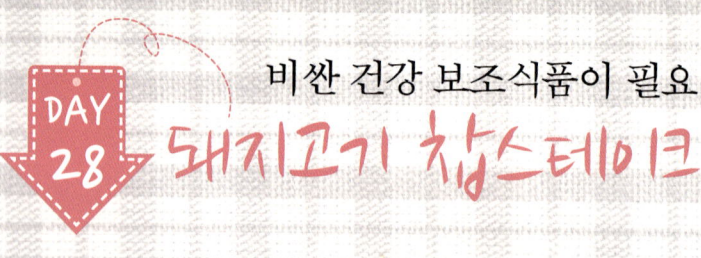

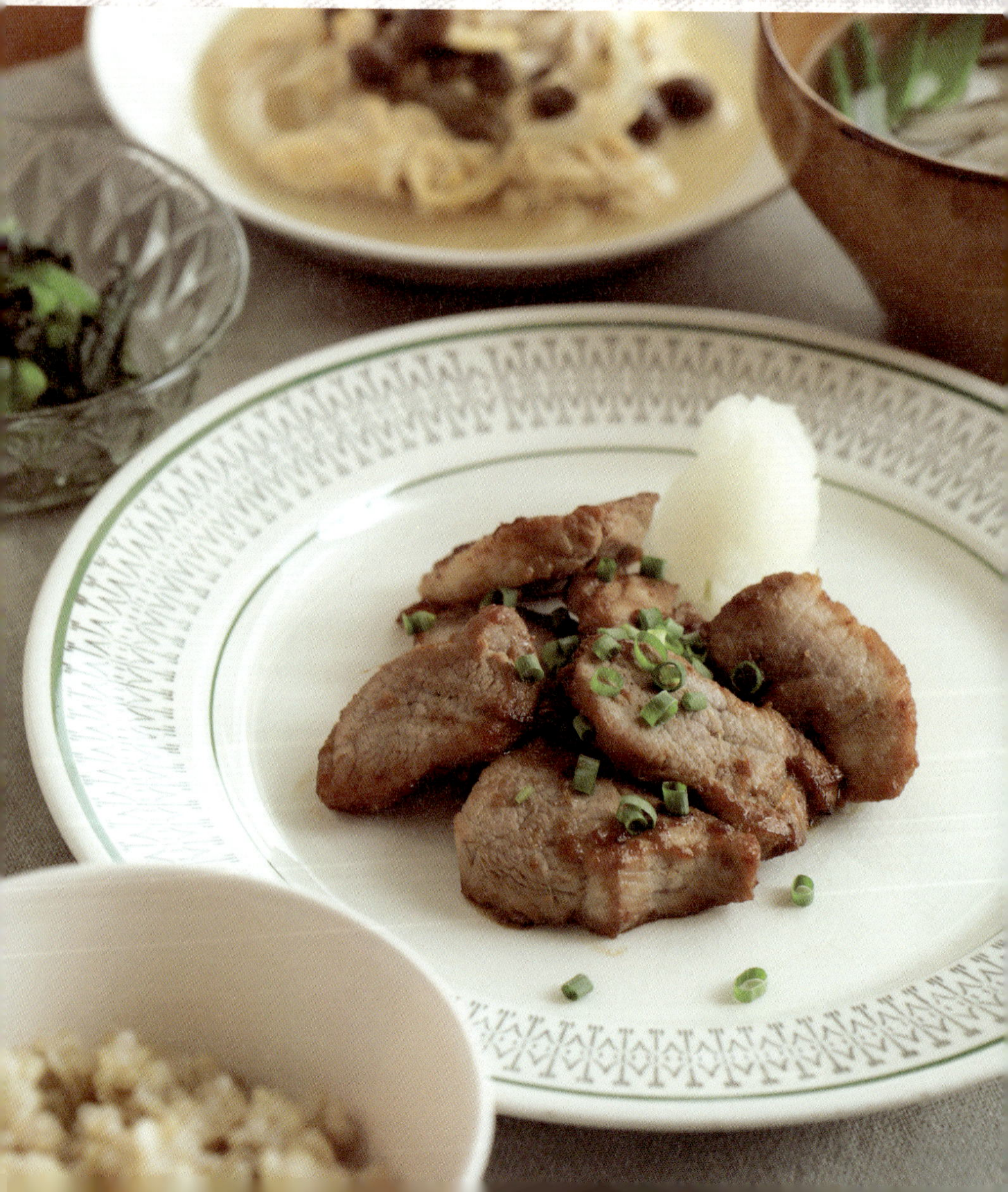

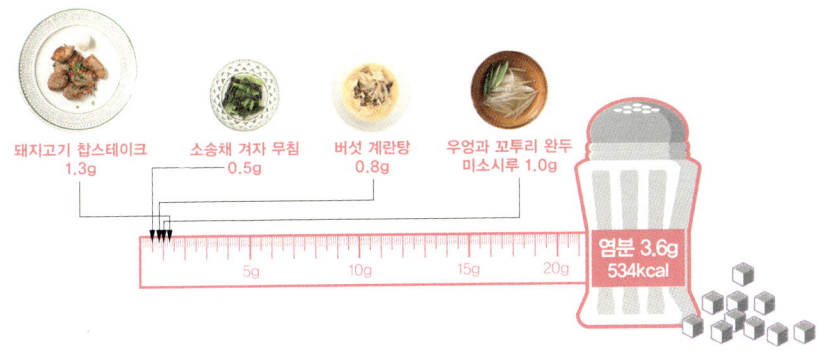

마늘이 듬뿍 들어간 음식을 먹고 나면 마늘 향이 입안에 계속 남아 신경이 쓰일 때가 많습니다. 양치를 하고, 구강청결제를 사용해도 마늘 향은 쉽게 가시지 않지요.

마늘은 향이 강하다는 점을 제외하면, 장점이 훨씬 많은 식품입니다. 그래서 마늘을 가리켜 '일해백리(一害百利 : 한 가지 해로움과 백 가지 이로움이 있다)'라고 합니다. 가장 손쉽게 구할 수 있는 항암 식품이기도 합니다.

마늘의 알싸한 향은 알리신이라는 성분 때문입니다. 알리신은 식중독균과 위궤양을 유발하는 헬리코박터균을 살균하는 효과가 있습니다. 또 '만병의 근원'이라 불리는 활성 산소를 제거하는 항산화 작용도 뛰어납니다.

마늘의 강한 향이 부담스럽다면 마늘을 굽거나 삶아 먹어도 좋습니다. 조리하는 과정에서 향은 사라지지만 알리신은 거의 파괴되지 않기 때문입니다.

날씨가 추워질수록 식욕이 왕성해지지는 않나요? 우리 몸은 음식을 먹을 때 열이 나면서 포만중추를 자극하게 되고, 배가 부르다고 느낍니다. 체온이 낮아지면 포만중추를 자극하는 데 시간이 오래 걸리게 됩니다. 발열식품인 마늘은 체온을 올려 다이어트에 도움이 됩니다. 마늘에 풍부한 스코르디닌이라는 성분이 혈관을 확장시켜 혈액 순환을 돕고 신진대사를 원활하게 하기 때문입니다.

마늘은 알싸한 향만 빼면 어디 하나 나무랄 곳 없는 식품인 것 같습니다.

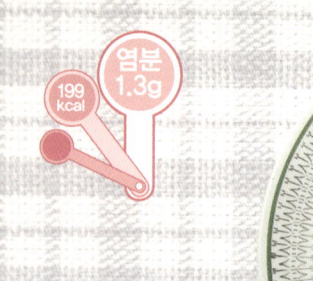
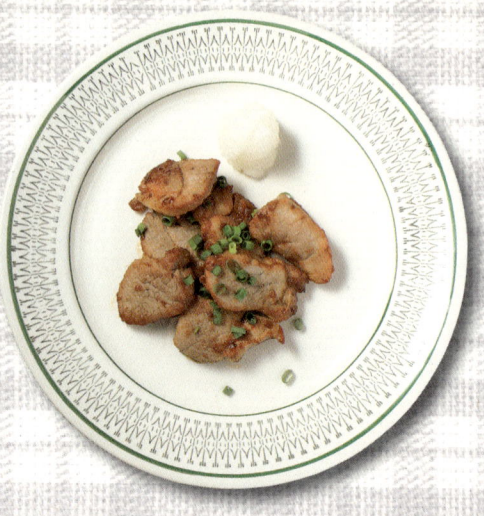

돼지고기 찹스테이크

주재료 돼지고기 다리살(두껍게 썬 것) 200g, 무 2cm, 쪽파 1뿌리, 식용유 1/4작은술
양념 재료 청주 2작은술, 설탕 1작은술, 갈은 생강 1작은술, 갈은 마늘 약간

| 만드는 방법 |

❶ 돼지고기는 두툼하게 자른다.
❷ 청주, 설탕, 갈은 생강, 갈은 마늘을 잘 섞어 돼지고기에 발라둔다.
❸ 무는 갈아서 즙을 살짝 제거한다.
❹ 쪽파는 작게 송송 썬다.
❺ 가열된 팬에 식용유를 두르고, 양념된 돼지고기를 볶는다.
❻ 그릇에 돼지고기를 담고 무를 곁들인 다음, 쪽파를 뿌려 마무리한다.

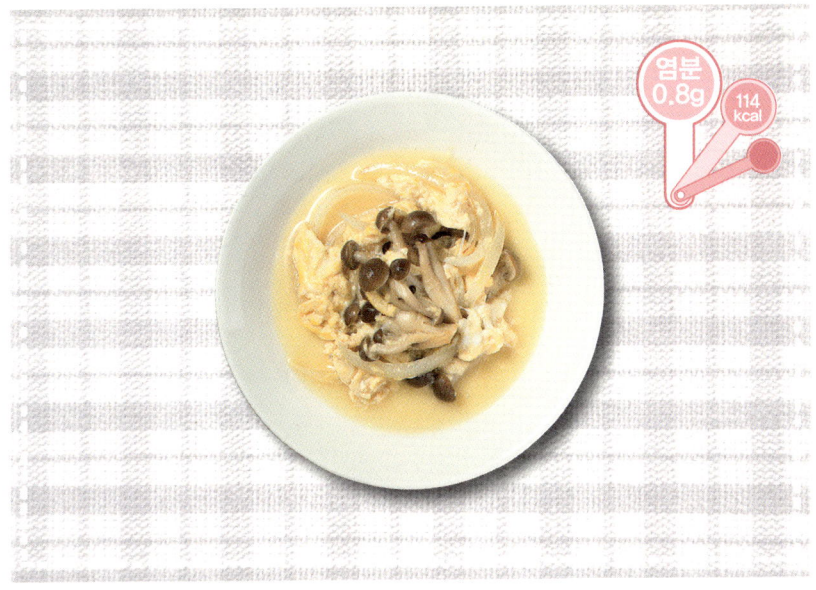

버섯 계란탕

주재료 느타리버섯 1/2팩, 말린 표고버섯 1개, 팽이버섯 1/2팩,
양파 1/5개, 달걀 1개, 버터 1/2작은술,
생크림 1큰술, 소금과 후추 약간

양념 재료 화이트와인 2작은술, 물 80cc, 치킨스톡 약간,
후추 약간

TIP 달걀의 껍데기에는 식중독을 일으키는 살모넬라균이 있을 수 있습니다. 달걀은 물에 한 번 씻은 후 깨뜨리고, 달걀을 만진 후에는 손을 꼭 씻습니다.

| 만드는 방법 |

1. 팽이버섯은 절반으로 자른 다음 뭉쳐 있는 부분을 가닥가닥 뜯어둔다. 느타리버섯도 한 가닥씩 뜯어둔다.
2. 말린 표고버섯은 물에 담가 불린 다음 얇게 썰고, 양파는 채썬다.
3. 달궈진 냄비에 버터를 녹이고 느타리버섯, 팽이버섯, 표고버섯, 양파를 넣고 볶다가, 양념 재료를 넣고 뚜껑을 덮어 좀 더 끓인다.
4. 재료가 어느 정도 익으면 달걀을 풀어 넣은 다음 생크림과 후추를 넣고 약한 불에서 걸쭉해질 때까지 조린다.

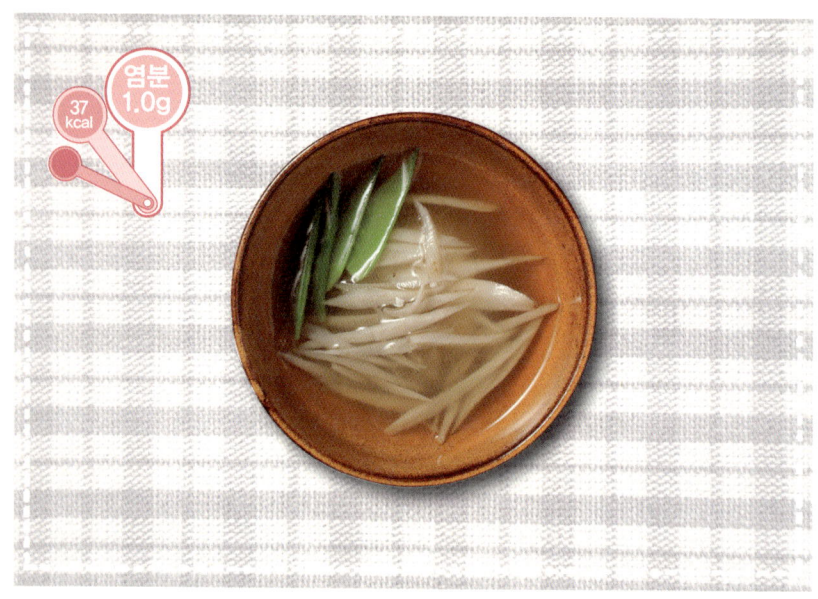

우엉과 꼬투리 완두 미소시루

주재료 우엉 1/5개, 꼬투리 완두 4개, 멸치 다시마 육수 300cc, 미소된장 2작은술

TIP
우엉을 손질할 때는 칼등으로 껍질을 긁어내거나 솔로 문질러 씻어내는 것이 좋습니다.

| 만드는 방법 |

① 우엉은 채썬 다음, 물에 헹궈 쓴 맛을 제거한다.
② 꼬투리 완두는 끓는 물에 데쳐서 비스듬하게 절반으로 자른 다음, 그릇에 담아둔다.
③ 냄비에 멸치 다시마 육수를 넣고 끓이다가 우엉을 넣고 좀 더 끓인다.
④ 우엉이 익으면 미소된장을 풀어 한소끔 끓인 다음, 그릇에 붓는다.

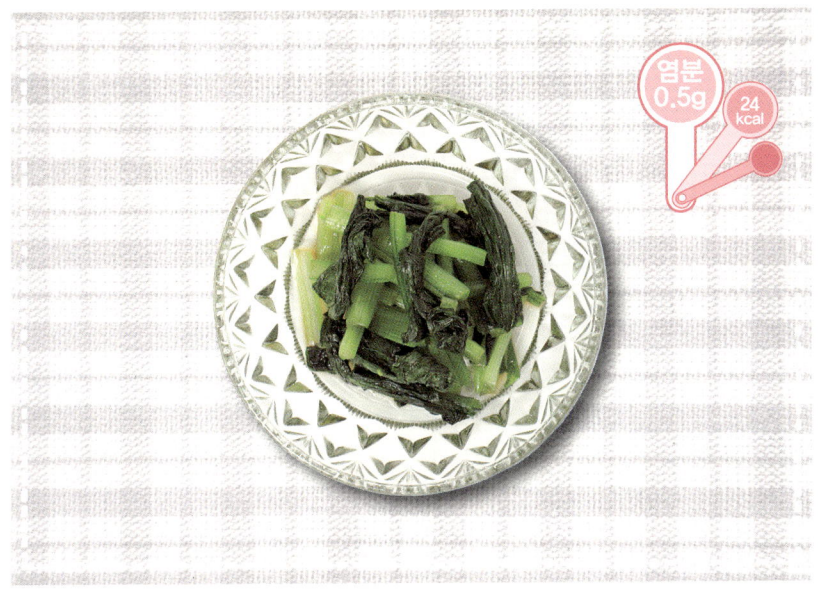

소송채 겨자 무침

주재료 소송채 2줌, 연겨자 1작은술, 쓰유(세 배 농축) 1/2작은술

| 만드는 방법 |

❶ 소송채는 대강 잘라서 끓는 물에 살짝 데친 다음, 물기를 꼭 짠다.
❷ 소송채를 연겨자와 쓰유에 버무린다.

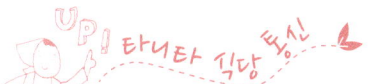

일반 마늘이 열처리와 발효 과정을 거치면 색이 검은 흑마늘이 됩니다. 흑마늘은 마늘 특유의 매운맛과 강한 향이 없고, 새콤한 맛이 납니다. 검은색 색소인 안토시아닌이 풍부한 흑마늘은 일반 마늘에 비해 항산화 효과가 열 배 이상 뛰어납니다.
① 마늘은 껍질 째 찜통에 넣고 20~30분 정도 찐다.
② 찐 마늘을 전기밥솥에 넣고 보온으로 설정해 이틀간 숙성시킨다.
③ 숙성시킨 마늘을 공기가 잘 통하는 곳에 2~3일 정도 말리면 흑마늘이 완성된다.

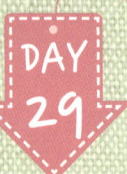

피부 트러블을 진정시키는
청새치 구이 정식

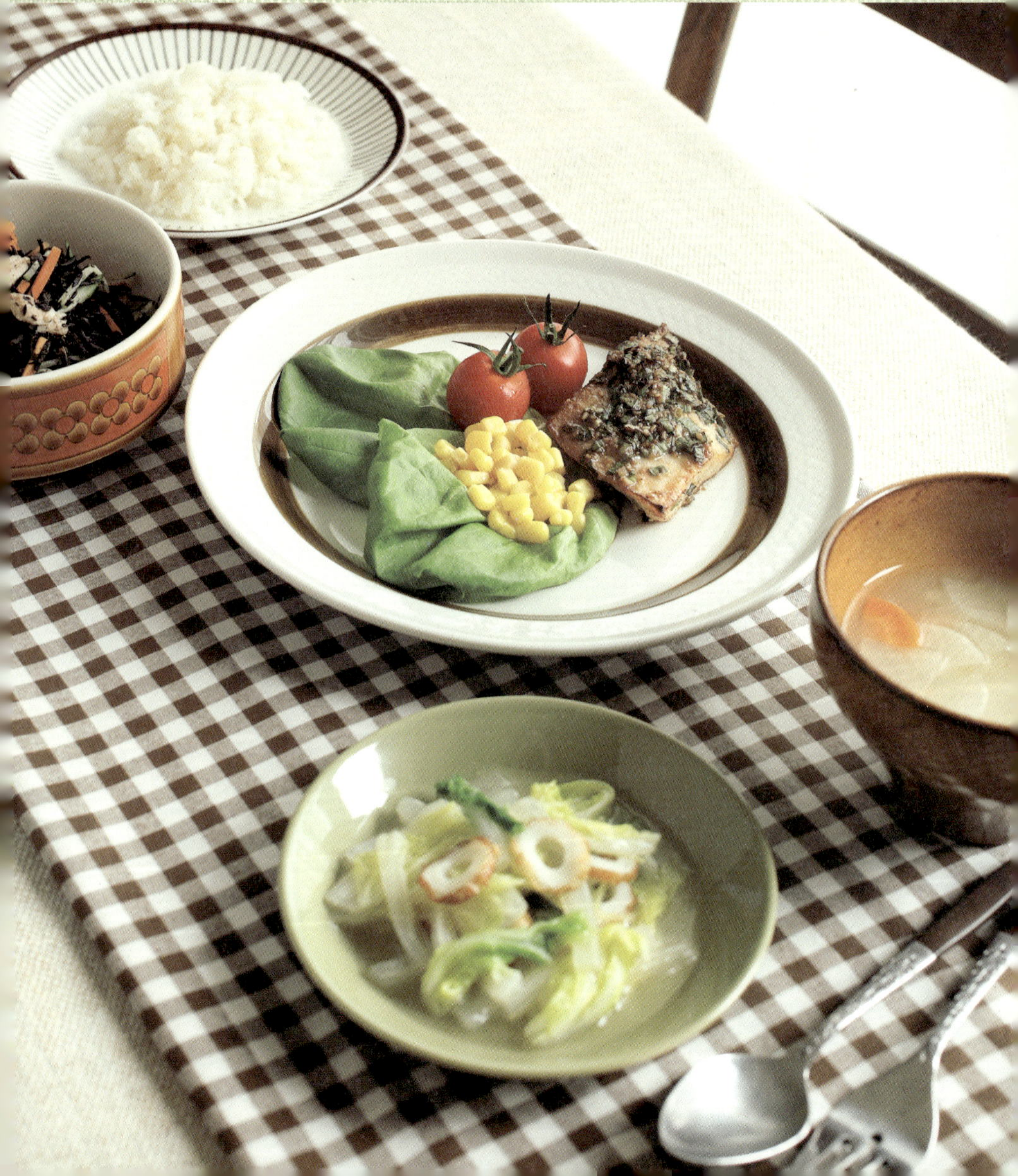

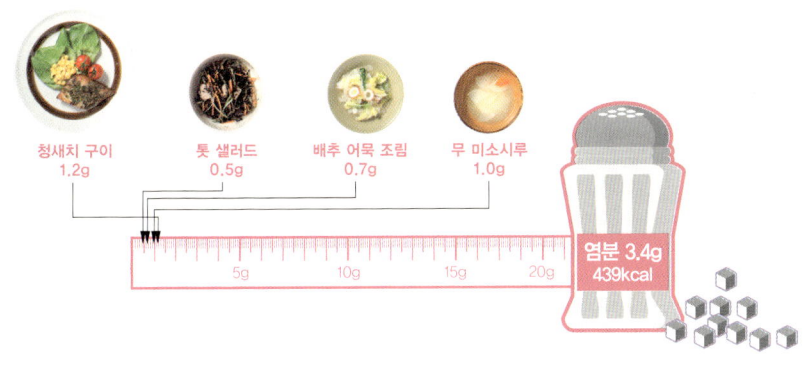

| 청새치 구이 | 톳 샐러드 | 배추 어묵 조림 | 무 미소시루 |
| 1.2g | 0.5g | 0.7g | 1.0g |

염분 3.4g
439kcal

저는 항상 오이를 냉장고에 넉넉히 넣어둡니다. 목이 마르거나 입이 심심할 때 냉장고에 넣어둔 시원한 오이를 반으로 뚝 잘라 베어 먹으면 빙수 못지않게 시원하기 때문이지요.

오이는 수분이 95퍼센트로, 100그램당 9칼로리인 저칼로리 식품입니다. 아무리 과일이라도 칼로리가 높으면 간식으로 먹기에 부담스러울 때가 있는데요. 오이는 많이 먹어도 칼로리 걱정이 없습니다.

오이는 훌륭한 '나트륨 청소부'입니다. 오이에 풍부한 칼륨이 몸속에 쌓인 나트륨과 노폐물을 밖으로 내보내는 역할을 하기 때문입니다.

오이에 들어 있는 비타민A는 피부 트러블을 예방하고 민감해진 피부를 진정시킵니다. 얼굴에 뾰루지가 나거나 햇볕을 많이 쐰 후에는 얇게 자른 오이를 얼굴에 붙여두면 효과를 볼 수 있습니다.

오이는 당근과 궁합이 맞지 않습니다. 당근에는 비타민C 분해효소인 아스코르비나아제가 들어 있기 때문입니다. 오이와 당근을 함께 먹으면 오이에 들어 있는 비타민C가 효능을 제대로 발휘하지 못합니다. 하지만 아스코르비나아제는 산에 약하기 때문에 오이와 당근에 식초나 레몬즙을 곁들이면 괜찮습니다.

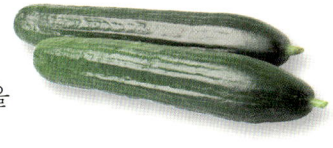

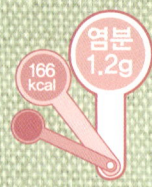
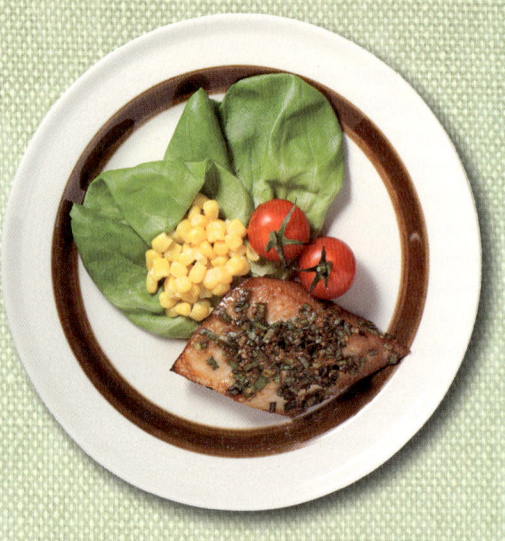

청새치 구이

주재료 청새치 100g 2조각, 쪽파 2뿌리, 샐러드용 야채 4장, 캔옥수수 40g,
방울토마토 4개, 버터 1/4작은술
양념 재료 참깨 2/3작은술, 간장 2작은술, 맛술 1작은술, 청주 1작은술, 참기름 1/2작은술

| 만드는 방법 |

① 쪽파는 송송 썰어 양념 재료와 잘 섞는다.
② 청새치에 양념 재료를 발라 30분 이상 재워둔다.
③ 옥수수는 캔에 담긴 물을 따라 버리고, 전자레인지에 30초 정도 데운 다음 버터를 넣고 버무린다.
④ 예열한 오븐에 종이 호일을 깔고, 양념을 바른 청새치를 10~15분 정도 굽는다.
⑤ 그릇에 청새치를 담고 샐러드용 야채와 버터에 버무린 옥수수, 방울토마토를 곁들인다.

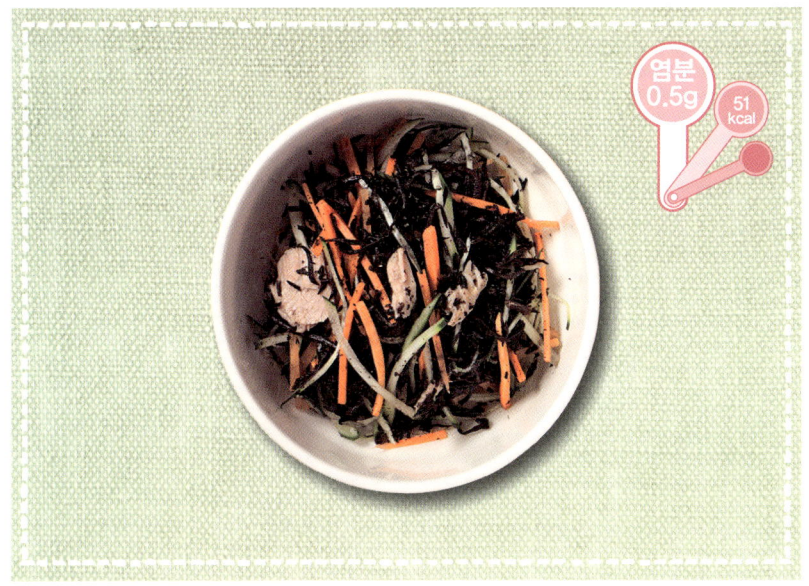

톳 샐러드

주재료 말린 톳 20g, 캔참치 20g, 당근 4cm, 오이 1/2개, 드레싱 적당량

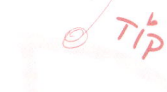

'바다의 불로초'라고
불리는 톳은 철, 칼슘, 칼륨,
아연, 요오드 등의 무기질이
풍부한 해조류입니다.
빈혈이 있는 사람이나 성장기
어린이에게 좋습니다.

| 만드는 방법 |
1. 톳은 찬물에 담가 30분 정도 불린 다음, 물기를 꼭 짠다.
2. 당근과 오이는 얇게 채썬다.
3. 참치는 캔에 담긴 기름을 제거하고 잘게 부순다.
4. 톳과 당근, 오이, 참치를 잘 섞은 다음 좋아하는 드레싱을 뿌린다.

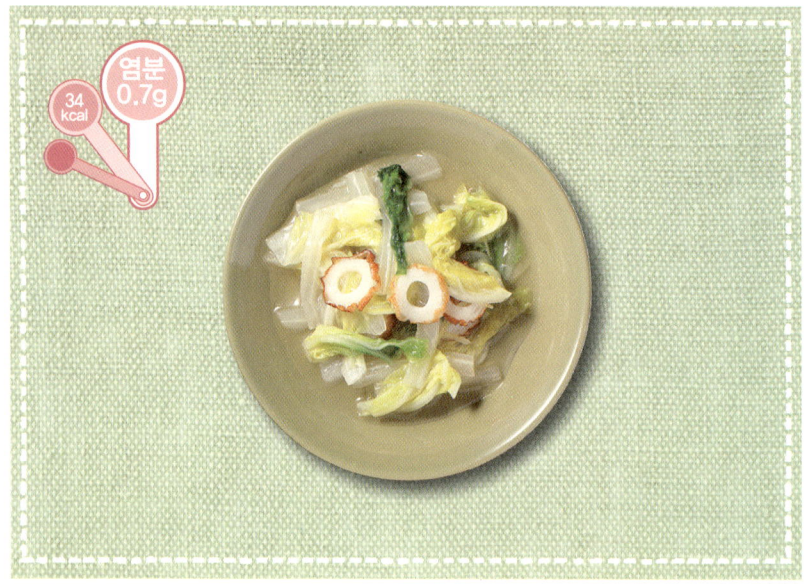

배추 어묵 조림

주재료 배추 1장, 어묵 20g, 생강 1/2조각, 물 80cc, 식용유 1/2작은술, 녹말물 적당량, 치킨스톡 약간, 후추 약간

TIP
생강을 오래 보관할 때는 흙을 제거하지 말고 비닐이나 신문지에 싸서 서늘한 곳에 보관하세요.

| 만드는 방법 |

① 배추는 먹기 좋은 크기로 자르고, 생강은 채썬다.
② 어묵은 끓는 물에 살짝 데쳐 기름기를 제거하고 한입 크기로 자른다.
③ 팬에 식용유를 두르고 생강을 볶는다.
④ 생강 향이 나기 시작하면 배추를 넣고 볶는다.
⑤ 재료가 어느 정도 익으면 어묵과 물, 치킨스톡을 넣고 한소끔 끓인다.
⑥ 후추를 넣고 녹말물을 풀어 걸쭉하게 만든다.

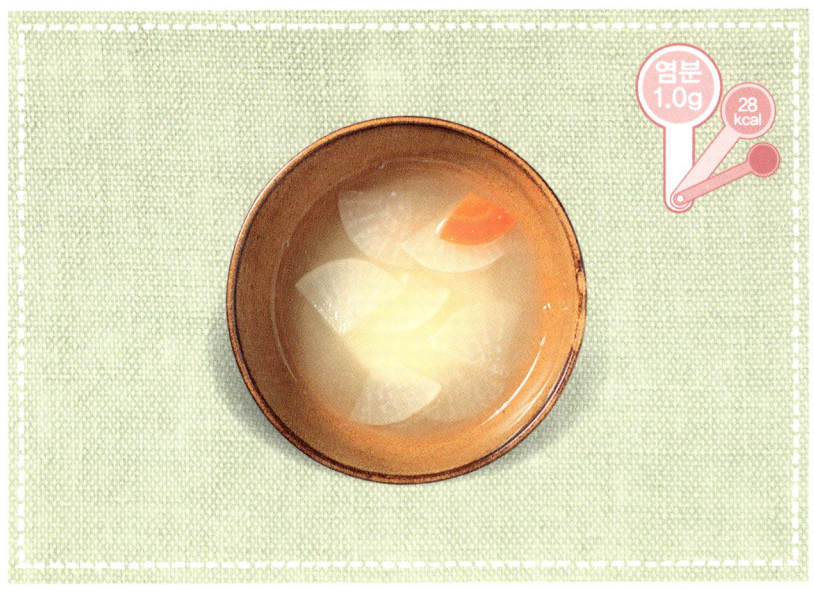

무 미소시루

주재료 무 1cm, 당근 1cm, 멸치 다시마 육수 300cc, 미소된장 2작은술

TIP
물 두 컵에 무말랭이 10그램 정도를 넣은 후 실온에서 무말랭이가 충분히 우러날 때까지 두면, 몸을 따뜻하게 만드는 건강 음료가 됩니다.

| 만드는 방법 |

❶ 무와 당근은 부채 모양으로 얇게 자른다.
❷ 냄비에 멸치 다시마 육수를 넣고 끓이다가 무와 당근을 넣는다.
❸ 재료가 어느 정도 익으면 미소된장을 풀어 넣고 마무리한다.

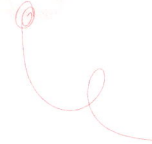

UP! 타나타 식당 통신

오이는 품종에 따라 어울리는 요리가 있습니다. 길이가 짧고 통통한 연녹색 백오이는 껍질이 연해 쓴맛이 덜하고 단맛이 있어 샐러드나 생채, 피클을 만들기에 알맞습니다. 돌기가 거의 없고 짙은 녹색을 띠는 청오이는 껍질이 두껍고 단단해 씹는 맛이 좋아 오래 두고 먹는 절임이나 김치를 만들면 좋습니다.

DAY 30

꼭꼭 씹을수록 살이 빠지는
크림 소스 연어 스테이크 정식

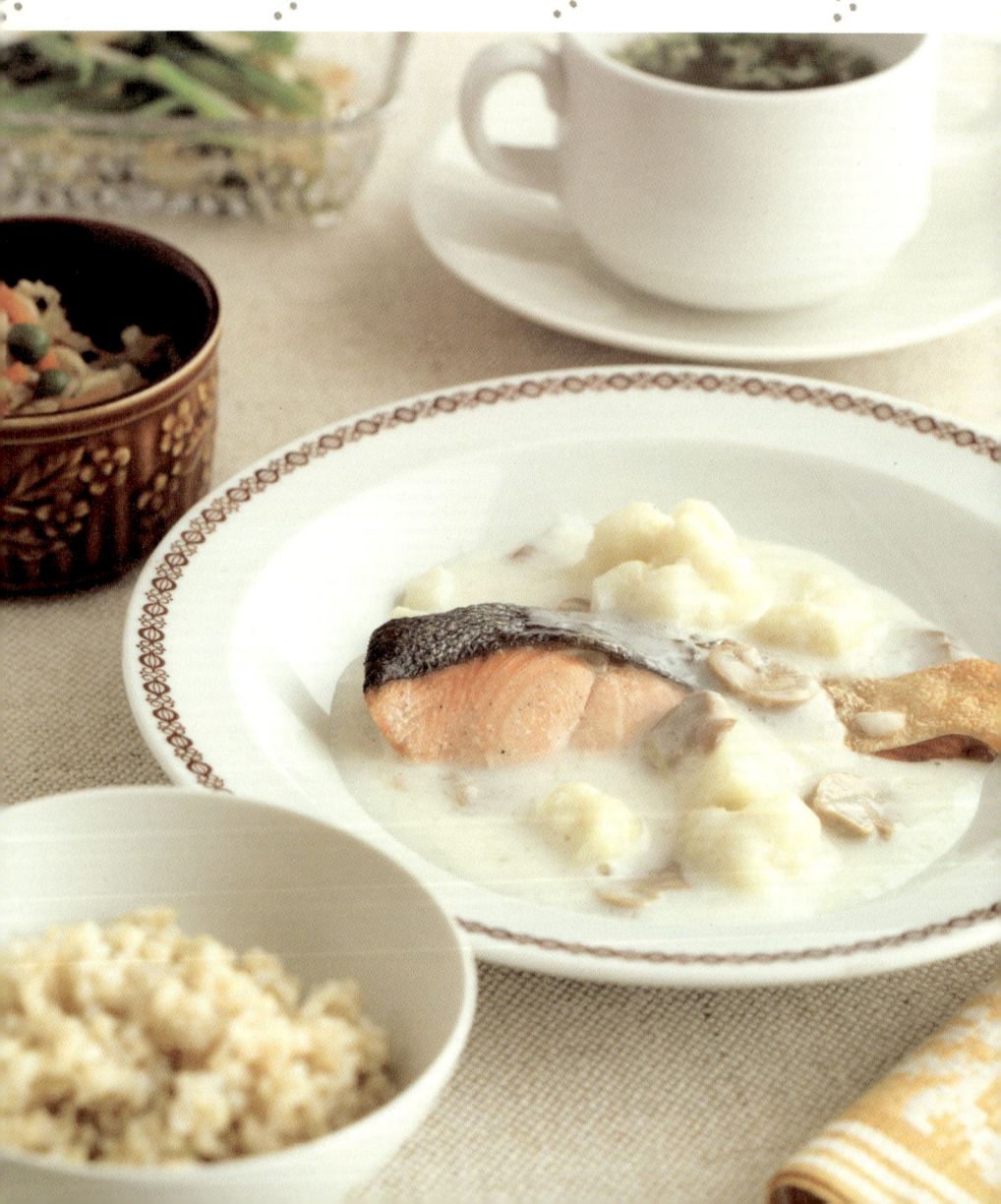

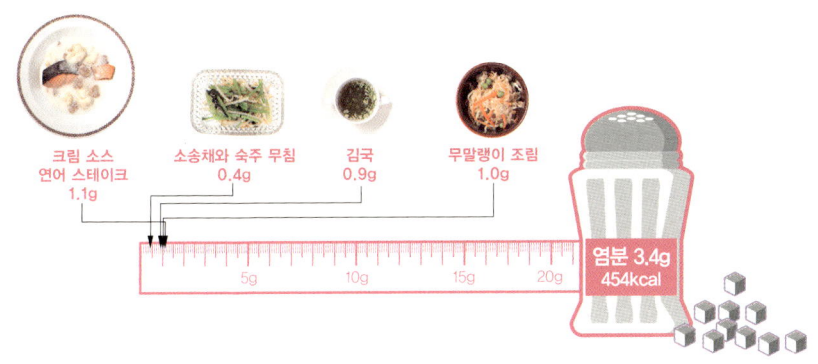

밥상 앞에 앉으면 어른들이 항상 하시는 말씀이 있지요. "체할라, 꼭꼭 씹어 먹어라!" 이 말은 소화 작용과 밀접한 관련이 있습니다. 음식을 꼭꼭 씹을수록 침속에 들어 있는 아밀라아제라는 소화효소가 많이 분비됩니다. 또 잘게 쪼개진 음식물은 위장에서 소화액과 접촉하는 면적이 넓어져 소화가 잘됩니다.

꼭꼭 씹는 행위는 다이어트에도 좋습니다. 보통 음식을 먹고 나면 20분이 지나야 포만중추가 자극을 받습니다. 20분이 경과하기 전에는 뱃속이 음식물로 가득 차 있어도 배고프다고 느끼게 됩니다. 결국 과식을 한 후 뒤늦게 찾아온 포만감으로 괴로워하게 되지요. 천천히 꼭꼭 씹다보면 식사 시간이 길어져 과식을 방지합니다. 또 음식물을 씹을수록 교감신경을 자극해 체내에서 지방 분해가 활발해집니다.

꼬들꼬들한 무말랭이는 꼭꼭 씹어 먹어야 하는 대표적인 식품입니다. 무말랭이는 무를 얼렸다 녹였다를 반복하는 과정에서 수분은 증발하고 영양소만 남게 됩니다. 그래서 생무보다 식이섬유가 열다섯 배, 칼슘이 열세 배, 칼륨이 열두 배 이상 함유되어 있습니다. 무말랭이를 햇빛에 말릴 때는 생무에 소량 들어 있던 비타민D가 풍부해집니다. 비타민D는 몸속에서 칼슘의 흡수를 돕습니다.

무를 오래 보관하기 위해 무말랭이를 만들었던 선조들의 지혜가 우리의 밥상을 풍요롭게 합니다.

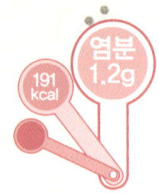
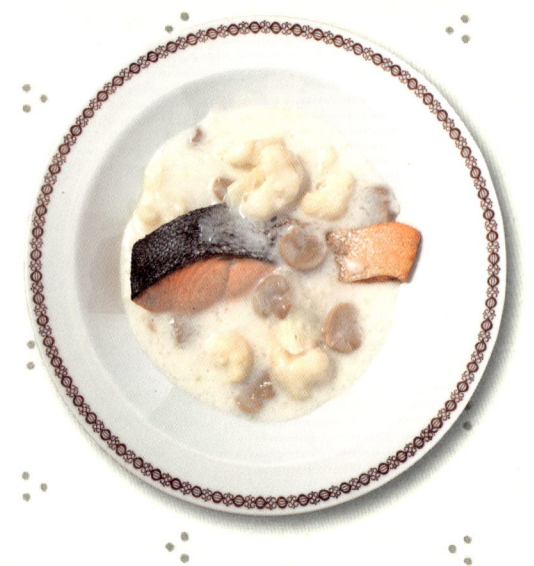

크림 소스 연어 스테이크

주재료 생연어 90g 2덩어리, 양송이버섯 20g, 콜리플라워 1/3개, 생강 1/2조각, 식용유 1/2작은술,
　　　　녹말물 적당량, 소금과 후추 약간
소스 재료 물 100cc, 치킨스톡 약간, 우유 100cc, 소금과 후추 약간

| 만드는 방법 |

❶ 연어는 소금과 후추를 뿌려 재워둔다.
❷ 콜리플라워는 작게 잘라서 끓는 물에 데친다.
❸ 생강은 얇게 채썰고, 양송이버섯은 갓의 껍질을 벗기고 기둥을 떼어낸 다음 얇게 썬다.
❹ 예열한 오븐에 종이 호일을 깔고, 연어를 10~15분 정도 굽는다.
❺ 달궈진 냄비에 식용유를 두르고 생강을 넣고 볶는다.
❻ 생강 향이 나기 시작하면 양송이버섯을 넣고 볶다가 물과 치킨스톡을 넣고 중불에서 끓인다.
❼ 한소끔 끓으면 나머지 소스 재료를 넣고 3~4분 정도 끓이다가 녹말물을 넣어
　걸쭉하게 만든 다음, 콜리플라워를 넣고 살짝 조린다.
❽ 그릇에 연어를 담고 크림 소스를 뿌려 마무리한다.

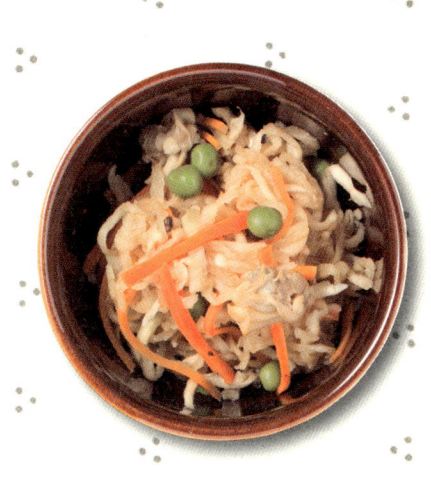
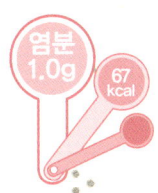

무말랭이 조림

주재료 무말랭이 20g, 당근 4cm, 삶은 완두콩 20g, 바지락 살 20g, 바지락 살 삶은 물 약간
양념 재료 가쓰오부시 육수 60cc, 설탕 2작은술, 청주 1작은술, 간장 1/2큰술

TIP 무말랭이는 퀴퀴한 냄새가 나지 않고 곰팡이가 피지 않은 것을 고릅니다.

| 만드는 방법 |

① 무말랭이는 물에 담가 불린 다음, 주무르듯이 씻어 이물질을 제거한다.
② 당근은 얇게 채썬다.
③ 바지락 살은 끓는 물에 살짝 데치고, 바지락 살 삶은 물은 조금 남겨둔다.
④ 냄비에 양념 재료를 넣고 끓이다가 무말랭이와 당근, 바지락 살, 바지락 살 삶은 물을 넣고 조린다.
⑤ 재료가 익으면 삶은 완두콩을 넣고 살짝 더 조린 다음 마무리한다.

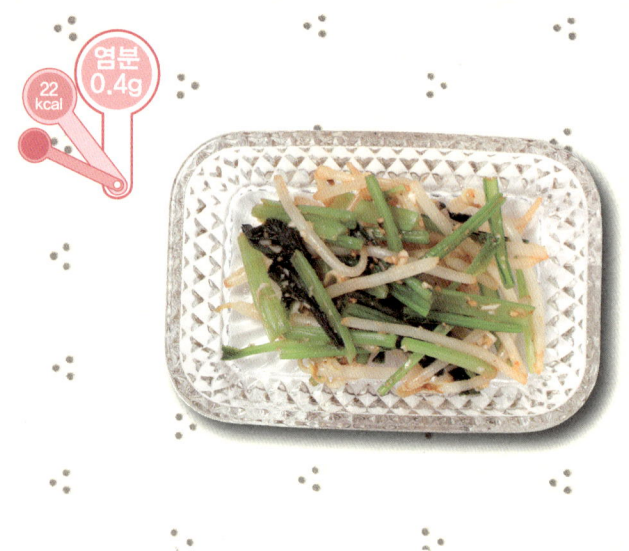

소송채와 숙주 무침

주재료 숙주 1줌, 소송채 1줌, 대파 1cm
양념 재료 참깨 1/2작은술, 고추장 1/2작은술, 간장 2/3작은술, 참기름 1/4작은술

> TIP
> 소송채는 칼슘과 철분, 비타민C, 카로틴 등의 영양소가 풍부합니다. 시금치와 맛과 영양이 비슷하니 시금치로 대체해도 무관합니다.

| 만드는 방법 |

❶ 숙주는 끓는 물에 살짝 데친 다음, 물기를 뺀다.
❷ 소송채는 적당히 잘라서 끓는 물에 데친 다음, 물기를 꼭 짠다.
❸ 대파는 대강 다진다.
❹ 숙주와 소송채에 대파와 양념 재료를 넣고 잘 버무려 그릇에 담는다.

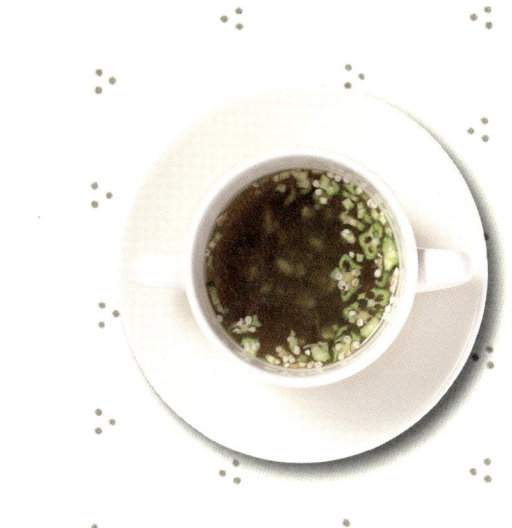
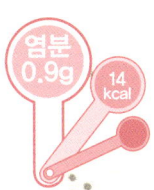

김국

주재료 오크라 4개, 파래김 1줌, 가쓰오부시 육수 300cc,
간장 1/3작은술, 소금과 후추 약간

| 만드는 방법 |

① 오크라는 끓는 물에 살짝 데친 다음 잘게 썬다.
② 파래김은 잘게 뜯어둔다.
③ 냄비에 가쓰오부시 육수를 넣고 끓이다가 소금과 후추로 간을 한다.
④ 육수가 한소끔 끓으면 오크라와 파래김을 넣고 김이 풀어질 때까지 끓인다.

TIP
파래김은 칼슘과 칼륨이
풍부해 골다공증을 예방하고
담배의 니코틴을 중화시켜
애연가에게는 최고의
보약입니다.

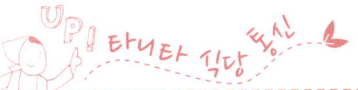

남은 무말랭이와 소송채로 무말랭이 소송채 무침을 만들 수 있습니다.
① 무말랭이(한 줌)는 물에 불린 다음 깨끗하게 씻는다.
② 소송채(한 줌)는 끓는 물에 데친 다음, 물기를 짜고 적당한 크기로 썬다.
③ 무말랭이와 소송채에 간장(1/2큰술), 설탕(1작은술), 참기름(1/2작은술), 고춧가루와 다진 마늘을 약간
넣고 버무린다.

성별에 따라 다이어트 방법도 달라야 한다!

서로 다른 주기로 호르몬의 지배를 받는 남과 여

똑같은 방법으로 다이어트를 한다고 해도 자연스럽게 살이 빠지는 사람이 있는가 하면 그다지 큰 변화가 나타나지 않는 사람도 있습니다. 개인의 생활 습관이나 나이 등이 영향을 미친 결과겠지만, 근본적으로 '남녀의 차이'를 생각해봐야 합니다.

타니타는 남성과 여성에게 각각 다른 방법의 다이어트를 제안합니다. 가장 큰 이유는 남녀의 호르몬 차이 때문입니다.

남성의 몸은 태어나서 죽을 때까지 시간의 축에 따라 호르몬의 영향을 받습니다. 남성은 나이가 들면서 목소리가 바뀌고, 수염이 자라고, 모발이 감소하는 등의 신체적 변화를 겪게 됩니다. 반면 여성은 1개월 단위로 호르몬의 영향을 받습니다. 남성과 달리 몸과 마음의 변화가 월 단위로 나타납니다. 그래서 남녀가 같은 방법으로 다이어트를 해도 결과적으로 큰 차이가 나타날 수밖에 없습니다.

여성은 '월(月)' 단위 다이어트

여성은 약 28일 주기로 몸(호르몬 분비)이 변화합니다. 그 때문에 주 단위로 프로그램을 짜서 다이어트를 해도 남성만큼 효과를 기대하기는 어렵습니다.

여성들에게 추천하는 월(月) 단위 다이어트는 먼저 한 달을 둘로 나눕니다. 월경부터 배란까지 14일 동안을 전기, 배란부터 다음 월경까지 14일 동안을 후기로 정합니다.

월경 후(전기)에는 몸과 마음이 개운해지기 때문에, 운동이나 디톡스, 식사 제한 등이 효과적인 시기입니다. 이때 다이어트를 하면 가장 큰 효과를 볼 수 있습니다. 이 시기에는 에스트로겐이 활발히 분비되면서 황체호르몬인

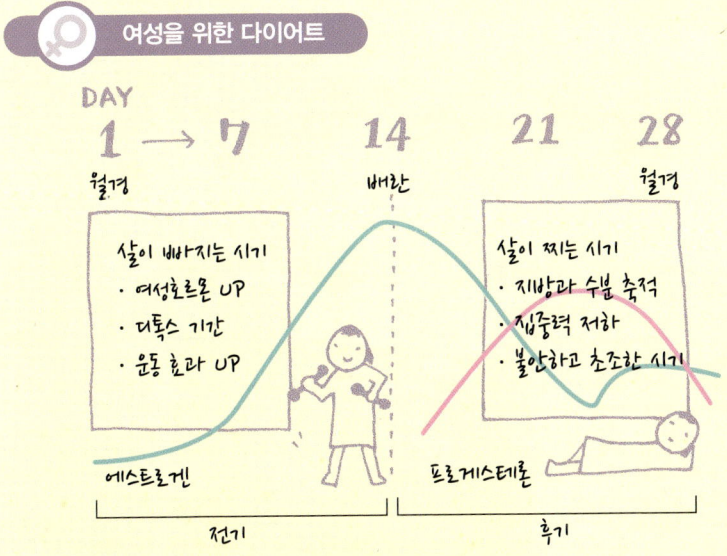

프로게스테론의 분비가 줄어듭니다. 그래서 몸속에 피하지방이 잘 쌓이지 않습니다. 이때 집중적으로 운동과 식이요법을 병행하면 기대 이상의 효과를 볼 수 있습니다.

14일 전후의 배란기에는 1~2킬로그램 정도 살이 찌기 쉽습니다. 배란 뒤 프로게스테론의 분비가 증가하면 지방 세포가 활발히 활동하기 때문에 살찌기 쉬운 상태가 됩니다. 이 기간에는 몸과 마음이 약간은 불안정해 우울증에 시달리거나 스트레스를 받아 폭식과 폭음을 하기 쉽습니다. 이 때에는 체조나 운동, 식이요법 등 더욱 강도 높은 다이어트를 해야 배란기 이후에도 다이어트 결과를 지속적으로 유지할 수 있습니다.

배란이 된 다음(후기)은 아기를 맞이하기 위한 준비기간입니다. 이 시기에 여성의 몸은 앞으로 생길지도 모를 아기를 지키기 위해 지방이나 수분을 축적하고, 타인에 대한 공격성도 높아집니다. 프로게스테론의 분비가 계속 증가해 몸이 붓고 무거워져 신체적으로 힘든 시기이기도 합니다. 이 시기는 평소보다 운동을 더 한다고 해도 체중 감소 효과를 보기 힘듭니다. 이 기간 동안에는 체중이 1킬로그램 증가해도 조급하게 생각하지 말아야 합니다. 심한 운동으로 무리하지 말고 가벼운 스트레칭이나 마사지로 찌부둥한 몸을 가볍게 만드는 게 좋습니다.

이렇듯 월 단위로 신체가 변화하는 여성은 '주말에 반드시 ○킬로미터를 달린다'라는 식의 규칙은 효과가 없습니다. 또한 월경 중에는 철분 등의 영양 보충이 반드시 필요하기 때문에 과도한 다이어트는 금물입니다.

남성은 '주(週)' 단위 다이어트

남성에게는 주(週) 단위의 생활개선 다이어트를 추천합니다. 대개 남성들은 일주일 단위로 행동 패턴이 정해지는 경우가 많기 때문입니다. 평일에는 출퇴근 시간을 이용해 걷고, 주말에는 등산이나 축구를 하는 등 평일과 주말의 운동 강도를 다르게 하는 것이 좋습니다. 또 평일 아침·점심·저녁의 식생활 습관과 음주 시 주의점 등을 잘 지키면 상당히 큰 효과를 볼 수 있습니다. 주 단위 다이어트는 호르몬에 좌우되지 않고 항상 안정된 몸과 마음을 유지하고 있는 남성들에게 적합한 다이어트 방법입니다.

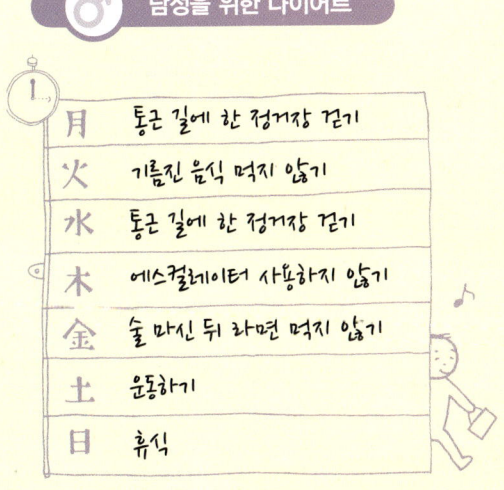

남성을 위한 다이어트

- 月 : 통근 길에 한 정거장 걷기
- 火 : 기름진 음식 먹지 않기
- 水 : 통근 길에 한 정거장 걷기
- 木 : 에스컬레이터 사용하지 않기
- 金 : 술 마신 뒤 라면 먹지 않기
- 土 : 운동하기
- 日 : 휴식

세 번째 테이블

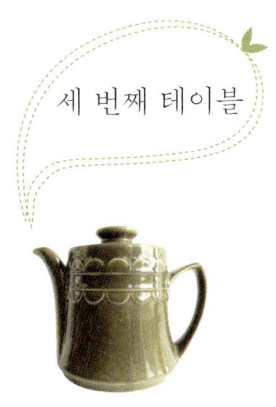

후다닥 만드는
한 접시 요리

side dish

나른한 오후, 졸음을 쫓아줄

양배추와 매실 드레싱 샐러드

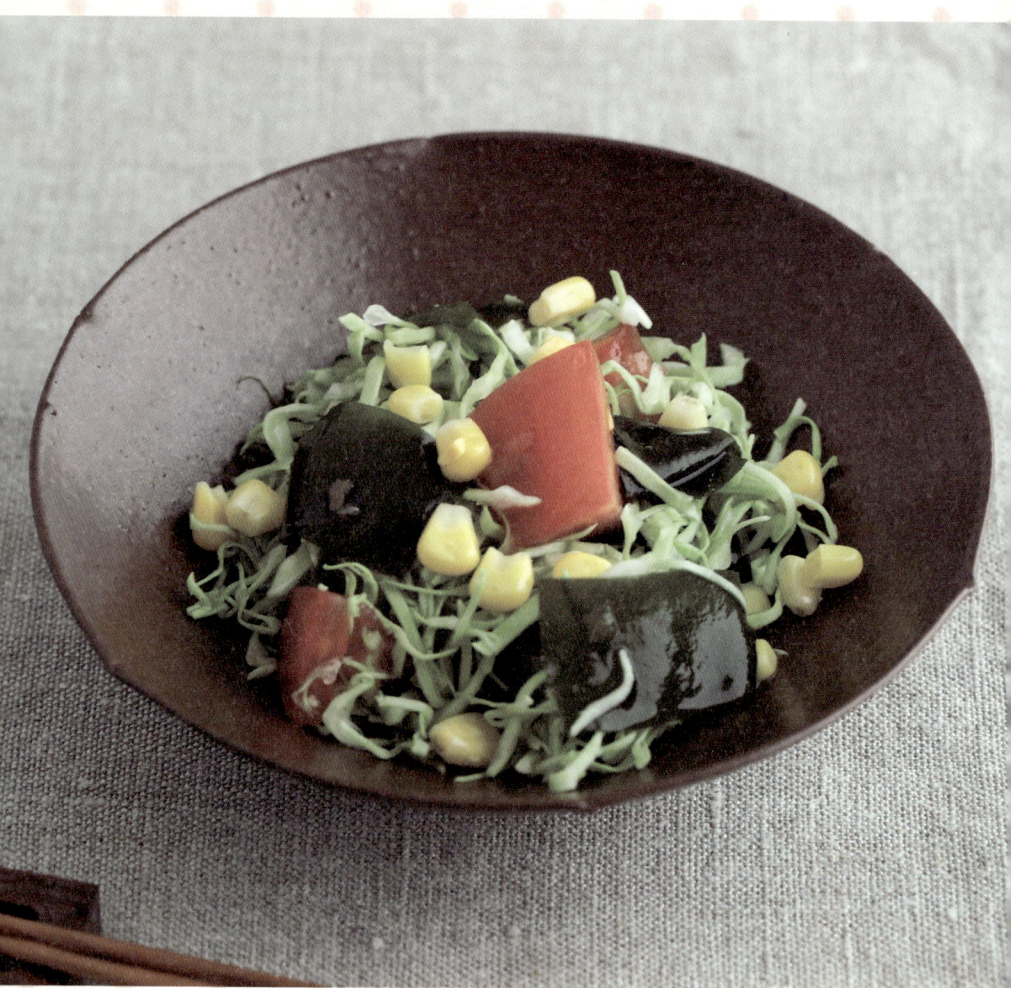

오후 두 세 시 쯤, 쏟아지는 졸음을 쫓아줄 간식을 소개합니다. 아삭아삭한 양배추와 새콤달콤한 맛이 일품인 매실 드레싱을 곁들인 샐러드입니다.

양배추는 한 통에 110칼로리 밖에 되지 않는 저칼로리 식품입니다. 반면 식이섬유가 풍부해 포만감이 높아 다이어트에 좋습니다. 매실 효소가 없다면 취향에 따라 원하는 드레싱을 곁들여도 좋습니다. 단, 마요네즈보다는 과일이나 요구르트, 발사믹식초 등 칼로리와 나트륨 함량이 낮은 드레싱이 좋습니다.

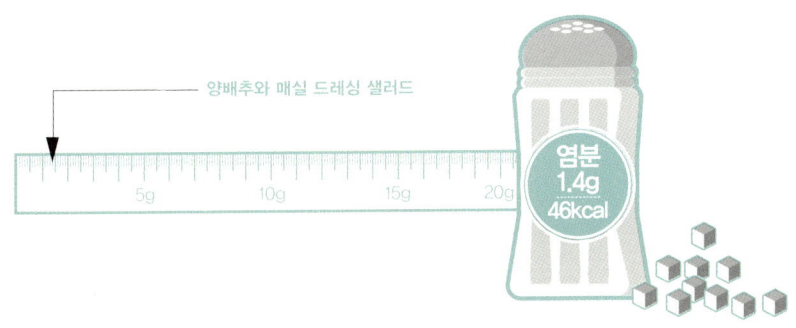

양배추와 매실 드레싱 샐러드

염분 1.4g
46kcal

재료 양배추 2장, 토마토 1/5개, 말린 미역 2g, 캔옥수수 20g.
양념 매실 효소 2큰술, 레몬즙 1/2작은술, 간장 1/2작은술, 소금과 후추 약간

| 만드는 방법 |

① 양배추는 채썰고, 토마토는 깍둑썰기 한다.
② 캔옥수수는 안에 담긴 물을 제거하고, 옥수수알만 준비한다.
③ 말린 미역은 물에 담가 불린 다음, 물기를 꼭 짜고 한입 크기로 자른다.
④ 매실 효소, 레몬즙, 간장, 소금과 후추를 넣고 잘 섞어 드레싱을 만든다.
⑤ 그릇에 양배추와 토마토, 옥수수, 미역을 담고 매실 드레싱을 뿌린다.

side dish

남은 재료를 모아 뚝딱 만드는

콩나물과 피망 무침

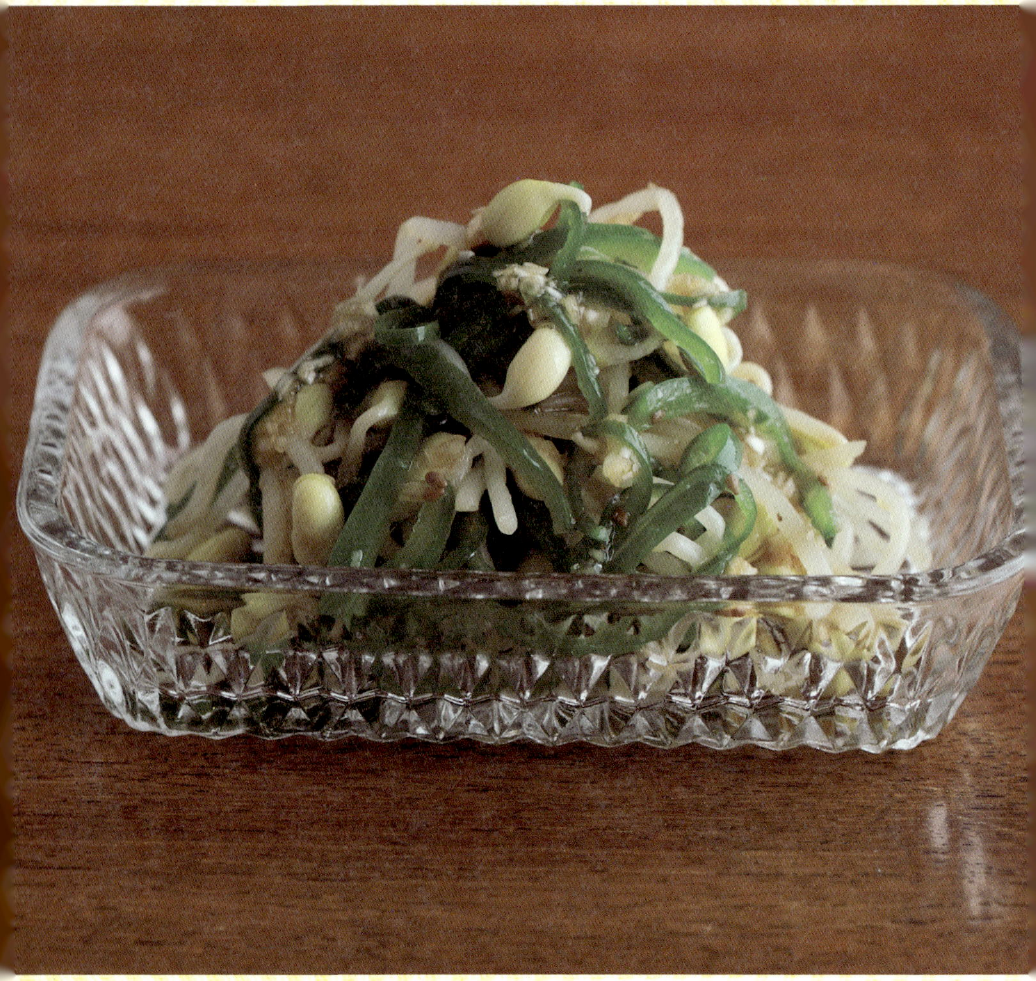

요리 책의 레시피대로 요리를 하다보면 재료가 조금씩 남기 마련입니다. 남은 재료는 다음에 요리할 때 쓰려고 냉장고에 넣어두게 되는데, 냉장고 안에서 상해 버리거나 깜빡하고 또 구입하는 일이 다반사입니다.

그래서 오늘은 정식 요리를 하고 남은 재료를 활용해서 숙취 해소에 좋은 술안주를 만들어 보겠습니다. 여기서는 녹색 피망을 사용했지만 빨간색, 노란색, 주황색 등 다양한 색깔의 피망을 넣어 요리하면 더욱 먹음직스러워 보이는 술안주가 완성됩니다.

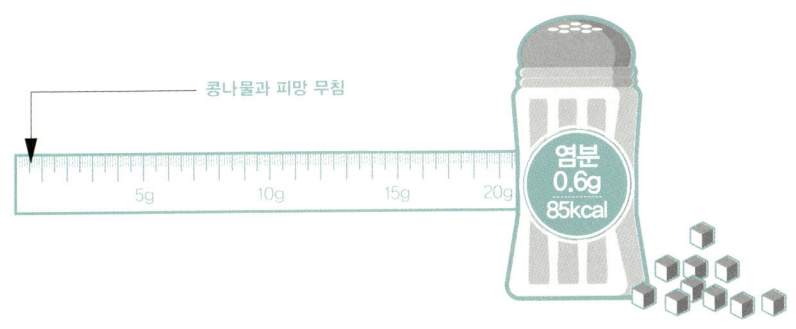

재료 콩나물 3줌, 피망 2개, 대파 10cm
양념 굴소스 1큰술

| 만드는 방법 |

❶ 콩나물은 꼬리를 뗀 다음 끓는 물에 살짝 데치고, 물기를 짠다.
❷ 피망은 얇게 채썰고, 대파는 다진다.
❸ 콩나물, 피망, 대파에 굴소스를 넣고 버무린다.

굴만 있으면 집에서도 손쉽게 화학 첨가물이 들어가지 않은 홈메이드 굴소스를 만들 수 있습니다. 굴(40그램)은 소금물에 담가 해감하고 깨끗이 씻습니다. 씻은 굴과 채썬 마늘(세 쪽)과 양파(1/2개), 간장, 소금을 용기에 넣어 냉장고에 보관합니다. 이틀 후, 건더기는 체에 걸러내고 냄비에 국물과 설탕(2작은술)을 넣고 걸쭉해질 때까지 끓입니다.

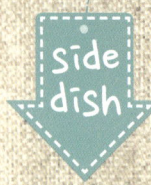 side dish

늦은 밤, 허기진 배를 달래는
닭가슴살과 소송채 무침

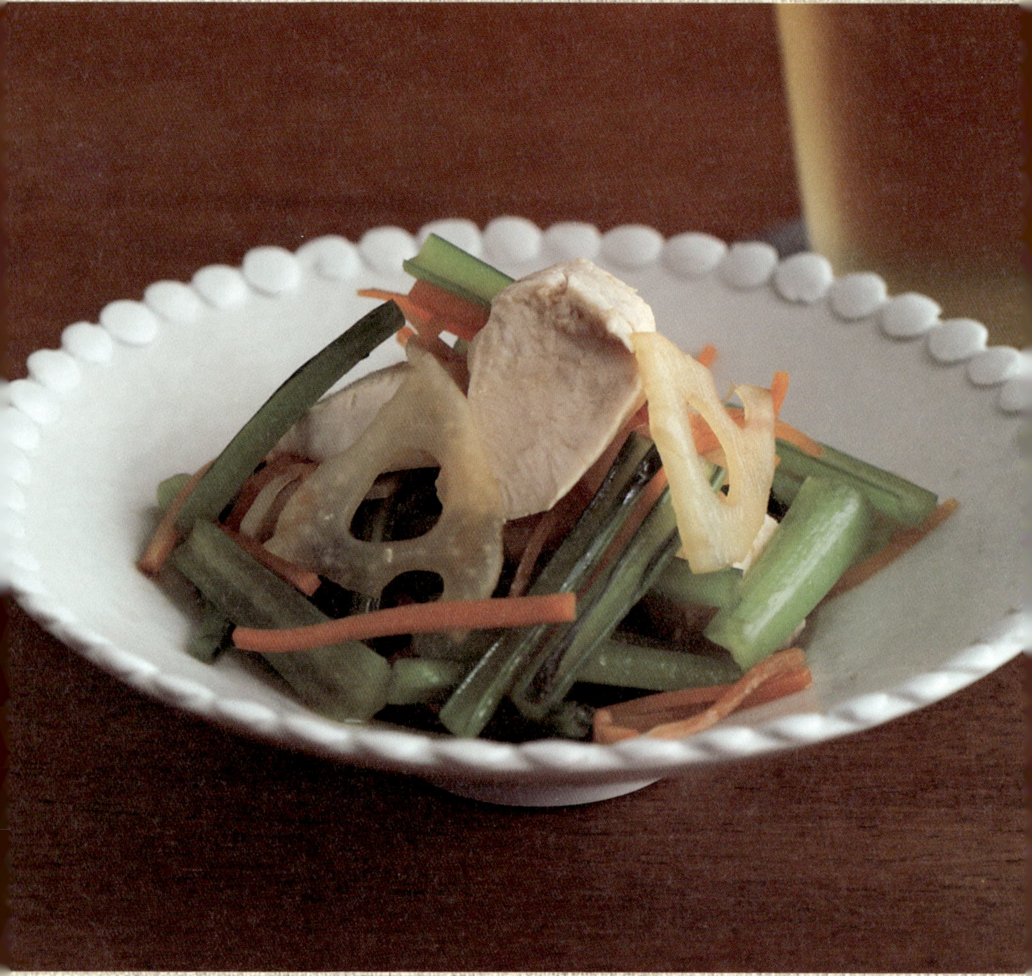

닭가슴살은 닭에서 지방이 제일 적고 단백질이 풍부한 부위입니다. 또 쇠고기보다 필수아미노산이 풍부하고 칼로리가 낮아 다이어트를 하는 사람들이 애용하는 식품이지요. 닭가슴살은 담백하고 부드러워 다양한 요리에 활용할 수 있어 타니타 레시피에도 자주 등장합니다.
하지만 닭가슴살은 지방이 없어 다소 퍽퍽할 수 있으니 야채와 곁들여 먹으면 좋습니다. 야채는 닭가슴살에 부족한 비타민을 보충하고 아삭한 식감을 더해, 닭가슴살 요리의 맛과 영양을 업그레이드 시킵니다.

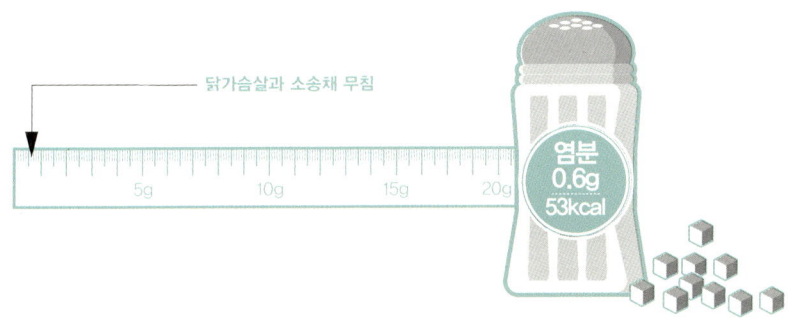

닭가슴살과 소송채 무침 / 염분 0.6g / 53kcal

재료 닭가슴살 40g, 소송채 1줌, 연근 30g, 당근 2cm
양념 레몬즙 1/2큰술, 간장 1/2작은술, 참기름 1/4작은술

| 만드는 방법 |

❶ 닭가슴살은 한입 크기로 잘라서 끓는 물에 8~10분 정도 데친다.
❷ 소송채는 어슷어슷하게 썰어 끓는 물에 데친 다음, 물기를 꼭 짠다.
❸ 연근은 부채 모양으로 자른 다음, 끓는 물에 데쳐 쓴맛을 제거한다.
❹ 당근은 얇게 채썰고, 끓는 물에 살짝 데친다.
❺ 닭가슴살, 소송채, 연근, 당근에 레몬즙, 간장, 참기름을 넣고 잘 버무린다.

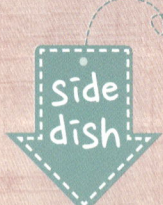

몸에 좋은 끈적거림
오크라와 팽이버섯 무침

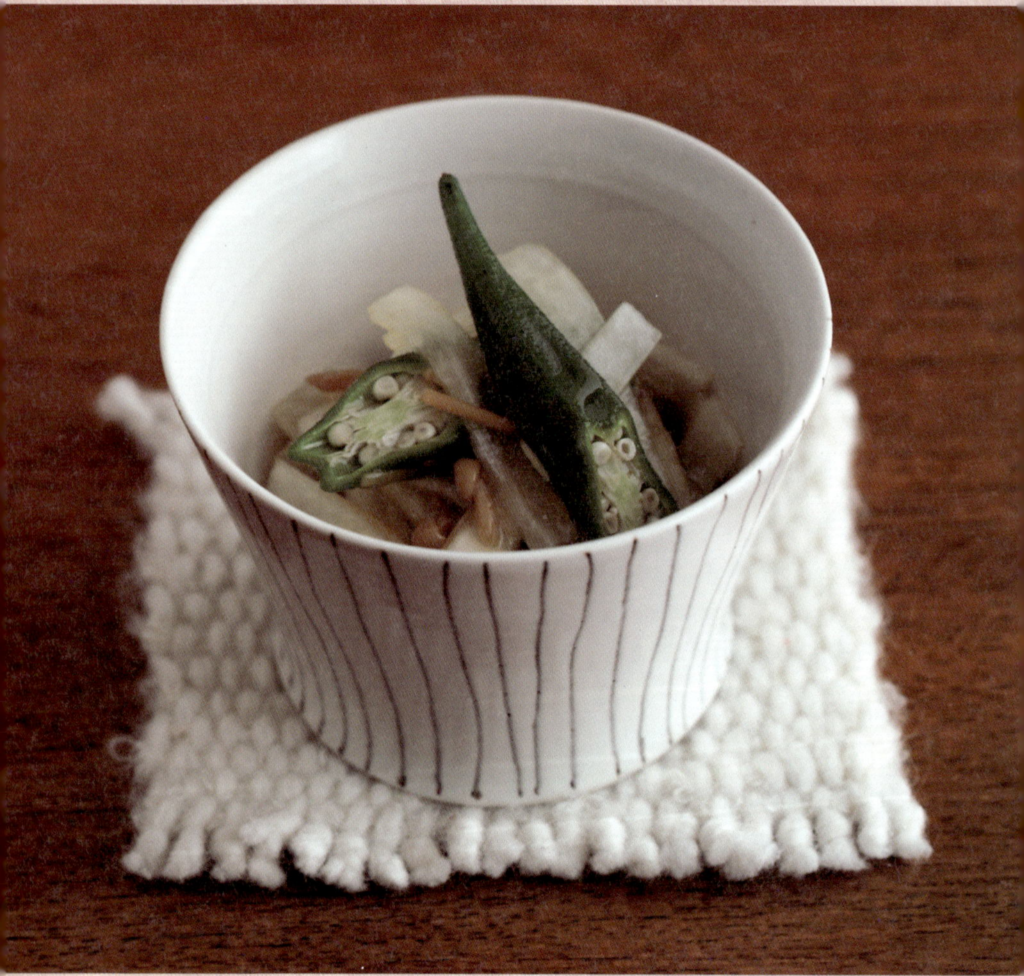

술을 자주 마시는 사람들이 겪는 증상 중 하나가 위장병입니다. 알코올은 위장 운동을 방해하고 위벽을 손상시켜 속 쓰림과 더부룩한 증상을 유발하기 때문입니다.

오크라에서 나오는 끈적끈적한 점액 물질은 수용성 식이섬유입니다. 수용성 식이섬유는 술을 마시면 손상되기 쉬운 위벽을 보호합니다. 또 지방이나 당을 몸밖으로 배출시켜 혈중 콜레스테롤과 혈당 수치를 낮추는 역할을 합니다. 잦은 음주로 위가 손상된 사람들에게는 오크라를 이용한 요리를 추천합니다. 끈적끈적한 오크라의 점액 물질이 지친 위를 포근히 감싸줄 거예요.

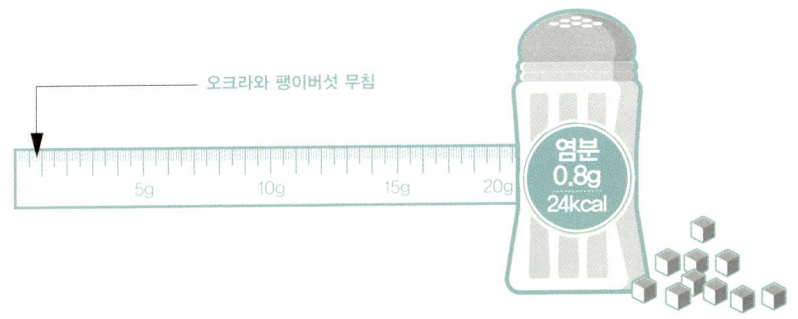

오크라와 팽이버섯 무침
염분 0.8g
24kcal

재료 무 5cm, 오크라 4개, 팽이버섯 20g
양념 간장 1/3작은술, 소금 약간

| 만드는 방법 |

① 무는 1센티미터 두께로 채썬다.
② 오크라는 끓는 물에 데친 다음 어슷어슷하게 썬다.
③ 팽이버섯은 뭉쳐 있는 부분을 가닥가닥 뜯어 끓는 물에 살짝 데친다.
④ 무와 오크라, 팽이버섯을 간장과 소금으로 버무린 다음, 그릇에 담는다.

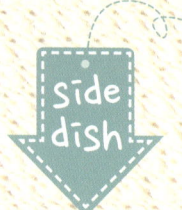

배부르게 먹어도 살 찔 걱정 없는
두부 가쓰오부시 볶음

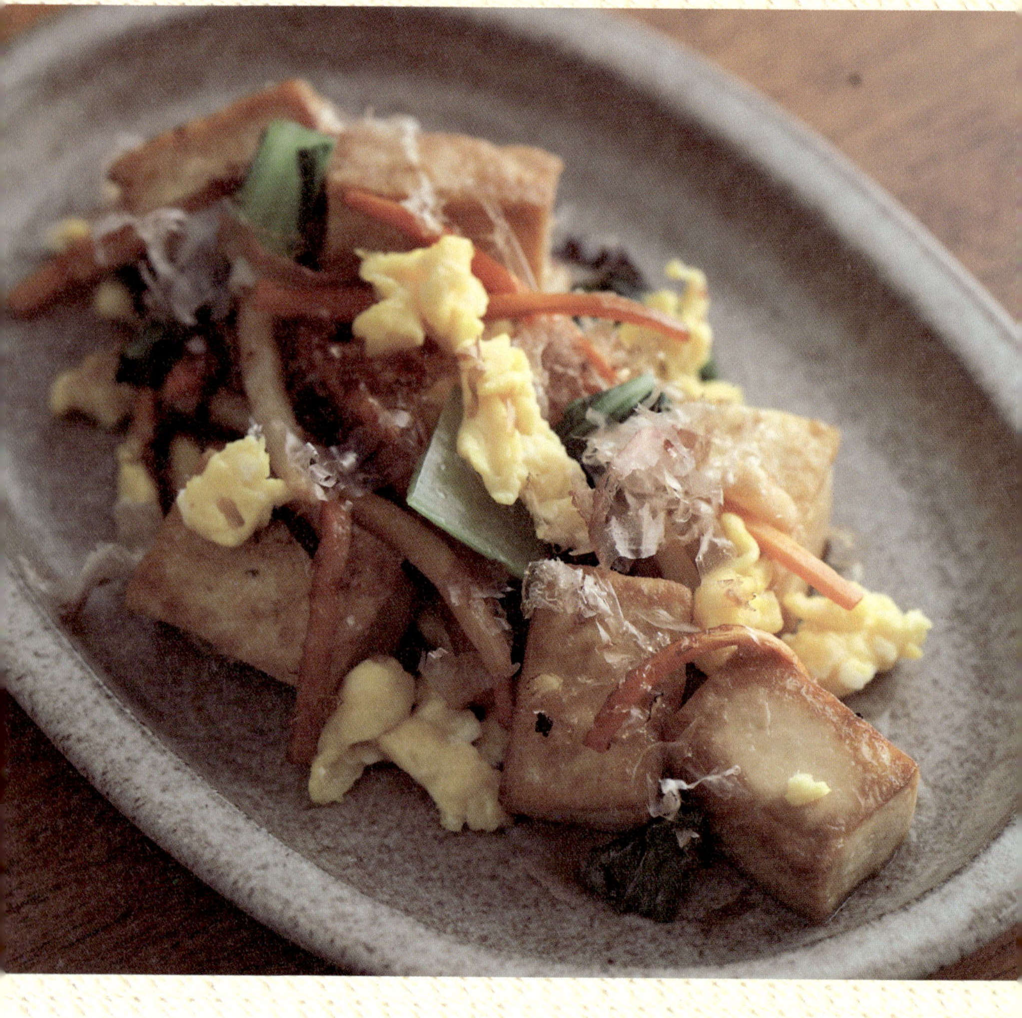

저녁 식사를 거르고 바로 술을 마시는 사람들에게 식사 겸 술안주가 되는 요리를 소개합니다. 단백질이 풍부한 두부와 비타민이 가득한 야채로 영양가와 포만감은 높이고 칼로리는 낮춘, 두부 가쓰오부시 볶음입니다. 버섯 중 칼슘이 가장 많이 들어 있는 목이버섯을 곁들였는데요. 목이버섯은 꼭꼭 씹어 먹으면 쫄깃한 식감이 고기와 비슷합니다. 칼로리 때문에 고기가 부담스러운 사람들에게 목이버섯은 고마운 식품입니다.

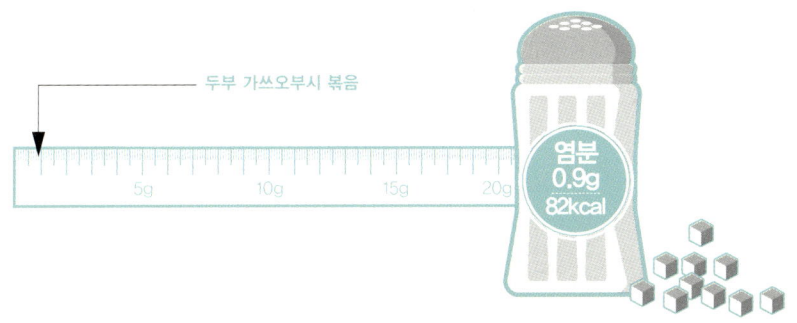

재료 단단한 두부 1/3모, 죽순 1/6개, 당근 2cm, 청경채 반 줌, 목이버섯 1장, 달걀 1개, 식용유 1/2작은술, 간장 1작은술, 가쓰오부시 약간, 소금과 후추 약간

| 만드는 방법 |
① 두부는 물기를 뺀 다음, 한입 크기로 자른다.
② 죽순은 얇게 썰어 끓는 물에 살짝 데친다.
③ 청경채는 1.5센티미터 길이로 자른 다음, 끓는 물에 살짝 데쳐 물기를 짠다.
④ 목이버섯은 물에 불린 다음 채썰고, 당근도 얇게 채썬다.
⑤ 달궈진 냄비에 식용유를 두르고 죽순과 당근, 목이버섯을 넣고 볶는다.
⑥ 재료가 어느 정도 익으면 두부와 간장, 소금, 후추를 넣고 볶다가 달걀을 풀어 넣고 볶는다.
⑦ 마지막으로 청경채와 가쓰오부시를 넣고 살짝 더 볶아 마무리한다.

side dish

아삭아삭 씹는 맛이 즐거운
마와 오이 무침

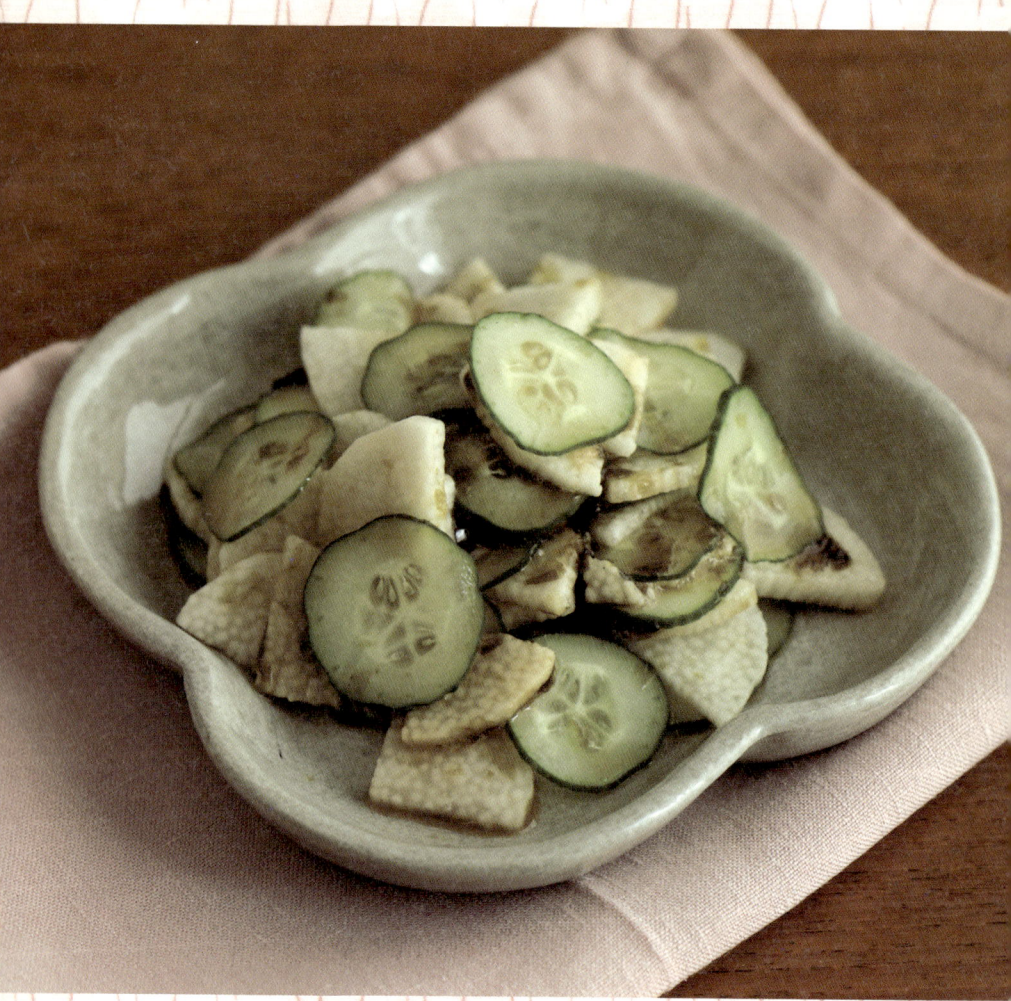

술을 마시기 전에 우유를 마시는 사람들이 있습니다. 우유에 들어 있는 단백질이 위벽을 보호하는 막을 만들어 알코올로부터 위를 보호해주기 때문입니다. 마에 함유된 점액 물질인 뮤신도 알코올로부터 위벽을 보호하는 역할을 해 술안주로 좋습니다.

이번 요리는 간장과 설탕으로 조린 일본식 김조림인 노리츠쿠다니로 버무려 별다른 양념을 하지 않아도 맛이 좋습니다. 단, 마와 오이 무침은 한 번에 먹을 만큼만 만드는 게 좋습니다. 시간이 지나면 껍질을 벗긴 마는 변색되고, 오이에서는 물이 빠져나오기 때문입니다.

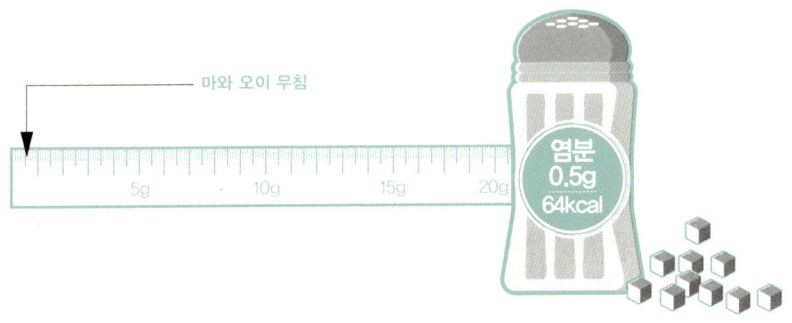

재료   마 160g, 오이 1/4개, 식초 1작은술, 노리츠쿠다니* 12g, 소금 약간

| 만드는 방법 |

❶ 마는 껍질을 벗겨 물에 헹군 다음 부채 모양으로 자른다.
❷ 오이는 둥근 모양으로 얇게 썰어 소금을 살짝 뿌린 다음, 조물조물 버무리고 물기를 짠다.
❸ 마와 오이, 노리츠쿠다니를 버무려 그릇에 담는다.

* 집에서도 노리츠쿠다니를 만들 수 있습니다. 먼저 조미하지 않은 김(네 장)을 살짝 구워서 잘게 찢은 다음 냄비에 넣고 약한 불에서 볶습니다. 볶은 김에 물(한 컵)과 간장(1과 1/2큰술)을 넣고 15분간 끓입니다. 불을 끄고 설탕을 약간 넣은 다음 거품기로 저어서 김을 풀어주면 노리츠쿠다니가 완성됩니다.

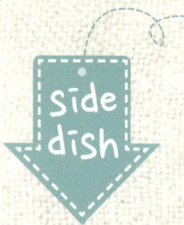

숙취 해소 음료보다 좋은
오이 참깨 무침

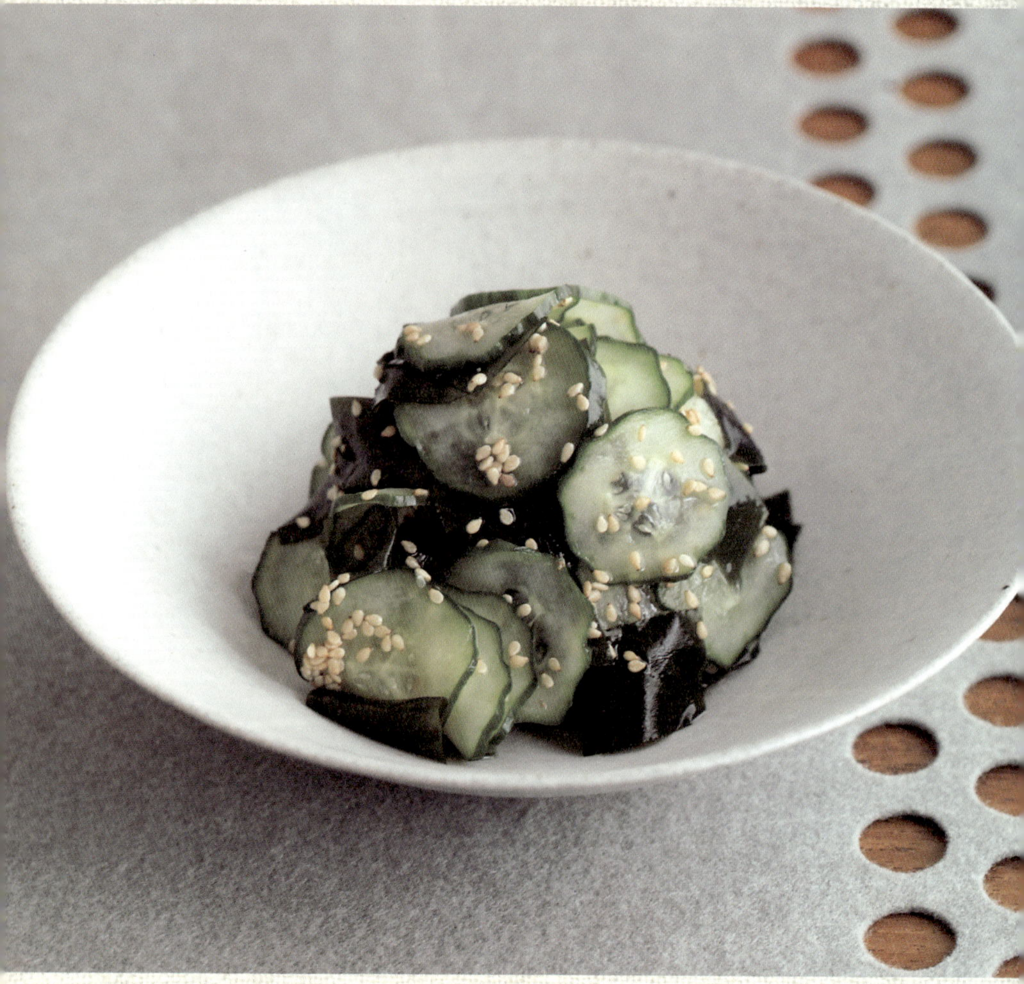

술을 마시면 수분을 흡수하는 신장의 기능이 약해져 소변의 양이 많아집니다. 게다가 소변을 볼 때 알코올과 수분이 함께 빠져나가 탈수 증세가 생깁니다. 그래서 술을 마신 다음에는 계속 목이 타는 것입니다.

우리 몸은 알코올을 분해하기 위해서 당과 수분을 필요로 합니다. 수분이 95퍼센트나 들어 있는 오이는 음주 후 생기는 갈증을 해소하는 데 좋은 식품입니다. 음주 전후에 숙취 해소 음료를 마시는 것보다 오이로 만든 안주를 곁들이는 것이 더 효과적입니다.

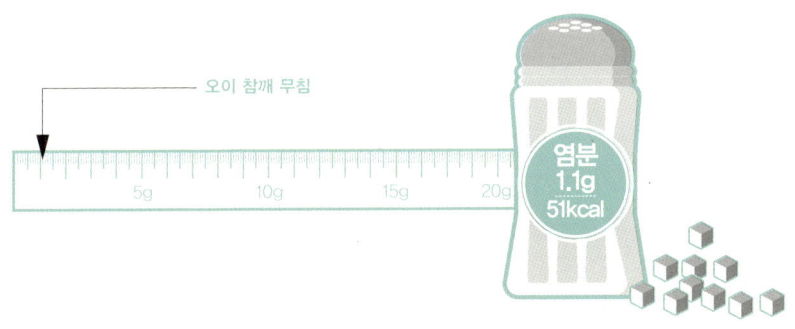

재료 오이 1/2개, 말린 미역 2g, 식초 1작은술, 간장 1작은술, 참깨 2작은술, 소금 약간

| 만드는 방법 |

① 오이는 둥근 모양으로 얇게 썰어서 소금을 살짝 뿌린 다음, 조물조물 버무렸다가 물기를 짠다.
② 말린 미역은 물에 불린 다음, 물기를 꼭 짜고 적당히 자른다.
③ 오이와 미역에 식초, 간장, 참깨를 넣고 잘 버무린다.

side dish

부드럽고 고소한
감자와 호두 볶음

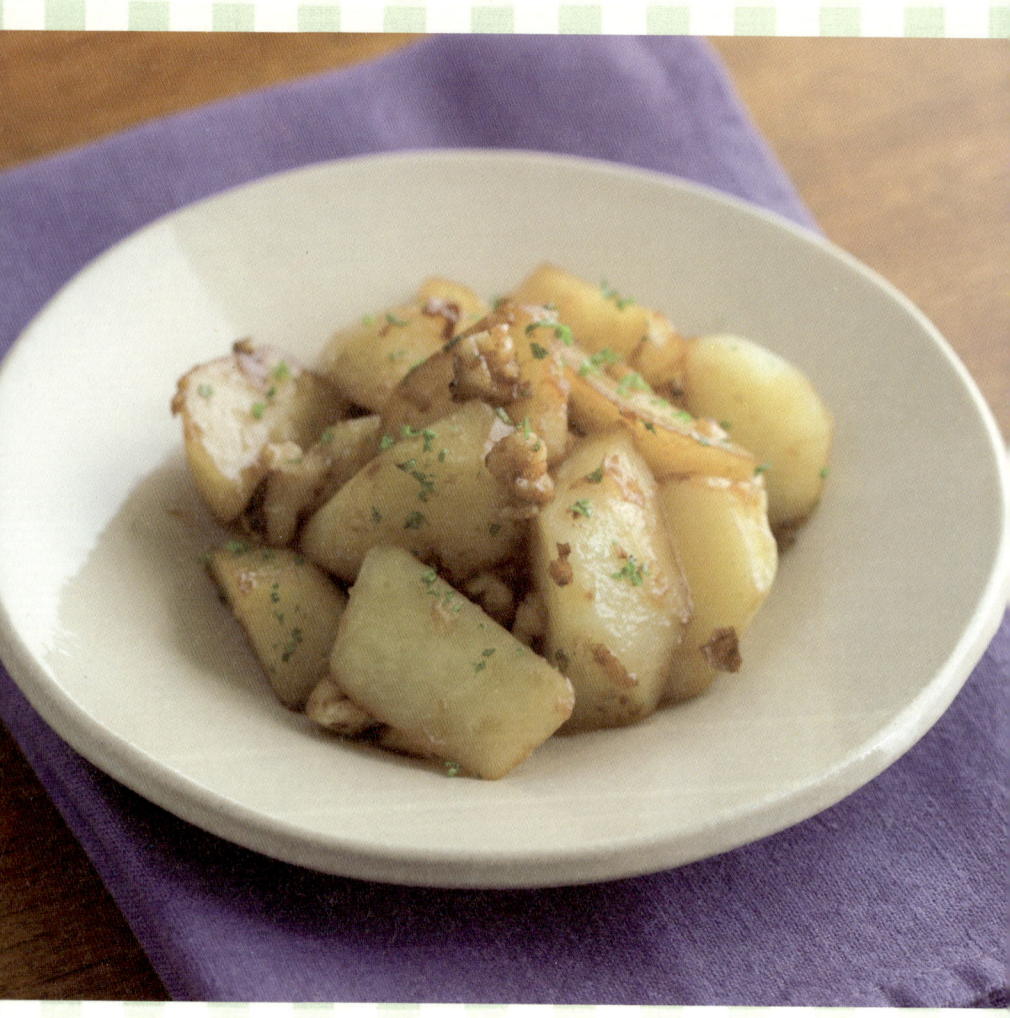

사람의 뇌처럼 생겨서일까요? 호두는 뇌신경 조직을 구성하는 성분인 레시틴이 풍부해 두뇌 발달에 좋습니다. 고소한 호두와 부드러운 감자를 간장으로 조리면 편식하는 아이도 밥 한 그릇을 뚝딱 비우는 밥도둑이 완성됩니다.

감자 한 알에는 칼륨이 751밀리그램이나 들어 있어 짭짤한 반찬과 함께 먹으면 나트륨 배출을 돕습니다. 여기서는 감자를 사용했지만, 감자 대신 달콤한 고구마를 사용해도 좋습니다.

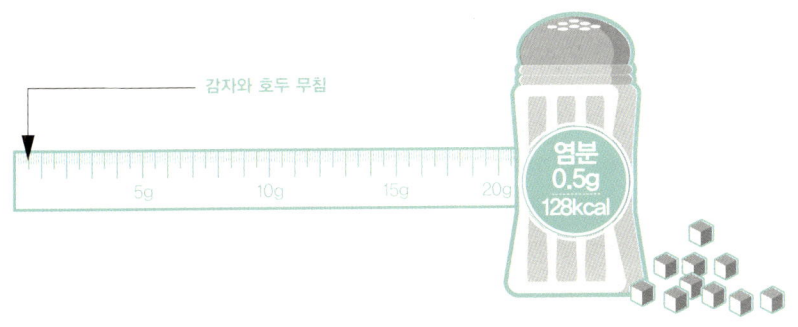

감자와 호두 무침
염분 0.5g
128kcal

재료 감자 200g, 호두 8g, 버터 1작은술, 간장 1작은술, 파슬리가루 약간

| 만드는 방법 |

❶ 감자는 껍질을 벗긴 다음 한입 크기로 잘라서 전자레인지에 5분 정도 돌린다.
❷ 호두는 잘게 부순다.
❸ 가열된 팬에 버터를 녹인 다음 호두와 감자를 볶고 간장으로 간을 한다.
❹ 볶은 호두와 감자를 파슬리가루와 잘 섞어 그릇에 담는다.

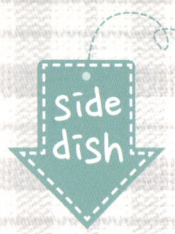

달달한 간식이 생각날 때
단호박 쓰유 조림

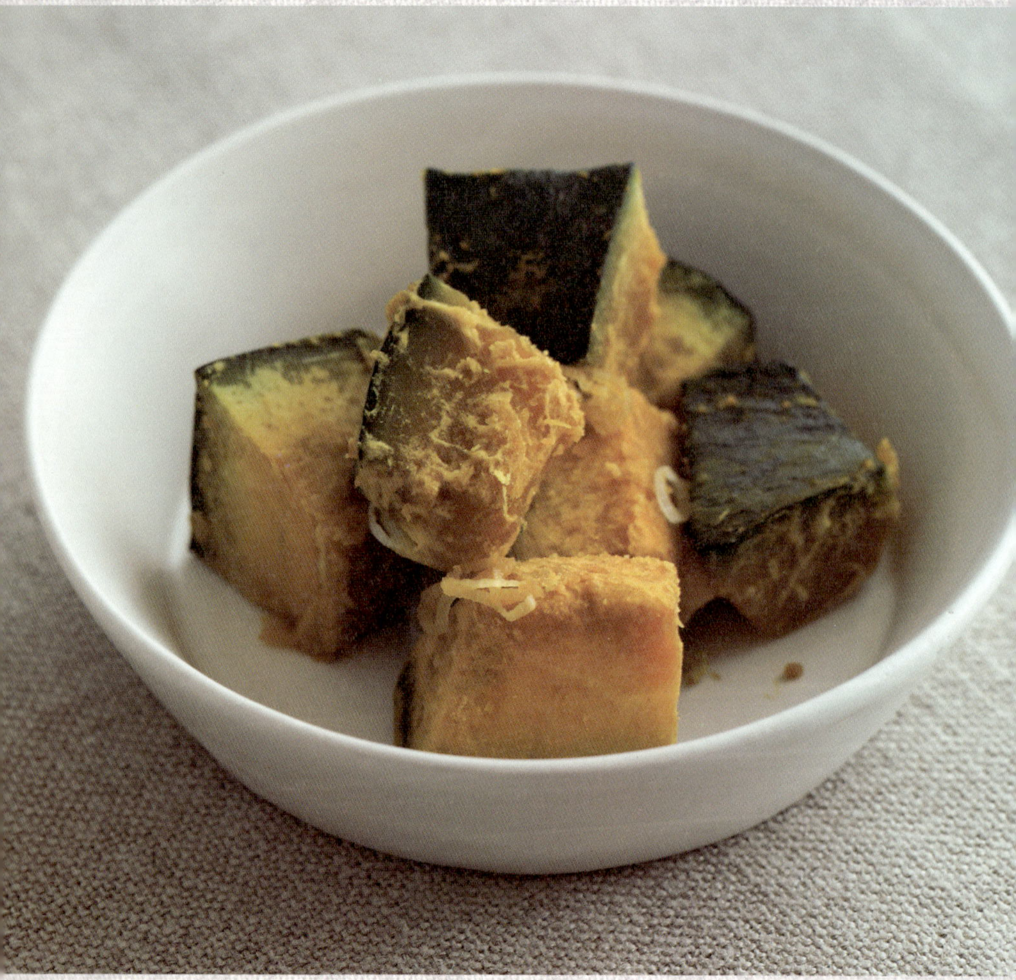

달콤한 초콜릿이나 부드러운 케이크가 생각날 때가 있지요? 하지만 대부분의 간식은 칼로리만 높고 영양가는 거의 없어서 다이어트에는 최고의 적입니다. 그럴 때는 달콤한 단호박 쓰유 조림을 만들어 보세요. 단호박은 단맛이 풍부하지만 칼로리가 낮습니다. 또 식이섬유가 풍부해 기분 좋은 포만감을 갖게 합니다. 냄비에 단호박과 쓰유를 넣고 노릇노릇하게 조리면 초콜릿이나 케이크 못지않은 달콤한 간식이 탄생합니다.

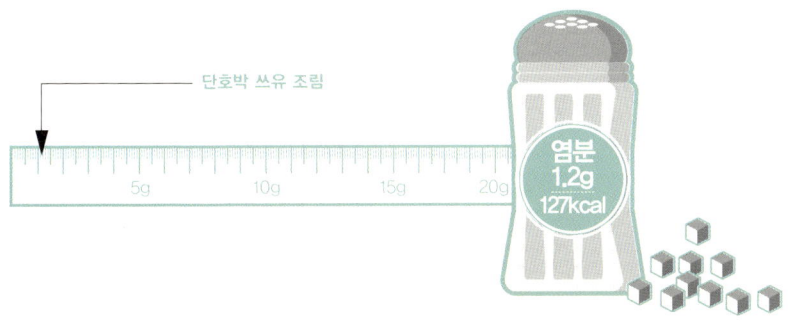

단호박 쓰유 조림
염분 1.2g
127kcal

재료 단호박 240g, 대파 1/2뿌리, 쓰유(세 배 농축) 4작은술, 물 200cc

| 만드는 방법 |

① 단호박은 한입 크기로 자른다.
② 대파는 얇게 송송 썬다.
③ 냄비에 단호박과 쓰유, 물을 넣은 다음 뚜껑을 닫고 중불에서 10분 정도 끓인다.
④ 재료가 어느 정도 익으면 대파를 넣고 살짝 더 조린다.

* 양념 간장인 쓰유를 만드는 방법은 간단합니다. 냄비에 간장(세 컵), 다시마(10×10센티미터 한 장), 마른 표고버섯(두 개), 가쓰오부시(10그램), 청주(반 컵)를 넣고 하루 정도 숙성시킵니다. 하루가 지나면 중불에서 한소끔 끓입니다. 국물을 식힌 다음 건더기를 체에 걸러내면 향긋하고 감칠맛 나는 쓰유가 완성됩니

side dish

5분 만에 완성되는 초간단 술안주

아스파라거스 미소된장 무침

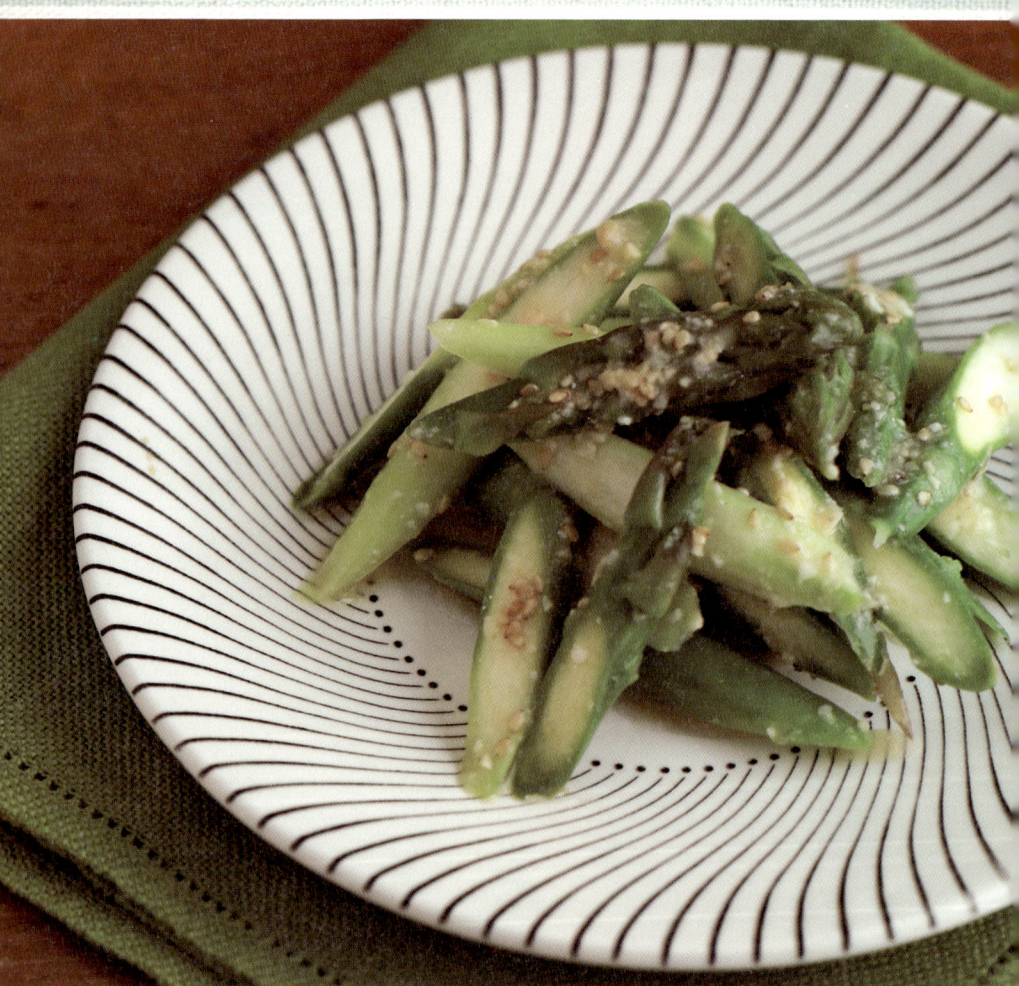

이뇨작용이 뛰어나고 간장의 기능을 원활하게 하는 아미노산인 아스파라긴산은 술과 뗄 수 없는 중요한 영양소입니다. '아스파라긴산'이라는 이름은 아스파라거스에서 처음 발견되었기 때문에 붙여진 것입니다. 아스파라거스는 아스파라긴산 외에도 나트륨 배출에 효과적인 칼륨과 혈관을 강화하는 루틴, 혈액 생성을 돕는 엽산이 풍부합니다.

아스파라거스와 몇 가지 양념만 있으면 5분 만에 초간단 술안주를 만들 수 있습니다. 밖에서 사먹는 기름지고 비싼 술안주보다 훨씬 맛있고 경제적입니다.

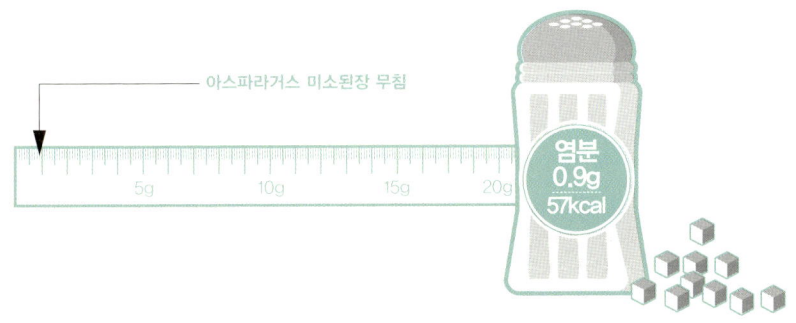

아스파라거스 미소된장 무침

염분 0.9g
57kcal

재료 아스파라거스 5개, 미소된장 3작은술, 참깨 1/2작은술, 식초 1큰술, 설탕 2작은술

| 만드는 방법 |

❶ 아스파라거스는 어슷어슷하게 썰어 끓는 물에 살짝 데친다.
❷ 참깨는 곱게 빻는다.
❸ 아스파라거스를 미소된장, 빻은 참깨, 식초, 설탕으로 버무려 그릇에 담는다.

* 아스파라거스는 시간이 지나면 굳어져 쓴맛이 강해지므로 한번에 먹을 만큼만 구입하세요. 요리하고 남은 아스파라거스는 신문지에 싸서 물을 살짝 뿌린 다음 랩으로 돌돌 말아 냉장 보관합니다.

side dish

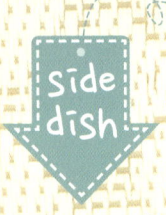

비타민이 가득한 애피타이저

다시마 토마토 샐러드

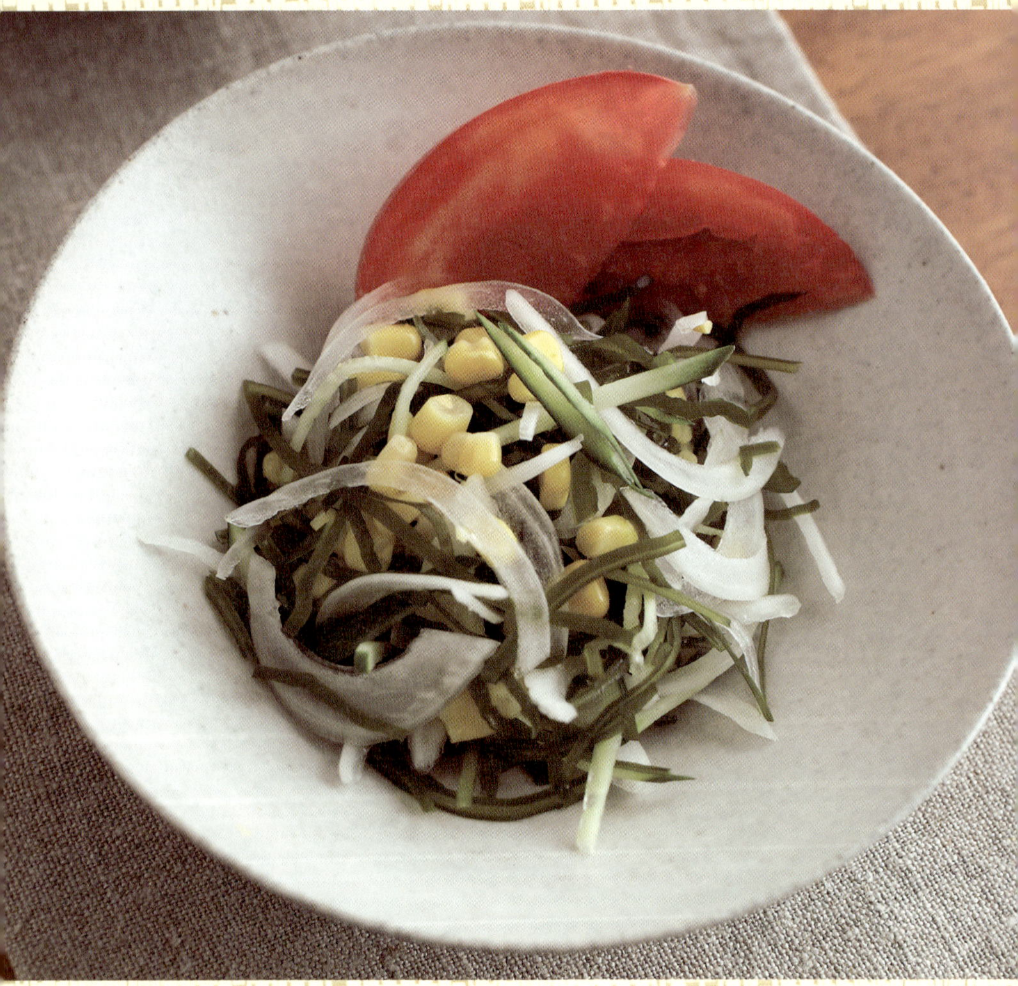

변비 예방에 좋은 다시마와 노화 방지에 효과적인 토마토는 여성들에게 인기가 많은 식품입니다. 다시마와 토마토는 별다른 조리 과정 없이도 간편하게 먹을 수 있지만, 이번에는 양파와 오이, 옥수수를 곁들여 샐러드를 만들어 보겠습니다.

푸짐한 양에 비해 칼로리가 낮고 새콤한 맛이 식욕을 돋우기 때문에 식사 전에 포만감을 주기 위한 음식으로도 좋습니다. 그럼 식사 전에 가볍게 한 접시 비워볼까요?

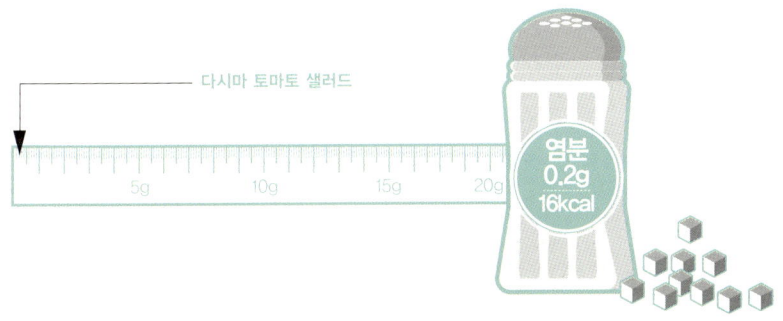

재료 생 다시마 60g, 토마토 1/5개, 양파 1/4개, 오이 1/5개, 캔옥수수 20g, 드레싱 적당량

| 만드는 방법 |

❶ 생 다시마는 물에 담가 소금기를 제거하고 얇게 채썬다.
❷ 양파는 얇게 채썰고 물에 헹궈 매운맛을 제거한 다음, 물기를 뺀다.
❸ 토마토는 반달 모양으로 자른다.
❹ 오이는 얇게 채썬다.
❺ 캔옥수수는 안에 담긴 물을 제거하고, 옥수수만 준비한다.
❻ 다시마와 양파, 오이, 옥수수를 섞어 그릇에 담고 토마토를 곁들인 다음, 좋아하는 드레싱을 뿌린다.

매콤하면서도 시원한
숙주 샐러드

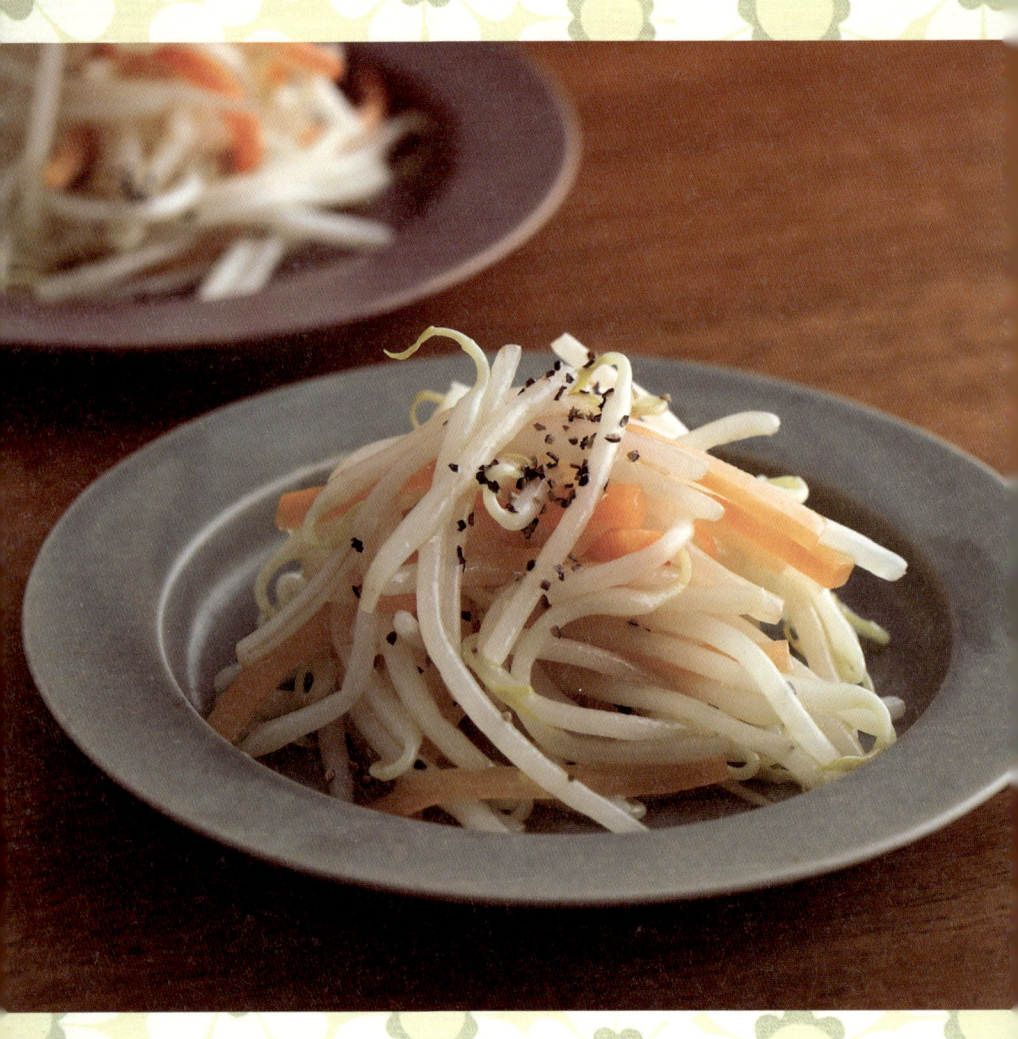

술안주 중에는 혀끝이 얼얼하고 눈물이 찔끔 날 정도로 매운 음식이 많습니다. 하지만 지나치게 매운 음식은 위와 장을 자극합니다. 매운 음식은 대체로 양념을 많이 넣기 때문에 나트륨 함량과 칼로리도 높습니다. 오늘은 핫 소스로 위와 장에 부담되지 않을 만큼만 적당히 매콤한 숙주 샐러드를 만들어 보겠습니다. 핫 소스의 톡 쏘는 매운맛이 요리의 포인트입니다.

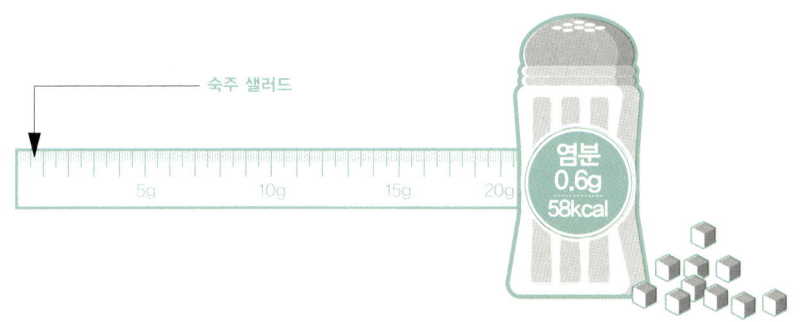

숙주 샐러드
염분 0.6g
58kcal

재료 숙주 1/2팩, 당근 4cm
양념 올리브유 2작은술, 핫 소스 약간, 화이트와인 비네거 1작은술, 설탕 1/3작은술, 다진 마늘 약간, 소금 약간

| 만드는 방법 |

❶ 숙주는 끓는 물에 살짝 데친 다음 물기를 뺀다.
❷ 당근도 채썰어 끓는 물에 살짝 데친다.
❸ 숙주와 당근을 양념 재료와 버무려 그릇에 담는다.

* 고추장과 달리 톡 쏘는 매운맛이 나는 핫 소스는 집에서 간단하게 만들 수 있습니다. 냄비에 말린 빨간 고추(20그램), 양파(1/2개), 마늘(세 쪽), 물(세 큰술), 식초(두 큰술)를 넣고 끓입니다. 국물이 끓기 시작하면 불을 약하게 하고 15분 정도 더 끓인 후 식힙니다. 믹서기에 국물과 건더기, 설탕(한 큰술)과 소금(약간)을 넣고 갈아주면 핫 소스가 완성됩니다.

side dish

스트레스를 날려주는
파드득나물 고추냉이 무침

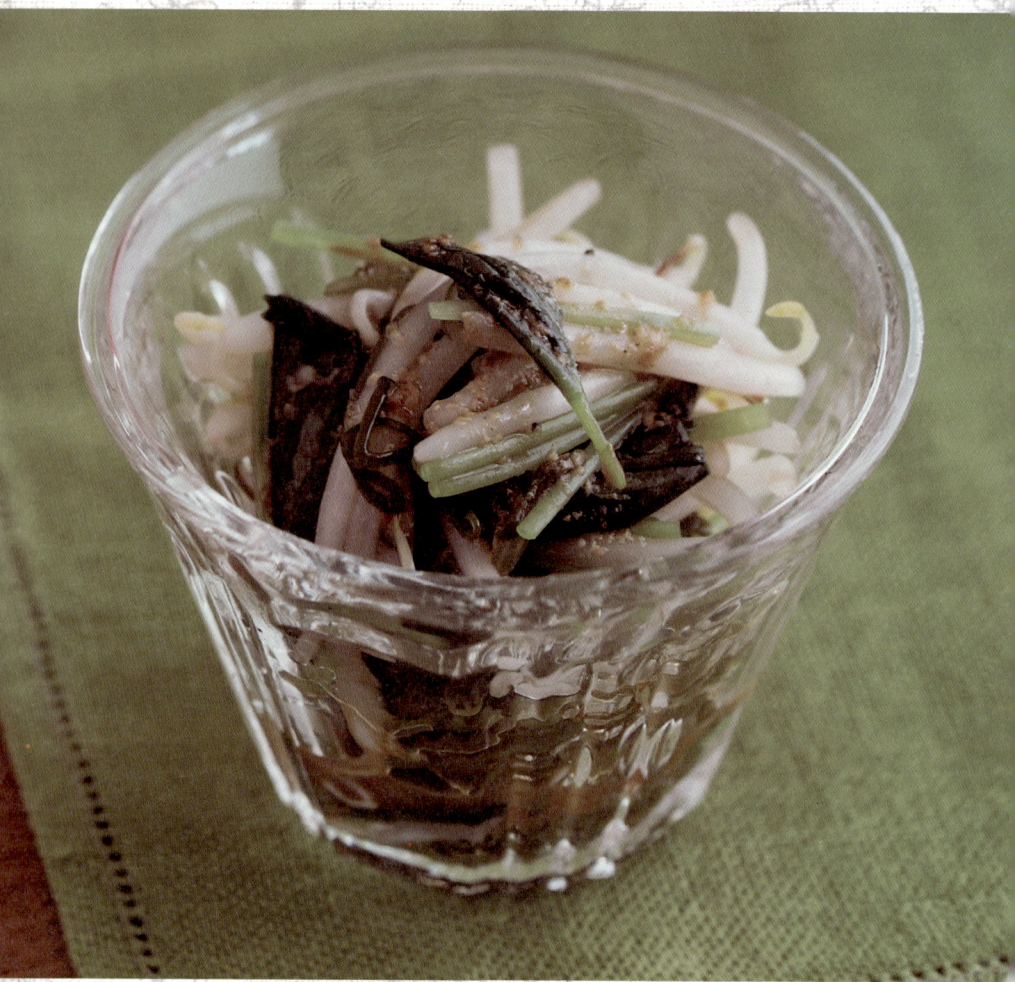

왜 스트레스를 받을 때는 유난히 매운 음식이 먹고 싶은 걸까요? 우리 몸은 스트레스를 받으면 엔도르핀을 분비해 스트레스를 줄이려고 합니다. 매운 음식에 들어 있는 캡사이신은 혀에 통증을 일으켜 뇌가 엔도르핀을 분비하도록 합니다. 캡사이신은 신진대사를 활발하게 하고 뭉쳐있던 기운을 풀어주는 역할도 합니다.

스트레스를 왕창 받은 날 곁들일만한 매콤한 요리를 만들어 보겠습니다. 고추냉이의 톡 쏘는 매운맛으로 엔도르핀을 분비해서 스트레스를 확 날려 버릴 거예요.

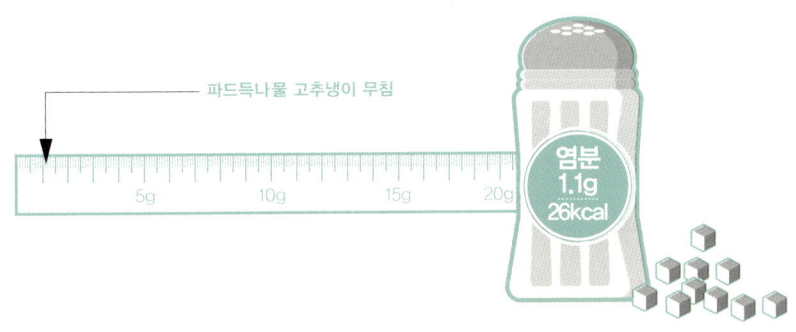

파드득나물 고추냉이 무침
염분 1.1g
26kcal

재료 파드득나물 2줌, 숙주 2/3팩, 고추냉이 1작은술, 간장 2작은술

| 만드는 방법 |

❶ 파드득나물은 적당한 크기로 잘라 끓는 물에 살짝 데친 다음, 물기를 꼭 짠다.
❷ 숙주도 끓는 물에 20초 정도 데친 다음, 물기를 뺀다.
❸ 파드득나물과 숙주에 고추냉이와 간장을 넣고 잘 버무린다.

* 미나리과에 속하는 파드득나물은 생김새가 참나물과 비슷하게 생겨 가끔 혼동하는 사람들이 있습니다. 파드득나물은 참나물보다 향이 진합니다. 시중에 나오는 참나물은 일본에서 파드득나물을 개량해 만든 것입니다.

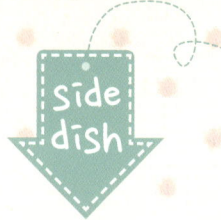

특별한 날, 색다른 요리
곤약 갓 볶음

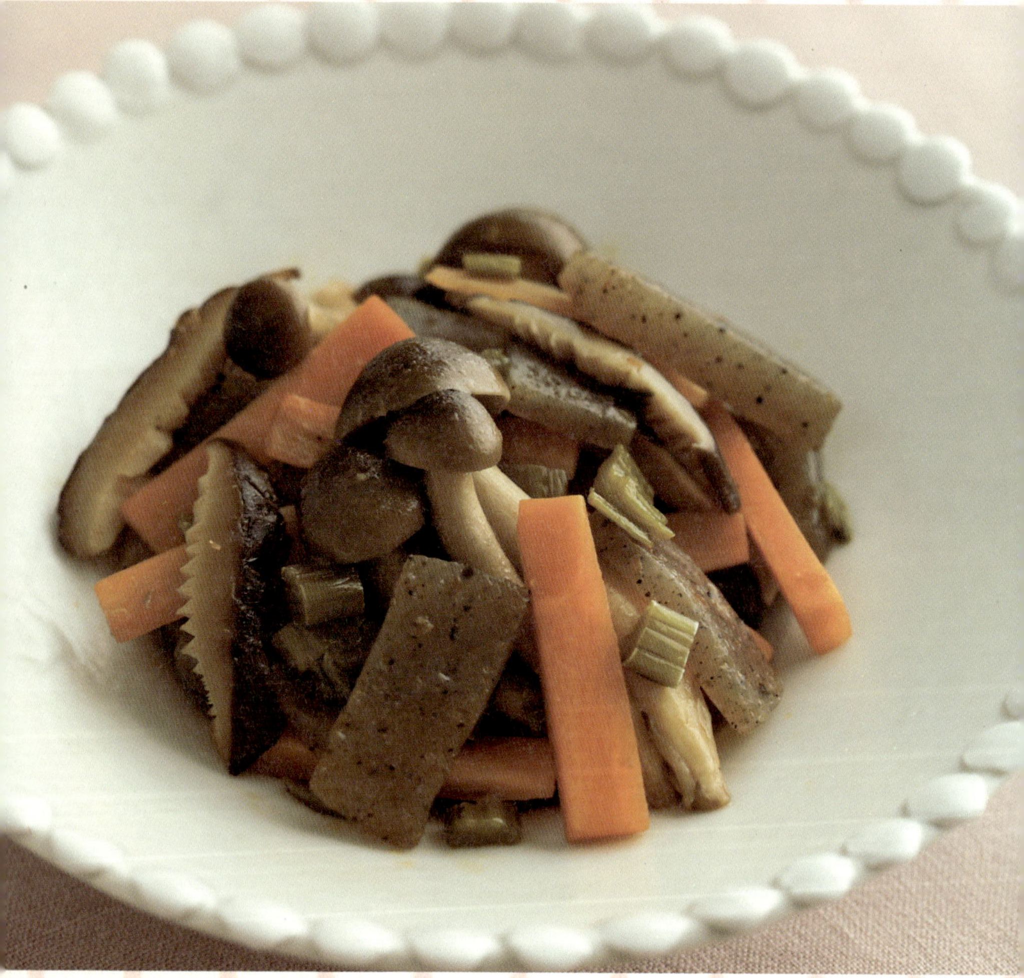

집에 손님이 오셨을 때, 색다른 요리를 선보이고 싶다면 곤약 갓무침을 추천합니다. 곤약은 맛과 향이 없지만, 고기의 식감을 가진 표고버섯과 독특한 향이 나는 다카나즈케(갓절임)와 잘 어우러져 이색적인 맛을 냅니다. '다카나'는 일본 말로 갓을 뜻합니다. 한국에서 갓김치를 만들어 먹듯이 일본에서도 갓을 이용해 절임 음식을 만들어 먹습니다.

단, 곤약은 장에서 물을 만나면 60배까지 팽창하므로 지나치게 많이 먹지 않도록 합니다.

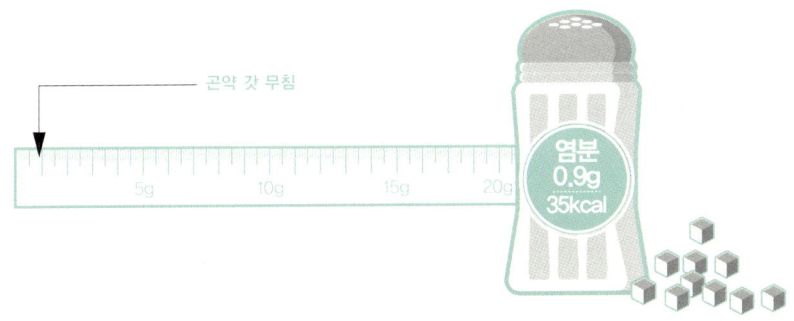

재료 곤약 100g, 당근 4cm, 다카나즈케 20g, 말린 표고버섯 1개, 느타리버섯 1/2팩, 두반장 약간, 간장 2/3작은술, 참기름 1/2작은술

| 만드는 방법 |

❶ 곤약은 직사각형 모양으로 잘라 끓는 물에 살짝 데친다.
❷ 당근도 직사각형 모양으로 자른다.
❸ 다카나즈케는 물기를 살짝 짜고, 잘게 다진다.
❹ 말린 표고버섯은 물에 담가 불린 다음 얇게 썰고, 느타리버섯은 한 가닥씩 떼어둔다.
❺ 냄비에 참기름을 둘러 가열한 뒤, 두반장과 곤약을 넣고 살짝 볶는다.
❻ 당근과 표고버섯, 느타리버섯, 다카나즈케를 순서대로 넣어 볶은 다음, 간장으로 간을 하고 마저 볶는다.

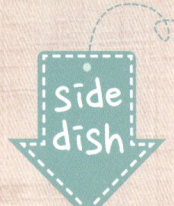

달콤 쌉쌀한 셀러리와 게맛살 무침

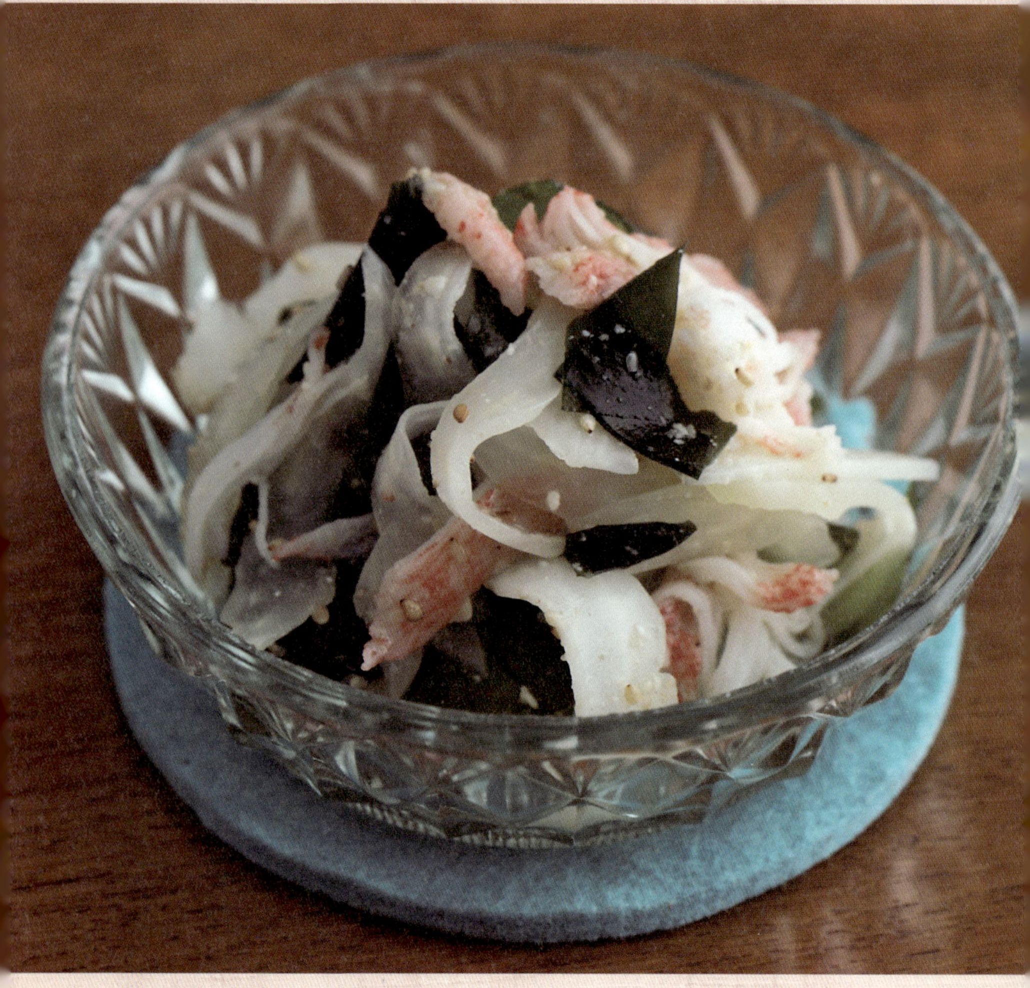

셀러리는 서양에서 즐겨먹지만 우리에게는 조금 낯선 채소입니다. 셀러리는 비타민과 칼륨, 베타카로틴 등의 영양소가 풍부하지만 특유의 향과 쓴맛 때문에 싫어하는 사람들이 종종 있습니다. 그런 사람들을 위해 미역과 게맛살을 넣어 셀러리의 쓴맛을 중화한 요리를 선보입니다.
이번 요리는 고기가 들어간 메인 요리를 준비할 때, 함께 곁들이면 좋은 반찬이 되기도 합니다. 셀러리의 씁쓸한 맛이 고기의 느끼함을 잡아주기 때문입니다.

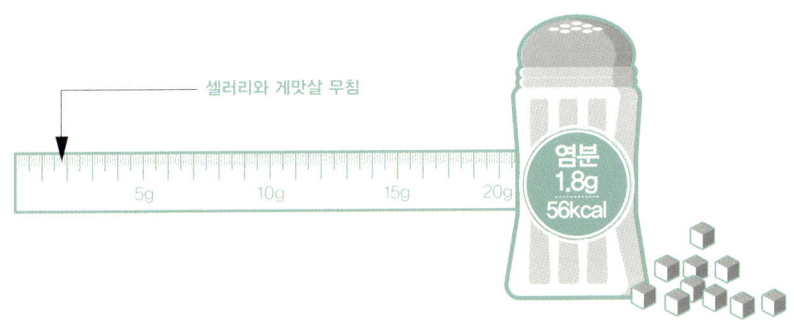

셀러리와 게맛살 무침

재료 셀러리 1개, 게맛살 40g, 말린 미역 8g
양념 설탕 1작은술, 미소된장 1작은술, 청주 2작은술, 참깨 1작은술

| 만드는 방법 |

① 셀러리는 어슷어슷 얇게 썰어 끓는 물에 살짝 데친다.
② 게맛살은 얇게 찢는다.
③ 참깨는 곱게 빻는다.
④ 말린 미역은 물에 담가 불린 다음, 물기를 꼭 짜고 적당한 크기로 자른다.
⑤ 셀러리와 미역, 게맛살은 양념 재료와 잘 버무린다.

side dish

카레 향이 물씬 풍기는 야식
당면과 양배추 카레 볶음

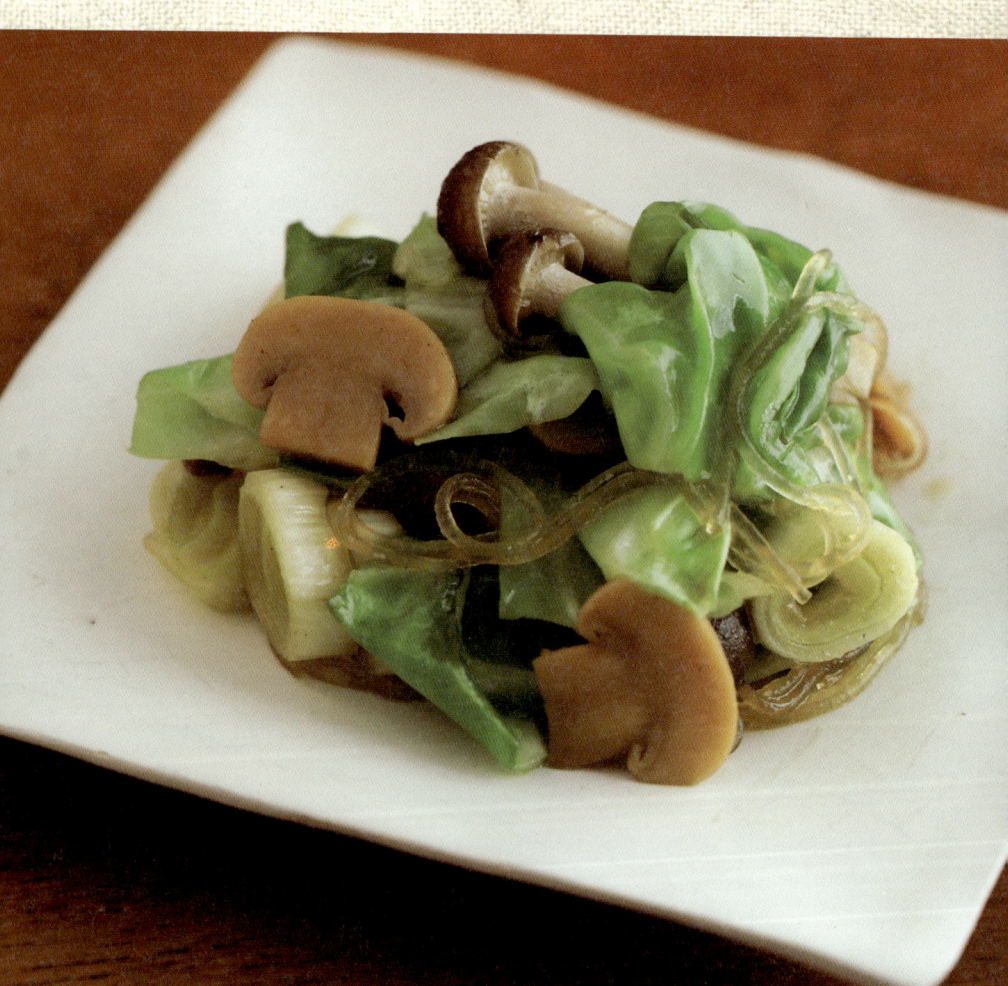

고구마 전분으로 만든 당면은 밀가루로 만든 국수보다 칼로리가 낮고 포만감이 큽니다. 또한 당면은 맛과 향이 없어 어떤 재료와도 잘 어울립니다.

카레가루에 들어가는 향신료 중 하나인 강황에는 커큐민이라는 성분이 들어 있습니다. 커큐민은 몸속에 유해 산소가 쌓이는 것을 방지하고 뛰어난 항암 작용을 합니다. 탱글탱글한 당면과 아삭아삭한 양배추에 향긋한 카레가루를 넣고 볶은 오늘의 야식은 메인 요리로도 손색없습니다.

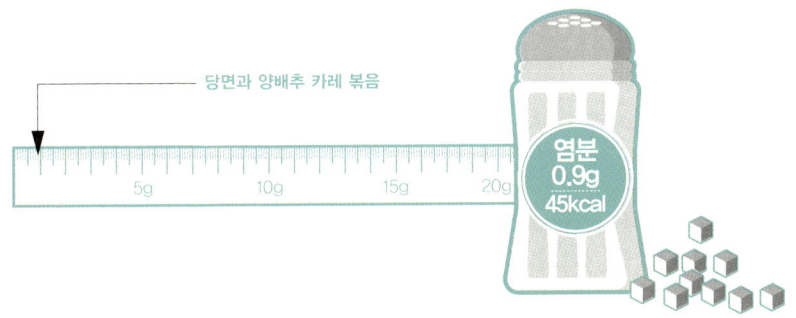

당면과 양배추 카레 볶음
염분 0.9g
45kcal

재료 당면 8g, 양배추 2장, 대파 10cm, 느타리버섯 1/5팩, 양송이버섯 20g, 식용유 1/2작은술
양념 카레가루 1/2작은술, 간장 1작은술, 물 20cc, 치킨스톡 약간, 청주 1/2작은술, 후추 약간

| 만드는 방법 |

❶ 끓는 물에 당면을 삶다가 식용유를 약간 넣고, 찬물을 한 컵 붓는다. 당면을 휘저어가며 팔팔 끓인다.
❷ 당면이 조금 덜 익었을 때 불을 끄고, 물기를 뺀 다음 적당한 크기로 자른다.
❸ 양배추는 한입 크기로 자르고, 대파는 송송 썬다.
❹ 느타리버섯은 한 가닥씩 잘 떼어내고, 양송이버섯은 얇게 채썬다.
❺ 가열된 팬에 식용유를 두르고 양배추, 양송이버섯, 대파, 느타리버섯, 당면을 순서대로 넣고 볶는다.
❻ 재료가 어느 정도 익으면 양념 재료를 넣고 잘 섞어준다.

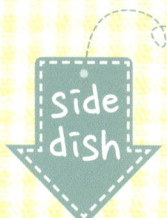

인기 만점 도시락 반찬
참치와 옥수수 조림

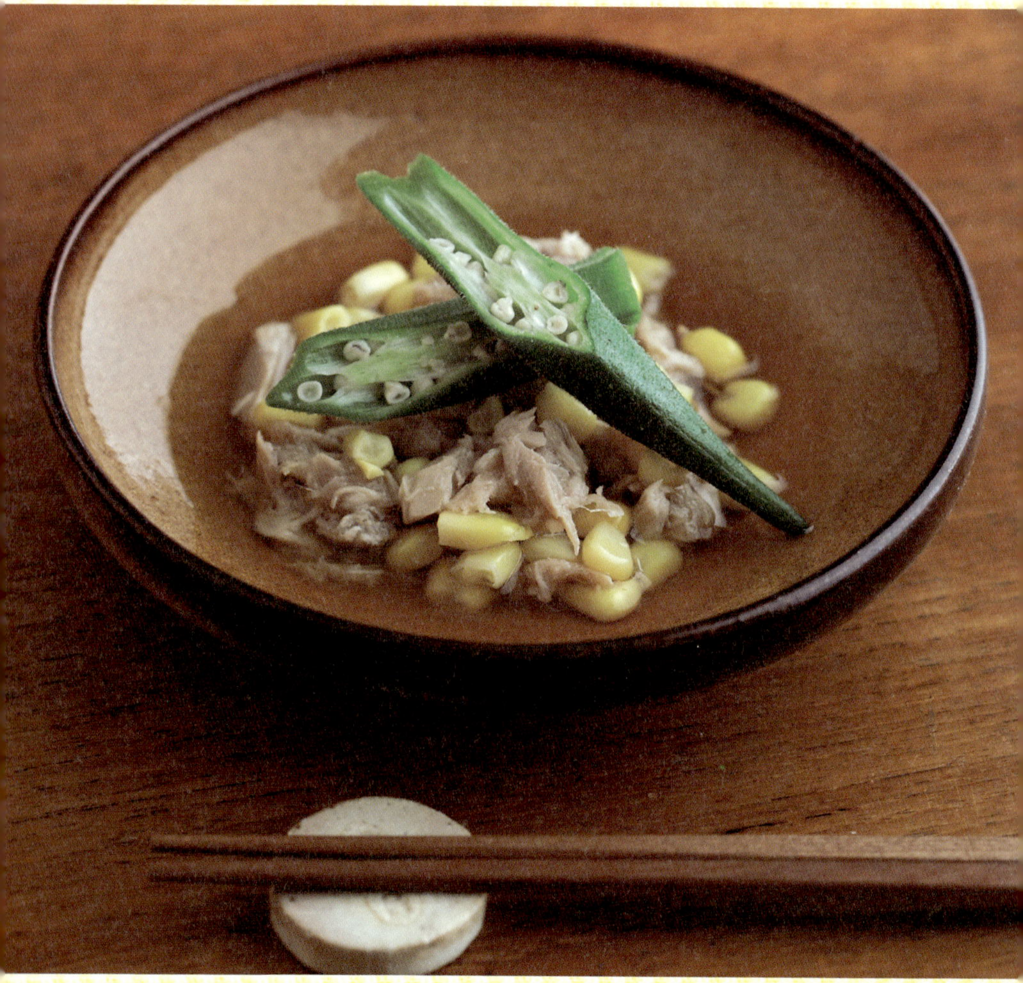

냉장고에서 뒹구는 캔참치와 캔옥수수를 활용해 간단한 반찬을 만들 수 있습니다. 참치와 옥수수는 남녀노소 누구나 좋아하고, 상할 염려가 적은 식품이기 때문에, 도시락 반찬을 고민하고 있다면 추천하고 싶은 메뉴입니다. 냄비에 참치와 옥수수를 넣고 치킨스톡으로 조리기만 하면 되니 요리 방법도 아주 쉽습니다.

오크라는 색의 배합을 위해 넣었습니다. 취향에 따라 피망이나 당근, 오이 등의 야채를 곁들여도 좋습니다.

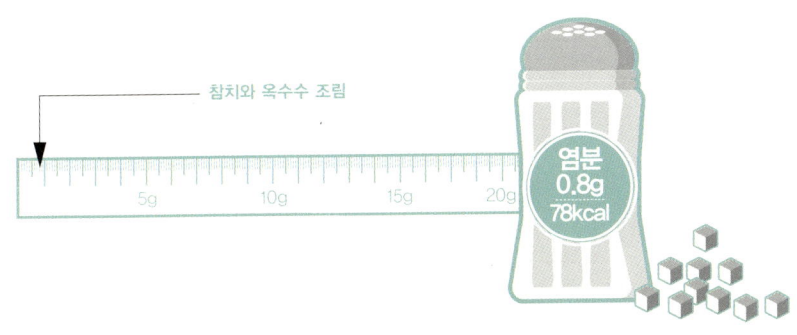

참치와 옥수수 조림

재료 오크라 2개, 캔참치 40g, 캔옥수수 120g, 물 80cc, 치킨스톡 약간, 후추 약간

| 만드는 방법 |

❶ 오크라는 끓는 물에 살짝 데친 다음 비스듬하게 절반으로 자른다.
❷ 캔참치와 캔옥수수는 각각 캔에 담긴 기름과 물을 제거하고 내용물만 준비한다.
❸ 냄비에 물과 치킨스톡을 넣고 끓이다가 오크라와 참치, 옥수수를 넣는다.
❹ 국물이 끓기 시작하면 불을 약하게 하고 4~5분 정도 더 끓이다가 후추를 넣는다.

side dish

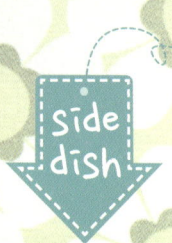

바다 내음이 솔솔 풍기는

바지락과 브로콜리 볶음

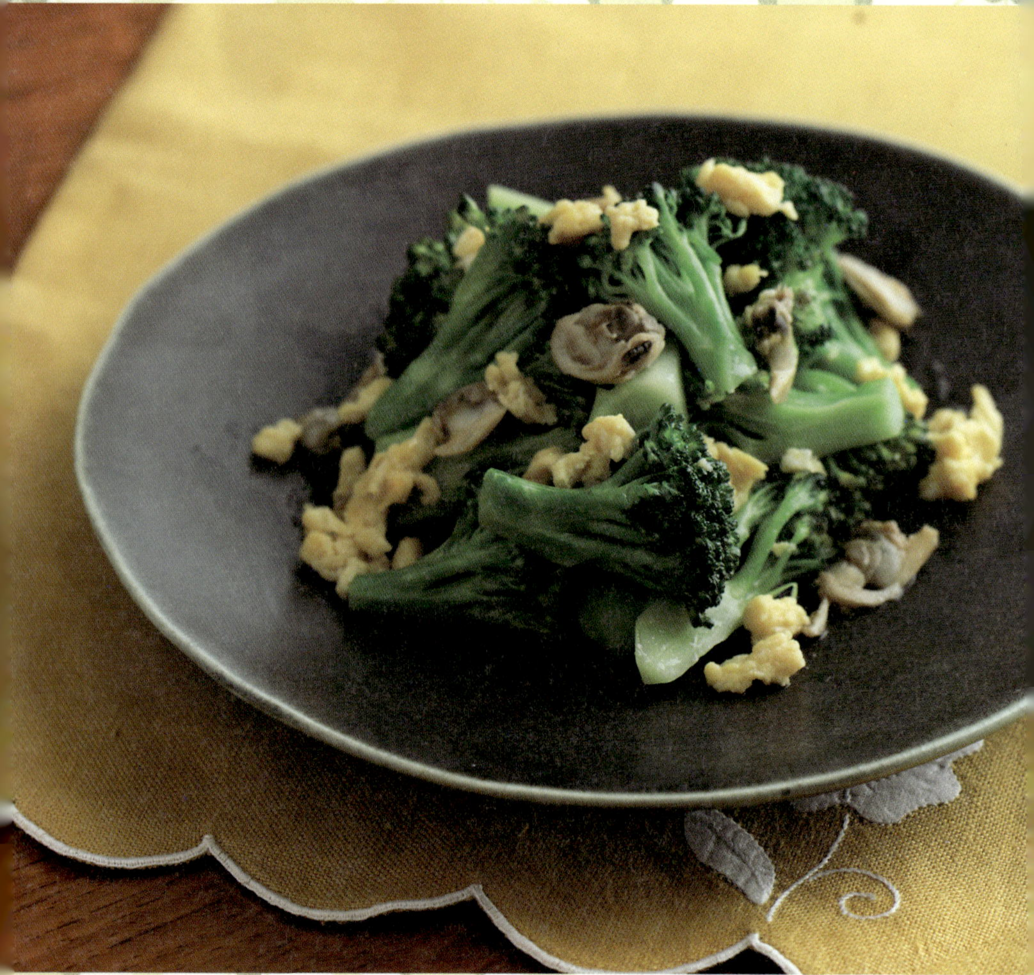

바지락은 타우린과 호박산이 많아 피로 회복에 좋고 칼슘과 철분, 인 등의 무기질도 풍부합니다. 하지만 바지락은 단백질이 부족하므로 달걀과 함께 요리하면 영양의 균형을 맞출 수 있습니다.

바지락은 국물 요리로 많이 활용하기 때문에 겨울이 제철이라고 생각하는 사람들이 많지만, 대표적인 봄 해산물입니다. 봄철 바지락은 살이 통통하고 감칠맛이 풍부합니다. 따뜻한 봄날, 야채 반찬이 지겨울 때는 바지락만 곁들여도 색다른 요리가 완성됩니다.

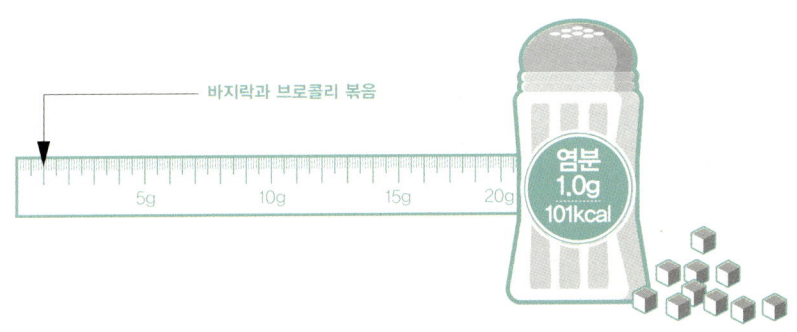

바지락과 브로콜리 볶음
염분 1.0g
101kcal

재료 브로콜리 1개, 바지락 살 20g, 달걀 1개, 식용유 1/2 작은술
양념 간장 1/3작은술, 청주 1/2작은술, 소금과 후추 약간

| 만드는 방법 |

❶ 브로콜리는 한입 크기로 잘라서 끓는 물에 살짝 데친다.
❷ 바지락 살도 끓는 물에 살짝 데친다.
❸ 달궈진 냄비에 식용유를 두르고, 바지락 살과 브로콜리를 넣고 볶는다.
❹ 양념 재료를 넣어 간을 맞추고, 달걀을 풀어 넣고 살짝 더 볶은 다음 마무리한다.

side dish

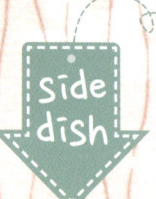

부드럽고 순한 맛이 입안 가득

시금치와 버섯 무침

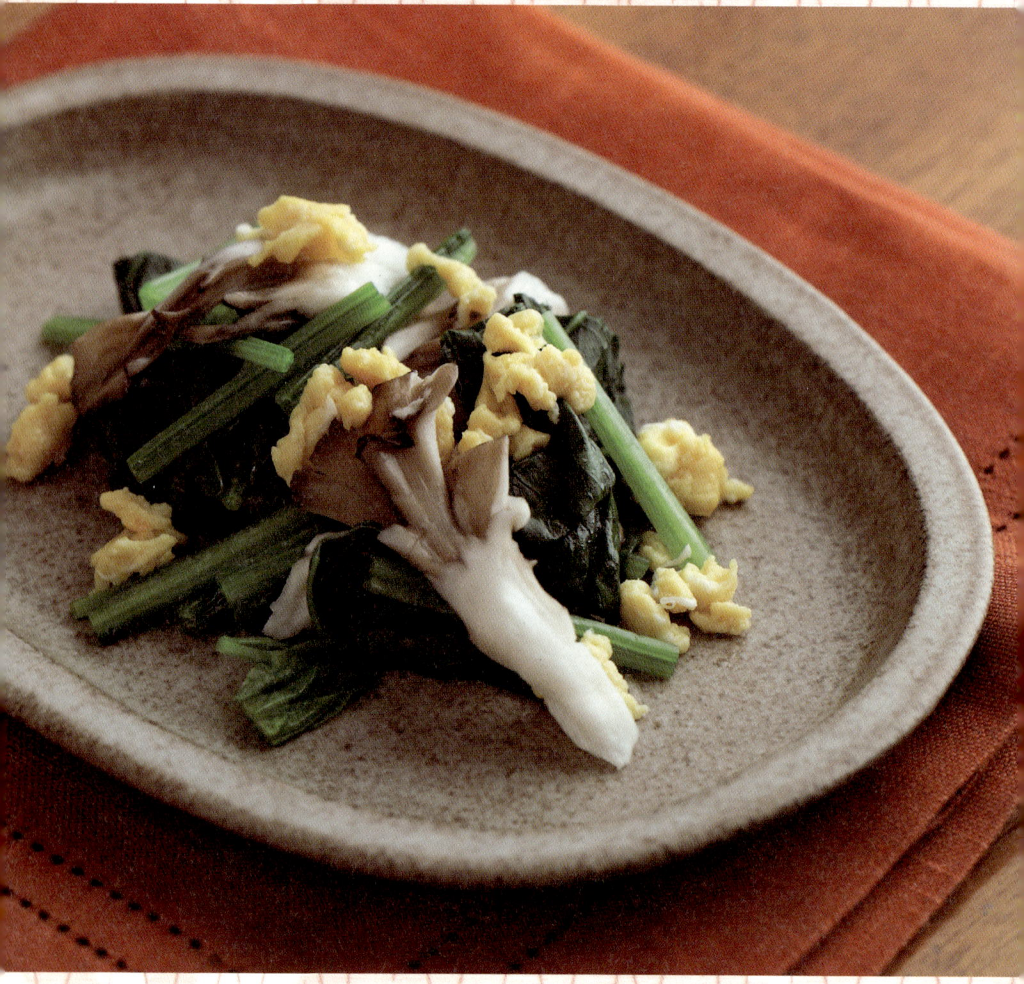

잎새버섯의 일본어 이름 '마이타케(ユイタケ)'는 춤추는 버섯이라는 뜻입니다. 지금이야 식용버섯으로 널리 보급되었지만, 잎새버섯이 귀했던 과거에는 버섯 채집꾼들이 이 버섯을 발견하고 기뻐서 춤을 춘 데서 유래했다고 합니다.

잎새버섯에 함유된 베타글루칸이라는 성분은 면역력을 증진시키고 뛰어난 항산화 작용을 합니다. 끓는 물에 데친 잎새버섯과 시금치, 달걀이 어우러진 이번 요리는 부드럽고 순한 맛이 일품입니다.

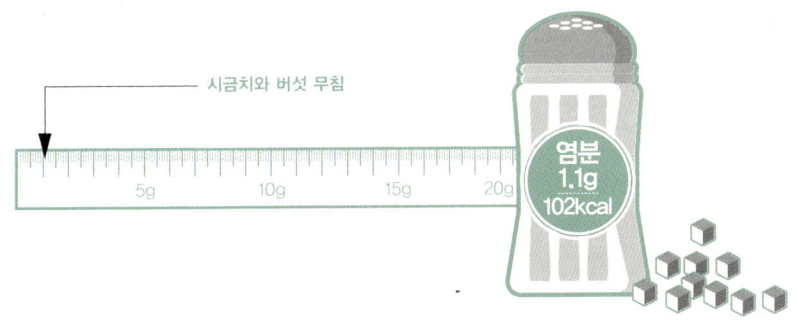

시금치와 버섯 무침
염분 1.1g
102kcal

재료 시금치 3줌, 잎새버섯 1/2팩, 달걀 2개
양념 멸치 다시마 육수 10cc, 맛술 1/2큰술, 간장 2작은술

| 만드는 방법 |

① 시금치는 3센티미터 길이로 잘라서 끓는 물에 살짝 데친 다음, 물기를 꼭 짠다.
② 잎새버섯도 작게 자른 다음 끓는 물에 살짝 데친다.
③ 달걀은 그릇에 미리 풀어 놓는다.
④ 멸치 다시마 육수와 맛술, 간장, 달걀을 잘 섞어 놓는다.
⑤ 가열된 팬에 양념한 달걀물과 시금치, 잎새버섯을 넣고 잘 볶은 다음 그릇에 담는다.

* 달걀 껍데기에 있는 살모넬라균 때문에 세척란을 선호하는 사람들이 있습니다. 그러나 세척란은 달걀 표면에 있는 천연 보호막인 큐티클 층까지 손상시키기 때문에 신선도가 떨어집니다. 달걀은 세척되지 않은 것을 구입하고 먹기 직전에 씻도록 합니다.

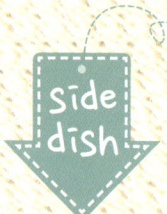

슈퍼 채소로 차린 한 접시
몰로키아 참깨 무침

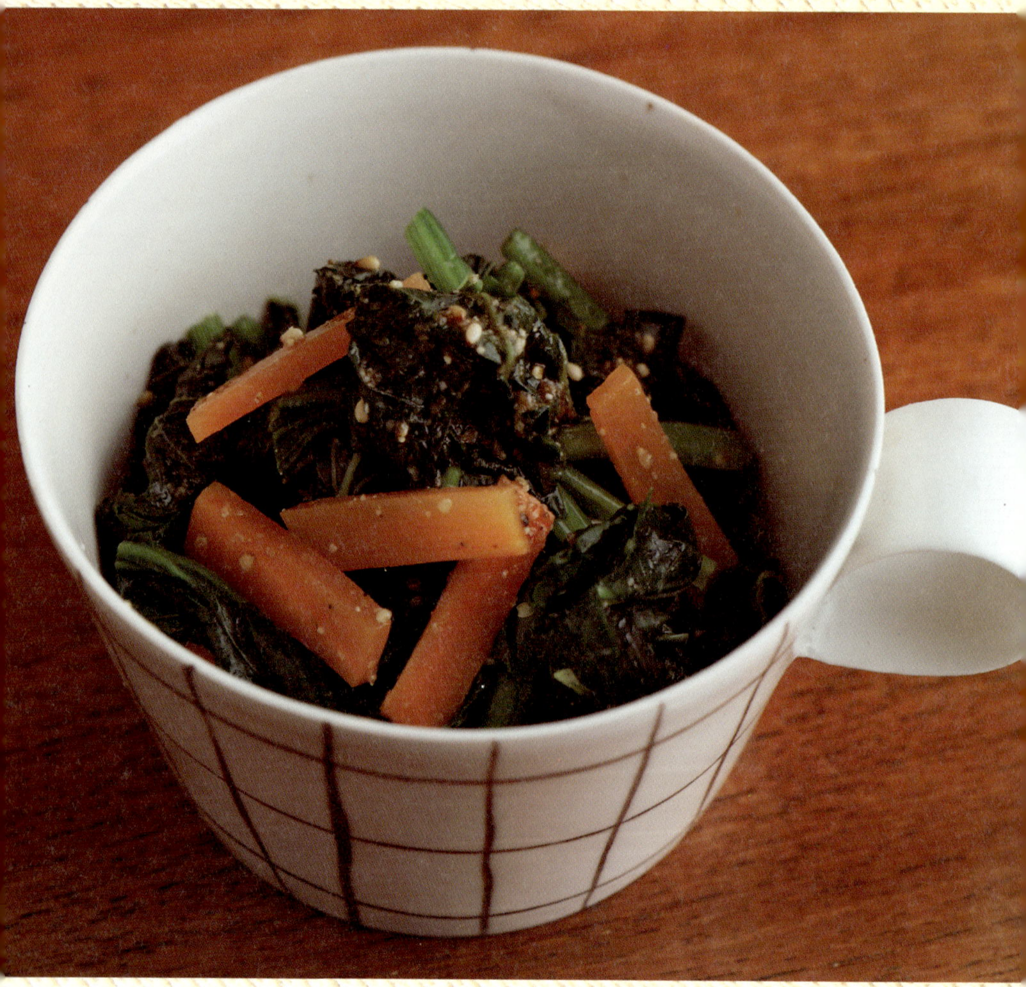

몰로키아는 비타민, 베타카로틴, 칼슘, 식이섬유 등의 영양소가 풍부하고 생명력이 뛰어나 '슈퍼 채소'라고 불립니다. 이집트가 원산지인 몰로키아는 클레오파트라가 젊음을 유지하기 위해 즐겨먹었다고 해서 '클레오파트라 허브'라고 불리기도 합니다. 우리에게는 생소한 채소이지만 생김새는 시금치와 비슷합니다.

몰로키아는 고기 위에 뿌리기만 해도 고기의 육질을 연하게 하고 잡냄새를 없애줍니다.

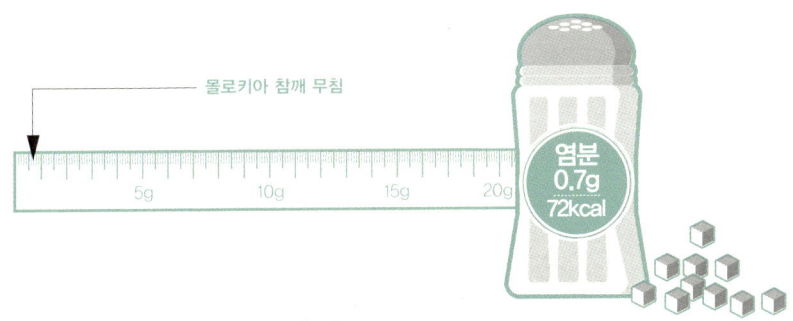

몰로키아 참깨 무침

염분 0.7g
72kcal

재료 몰로키아 2줌, 시금치 1줌, 당근 4cm
양념 참깨 1큰술, 설탕 1작은술, 간장 1/2큰술

| 만드는 방법 |

① 몰로키아와 시금치는 3센티미터 길이로 자른 다음 끓는 물에 살짝 데치고 찬물로 헹궈 물기를 꼭 짠다.
② 당근도 직사각형 모양으로 잘라서 끓는 물에 살짝 데친다.
③ 참깨는 곱게 빻는다.
④ 데친 야채와 참깨, 설탕, 간장을 넣고 잘 버무린다.

* 참깨는 먹기 직전에 빻아야 고소한 향이 진하게 납니다. 참깨는 지방이 많아 미리 빻아두면 금방 산패하고, 이물질이 생깁니다.

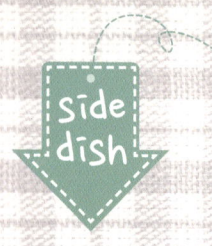

무더위를 날려버리는
가지 무침

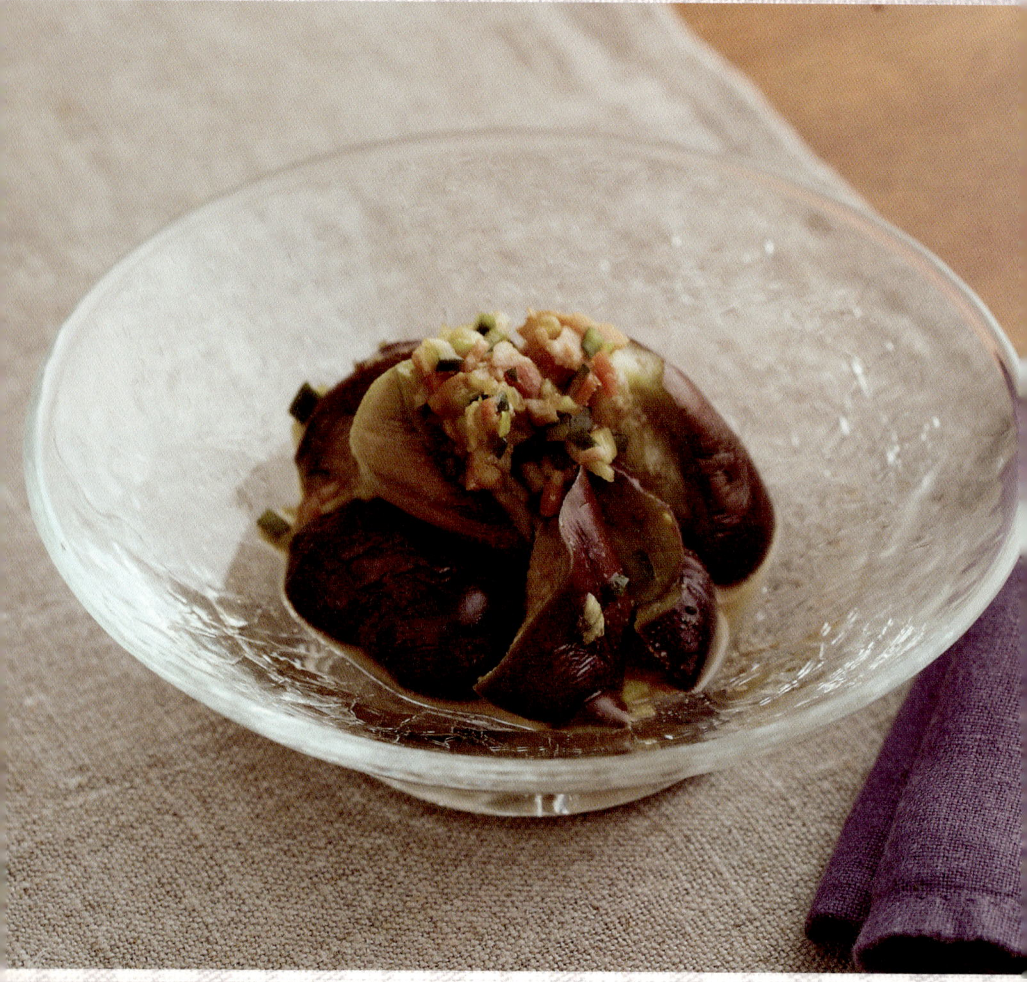

여름이 제철인 가지는 성질이 차가워 한여름에 더위를 식히기 좋은 식품입니다. 무더운 여름날, 시원한 맥주 한 잔과 술안주로 가지 무침을 곁들이면 몸속까지 시원해질 거예요. 요리하기 귀찮고, 입맛도 없을 때는 가지 무침 하나만 내놓으면 집나간 식욕도 돌아오는 훌륭한 반찬이 됩니다.
가지는 말캉거리고 부드럽지만 별다른 맛이 없어 어떤 양념으로 버무려도 맛이 좋습니다. 이번 요리는 생강과 연겨자로 살짝 매콤한 맛을 낸 것이 포인트입니다.

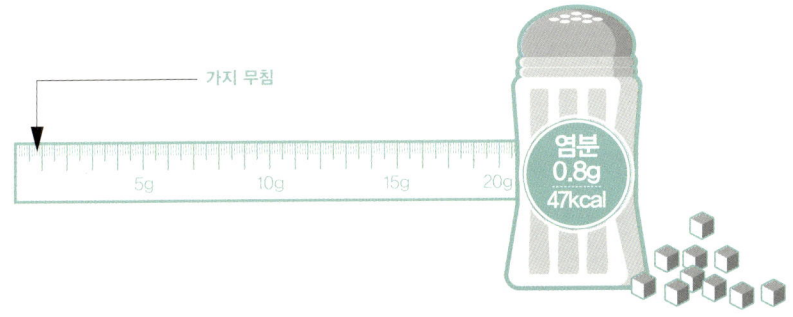

재료 가지 2개, 오이 1/5개, 햄 10g, 대파와 생강 약간
양념 간장 1/2큰술, 식초 1/2큰술, 설탕 2/3작은술, 연겨자 1작은술, 참기름 1/4작은술

| 만드는 방법 |

❶ 가지는 먹기 좋은 크기로 잘라서 끓는 물에 데친 다음, 물기를 짠다.
❷ 햄은 끓는 물에 살짝 데쳐 기름기를 뺀다.
❸ 오이와 햄, 대파, 생강은 잘게 다진 다음 양념 재료와 잘 섞는다.
❹ 그릇에 가지를 담고 양념 재료를 끼얹는다.

* 음식에 고소한 맛을 더해주는 참기름은 향이 진하기 때문에 요리 마지막에 넣는 것이 좋습니다.

side dish

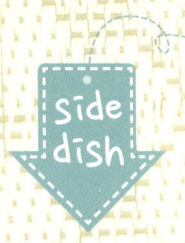

바쁜 아침, 세 가지 재료로
뚝딱 만드는

브로콜리 참깨 무침

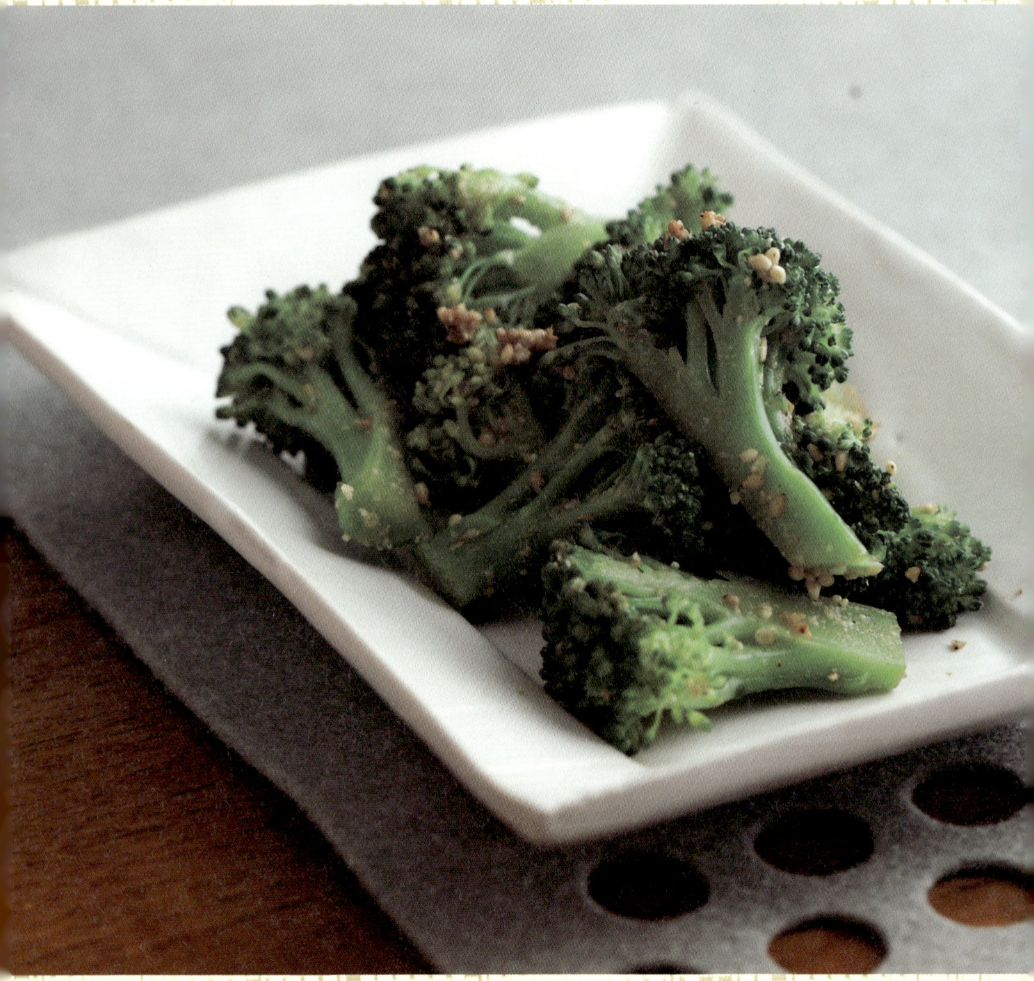

재료는 마땅치 않고 시간은 부족한 바쁜 아침, 브로콜리와 참깨, 간장만 있으면 5분 만에 완성되는 초간단 반찬을 소개합니다. 요리 방법과 재료는 간단하지만 영양은 어떤 요리와 견주어도 손색없습니다. 비타민C가 풍부한 브로콜리와 철분이 풍부한 참깨는 다이어트를 할 때 부족해지기 쉬운 영양소를 보충해줍니다.

아무리 바쁘더라도 아침밥은 꼭 챙겨먹도록 하세요.

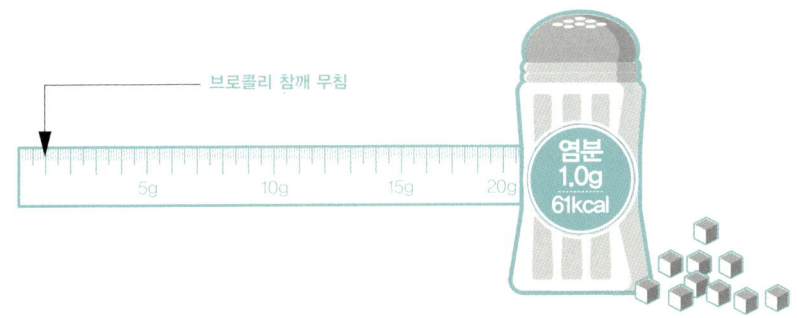

재료 브로콜리 1개, 참깨 2작은술, 간장 2작은술

| 만드는 방법 |

❶ 브로콜리는 작게 잘라 끓는 물에 살짝 데친다.
❷ 참깨는 곱게 빻는다.
❸ 데친 브로콜리와 빻은 참깨, 간장을 잘 버무려 그릇에 담는다.

* 브로콜리를 끓는 물에 데치는 것이 번거로울 때는 연한 소금물에 여러 번 씻고 식초 물로 헹궈 마무리해도 됩니다.

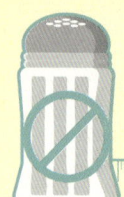

많이 먹는 외식 음식 나트륨 함량과 칼로리(1인분 기준)

한국인이 많이 먹는 외식 음식의 나트륨 함량과 칼로리를 알려드립니다. 나트륨 함량 옆에는 세계보건기구가 발표한 하루 나트륨 섭취 권장량(2000밀리그램)에 대한 비율을 함께 표시했습니다. 외식하기 전, 나트륨 함량과 칼로리를 꼼꼼하게 확인하고 메뉴를 선택하세요.

구분	메뉴(g)	나트륨 함량(mg) * %는 1일 나트륨 기준치에 대한 비율		칼로리(kcal)
국, 탕류	갈비탕(600)	1718	86%	237
	곰탕(700)	823	41%	580
	꼬리곰탕(700)	766	38%	766
	도가니탕(800)	598	30%	573
	떡만둣국(700)	1980	99%	625
	만둣국(700)	2368	118%	434
	삼계탕(1000)	1311	66%	918
	선짓국(800)	2519	126%	337
	소고기육개장(700)	2853	143%	340
	소머리국밥(800)	823	41%	623
	순대국(800)	1504	75%	540
	알탕(700)	2642	132%	426
	어묵국(600)	2065	103%	251
	추어탕(700)	2046	102%	341
	콩나물해장국(700)	1951	98%	223
	김치찌개(400)	1962	98%	243
	동태찌개(800)	2576	139%	368
	된장찌개(400)	2021	101%	145
	순두부찌개(400)	1351	68%	200
	청국장찌개(400)	1795	90%	272

구분	메뉴(g)	나트륨 함량(mg)		칼로리(kcal)
		* %는 1일 나트륨 기준치에 대한 비율		
찜, 구이류	닭꼬치(70)	287	14%	177
	순대(300)	1019	51%	542
	양념장어구이(150)	705	35%	433
	족발(150)	543	27%	394
볶음류	가지볶음(132)	219	11%	111
	건새우볶음(20)	196	10%	66
	고추잡채(200)	829	41%	257
	떡볶이(200)	853	43%	304
	돼지갈비볶음(120)	293	15%	151
	돼지고기볶음(200)	1052	53%	351
	마파두부(200)	691	35%	228
	멸치풋고추볶음(20)	276	14%	52
	오징어채볶음(20)	232	12%	55
	잔멸치볶음(20)	379	19%	68
	깐풍기(200)	657	33%	589
	김말이튀김(100)	393	20%	251
	새우튀김(100)	556	28%	301
	오징어튀김(100)	360	18%	308
	채소튀김(100)	279	14%	321
	탕수육(200)	443	22%	457
김치류	갓김치(50)	439	22%	26
	나박김치(100)	498	25%	14
	백김치(50)	249	12%	21
	배추김치(50)	312	16%	19
	열무김치(50)	310	16%	17
	오이소박이(50)	266	13%	17
	총각김치(50)	338	17%	19
	파김치(50)	408	20%	30
장아찌류	깻잎장아찌(30)	547	27%	35
	고추장아찌(30)	774	39%	22
	골뱅이무침(100)	526	26%	109
	마늘장아찌(30)	488	24%	17
	마늘쫑무침(30)	415	21%	40

구분	메뉴(g)	나트륨 함량(mg) * %는 1일 나트륨 기준치에 대한 비율		칼로리(kcal)
장아찌류	무말랭이무침(30)	385	19%	41
	무장아찌(30)	880	44%	24
밥류	김밥(200)	833	42%	318
	김치김밥(250)	1146	57%	345
	김치볶음밥(500)	1792	90%	755
	볶음밥(400)	1203	60%	773
	불고기덮밥(500)	1499	75%	669
	비빔밥(500)	1337	67%	707
	샐러드김밥(250)	911	46%	406
	생선초밥 : 광어(300)	809	40%	454
	생선초밥 : 모듬(300)	969	48%	462
	새우볶음밥(400)	1395	70%	700
	소고기김밥(250)	1061	53%	401
	숯불갈비삼각김밥(100)	358	18%	161
	알밥(400)	1339	67%	619
	오므라이스(450)	1483	74%	730
	오징어덮밥(500)	1623	81%	680
	유부초밥(250)	1046	52%	446
	자장밥(500)	1560	78%	742
	잡채밥(650)	1908	95%	885
	잡탕밥(750)	2110	105%	777
	제육덮밥(500)	1538	77%	782
	참치김밥(250)	865	43%	418
	참치덮밥(500)	1619	81%	679
	참치마요네즈삼각김밥(100)	282	4%	172
	카레라이스(500)	1089	54%	672
	회덮밥(500)	744	37%	683
면, 만두류	물만두(120)	287	14%	157
	고기만두(250)	849	42%	452
	군만두(250)	952	48%	685
	김치만두(250)	941	47%	421
	간자장(650)	2716	136%	825
	막국수(550)	1503	75%	600

구분	메뉴(g)	나트륨 함량(mg)	% (1일 나트륨 기준치에 대한 비율)	칼로리(kcal)
면, 만두류	물냉면(800)	2618	131%	552
	비빔국수(550)	1855	93%	618
	비빔냉면(550)	1664	83%	623
	열무냉면(800)	3152	158%	525
	우동 : 일식(700)	2390	120%	422
	우동 : 중식(1000)	3396	170%	648
	자장면(650)	2392	120%	797
	짬뽕(1000)	4000	200%	688
	쫄면(450)	1346	67%	602
	콩국수(800)	945	47%	667
	해물칼국수(900)	2355	118%	628
	회냉면(550)	1518	76%	630
죽류	깨죽(800)	1160	58%	515
	게살죽(800)	1454	73%	565
	소고기버섯죽(800)	1262	63%	578
	전복죽(800)	1309	65%	591
	팥죽(600)	1026	51%	498
	호박죽(600)	929	46%	443
떡, 빵류	가래떡(100)	257	13%	208
	꽈배기(65)	280	14%	262
	꿀떡(100)	251	13%	218
	마늘빵(70)	390	20%	297
	모듬찰떡(100)	237	12%	223
	무지개떡(100)	277	14%	229
	백설기(100)	289	14%	228
	시루떡(100)	278	14%	217
	약식(100)	289	14%	244
	인절미(100)	341	17%	221
	절편(100)	266	13%	193
	증편(100)	264	13%	193
	찹쌀떡(100)	226	11%	277
	찹쌀도넛(70)	243	12%	207
	햄샌드위치(200)	901	45%	437

출처 : 「외식 영양성분 자료집」 / 식품의약품안전청 / 2012년

옮긴이 **지희정** ● 인하대학교 일어일본학과를 졸업했으며, 현재 출판기획자 및 번역가로 활동 중이다. 옮긴 책으로는 『도련님』, 『배꼽 근처 나의 왕국』, 『똑똑한 아이로 키우는 아빠의 습관』, 『부의 위기』, 『시간도둑 퇴치법』, 『아직 거기에 있는 거야?』, 『세상에서 가장 재미있는 논리적 사고에 관한 레슨』 등이 있다.

타니타 저염식 다이어트 레시피

초판 1쇄 발행 | 2013년 4월 5일

지은이 | 타니타
옮긴이 | 지희정
발행인 | 정숙경
편집장 | 이원범
기획·편집 | 김은숙, 조아라
표지·본문 디자인 | 강선욱
마케팅 | 안오영

펴낸곳 | 어바웃어북 about a book
출판등록 | 2010년 12월 24일 제313-2010-377호
주소 | 서울시 마포구 서교동 394-25 동양한강트레벨 1507호
전화 | (편집팀) 070-4232-6071 (영업팀) 070-4233-6070
팩스 | 02-335-6078

ⓒ 타니타, 2013

ISBN | 978-89-97382-17-0   13590
ISBN | 978-89-97382-18-7 (세트)

* 이 책은 어바웃어북이 저작권자와의 계약에 따라 발행한 것이므로
  본사의 서면 허락 없이는 어떠한 형태나 수단으로도 책의 내용을 이용할 수 없습니다.
* 잘못된 책은 구입하신 서점에서 바꾸어 드립니다.
* 책값은 뒤표지에 있습니다.

건강을 측정하는 타니타의 제품들

염도계

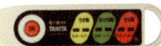

6303
염분 농도를 세 가지 색상을 사용해 3단계(옅은 맛, 보통 맛, 짠 맛)로 표시해 한 눈에 확인할 수 있습니다. 자동 온도 조정 기능으로 보다 정확한 염도 측정이 가능합니다. 생활 방수처리가 되어 있어 측정부를 청결하게 관리할 수 있습니다.

활동량계

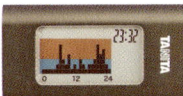

AM-121E
3D 가속도 센서를 사용하여 걸음 수는 물론이고 도보 거리, 도보 시간을 비롯하여 24시간 일상에서 소비되는 에너지 소비량까지 측정이 가능합니다. 일반 클립형, 자석 클립형, 목걸이형이 있어 용도에 맞게 착용할 수 있습니다.

타이머

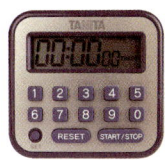

TD-375
조작이 간편한 버튼형으로 시계와 타이머로 동시에 사용할 수 있습니다. 99시간 99분 99초까지 장시간 설정도 가능합니다. 자석, 스탠드, 스트랩 구멍이 부착되어 있어 운동할 때나 요리할 때 용도에 맞춰 사용이 가능합니다(색상 : 실버, 블루).

체지방계

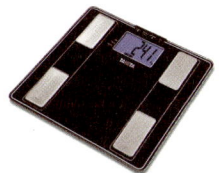

UM-041
초대형 블루 백라이트 LCD로 판독률을 높인 초슬림형 체지방계로 한 번에 체중, 체지방, 체수분률까지 측정이 가능합니다. 개인 데이터를 최대 4명까지 저장할 수 있어 온 가족이 함께 사용할 수 있습니다.

체성분계

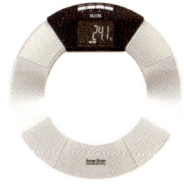

BC-570
체중, 체지방률, 체수분률, 근육량, 기초대사량, 내장 지방 레벨까지 측정이 가능한 체성분계입니다. 원형의 고급스러운 디자인으로 인테리어 효과까지 볼 수 있으며, 최대 4명까지 개인 데이터 저장이 가능합니다.

BC-587
전면에 강력한 강화 안전 유리를 사용해 안정감을 더한 제품으로, 최대 200kg까지 측정이 가능합니다. 측정 항목별 확인 버튼이 있어 데이터를 확인하는 것이 편리합니다. 체중, 체지방률, 체수분률, 근육량, 골량, 기초대사량, 신체 나이, 내장 지방 레벨까지 측정이 가능합니다.

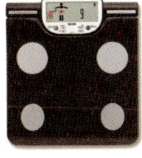 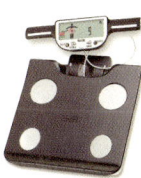

BC-601
8전극 방식으로 보다 자세한 부위별 체성분 평가가 가능한 최고급 사양의 모델입니다. SD카드가 내장되어 있어 컴퓨터와 연결하여 데이터 확인 및 관리가 가능합니다. 체중, 체지방률, 체수분률, 근육량, 골량, 기초대사량, 신체 나이, 내장 지방 레벨과 추세, 일일 칼로리까지 측정이 가능합니다.

●제품에 대한 자세한 정보 및 구매문의는 www.tanita.co.kr/www.cady.kr 또는 02)581-8151을 이용해주십시오.

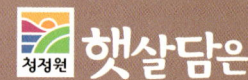
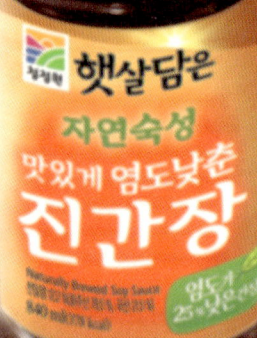
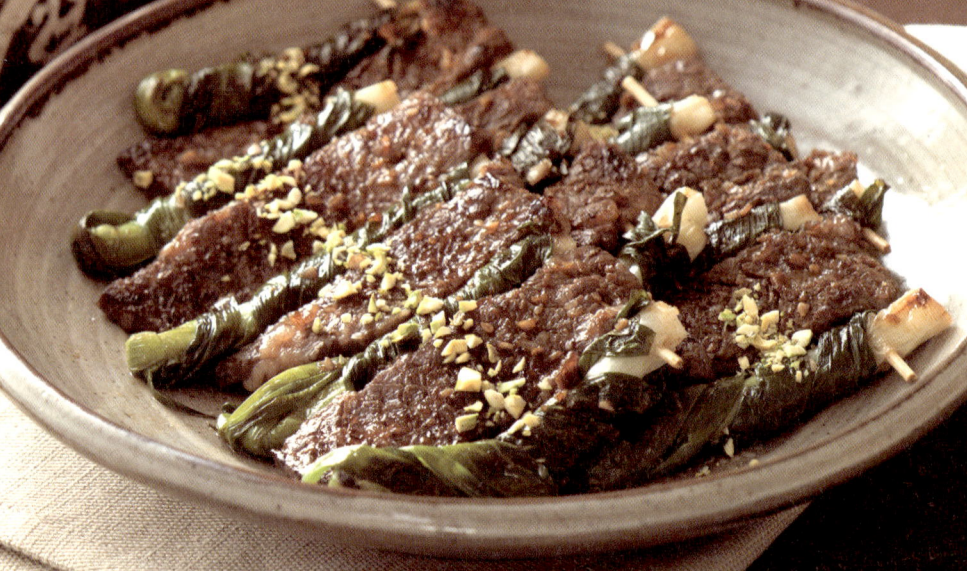

염도가 25% 더 낮아 더욱 건강한

맛있게 염도낮춘
진간장

| 어바웃어북이 출간한 건강·실용 도서 |

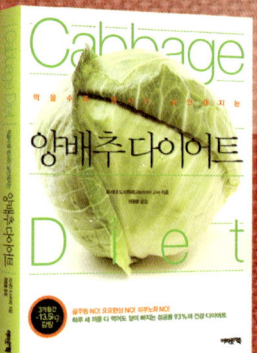

먹을수록 밤사이 날씬해지는
양배추 다이어트
요시다 도시히데 지음 | 위정훈 옮김 | 184쪽 | 값 11,800원

**하루 세 끼를 다 먹어도
살이 빠지는 성공률 93%의 건강한 다이어트!**

「타임」지가 뽑은 10대 건강식품 양배추!
하루 한 끼, 저녁밥 먹기 전에 양배추를 꼭꼭 씹어 먹으면
배고픔에 몸서리치지 않고, 독하게 운동하지 않고도
매일 밤 건강하게 살이 빠진다.

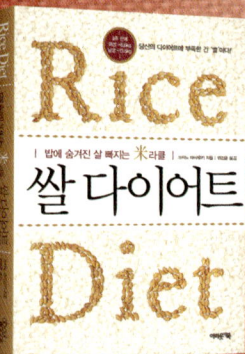

밥에 숨겨진 살 빠지는 米라클
쌀 다이어트
쓰지노 마사유키 지음 | 위정훈 옮김 | 216쪽 | 값 12,800원

당신의 다이어트에 부족한 건 '쌀'이다!

지금 당장 밥부터 굶는 다이어트를 멈춰라!
밥을 배불리 먹어야 살이 빠진다!
영양소가 풍부하고 혈당을 천천히 올려주며
포만감이 높은 쌀은 완벽한 다이어트 식품이다.
오늘 당신이 멀리한 쌀에 살 빠지는 '기적'이 있다.

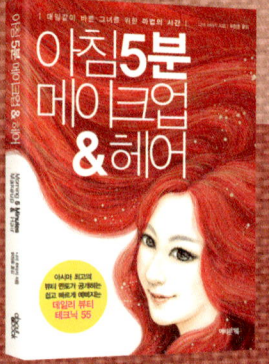

매일같이 바쁜 그녀를 위한 마법의 시간
아침 5분 메이크업 & 헤어
니미 치아키 지음 | 위정훈 옮김 | 224쪽 | 값 14,800원

**출근 준비 시간은 반으로, 아름다움은 두 배로!
매일 아침 아름답게 빛나기 위한 시간 단 5분!**

5분이 5초처럼 느껴지는 바쁜 아침,
매일 아침 단 5분이면 메이크업에서 헤어까지
완벽하게 변신한다!
날마다 새로운 모습으로 두근두근 설레는 하루를 시작하자.